ざんねん？
はんぱない！

からだのなかの

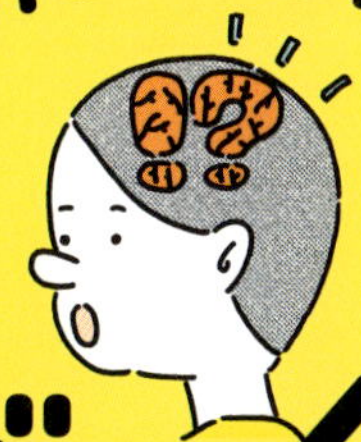

びっくり事典《じてん》

監修／奈良信雄
絵／加納徳博
文／こざきゆう

はじめに

　今や、人工《じんこう》知能《ちのう》（AI《エーアイ》）が自動車を運転したり、囲碁《いご》や将棋《しょうぎ》で名人にも勝つようになっています。日本が2014年に打ちあげた人工えいせい「はやぶさ2」は2018年に小惑《しょうわく》星《せい》「リュウグウ」に到達《とうたつ》し、さまざまな活動をして2020年にもどってくることになっています。こんなに科学が発達《はったつ》している時代、人間のからだのしくみやはたらきは、しっかりとわかっていると思うかもしれません。

　でも、意外や意外。人間のからだにはまだまだ多くの解《と》きあかされていないなぞがつまっているのです。

　きみは、どうして考えることができるのか、何のために心臓《しんぞう》がどくどくと動きつづけるのか、ねている間でも息ができるのはなぜか、血液《けつえき》はなぜ赤いのか、知っていますか？　熱《あつ》い物を食べると鼻水が出たり、梅干《うめぼ》しのように酸《す》っぱい物を見るとだ液《えき》が出るのは、なぜだかわかりますか？　人には骨《ほね》が何個《なんこ》ある

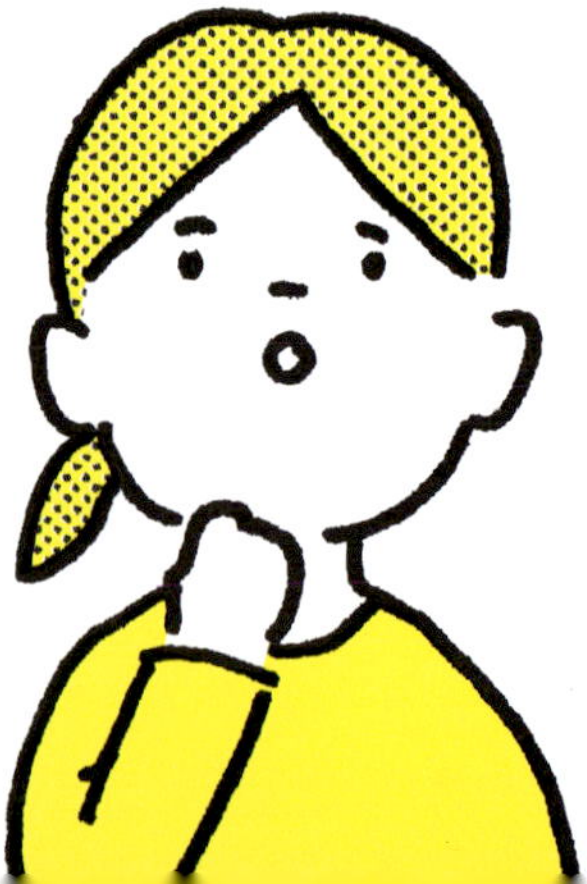

のか、細胞《さいぼう》の数はどのくらいなのか、知っていますか？

からだには、知ってみると「ざんねん」だったり、「びっくり」したりするなぞが満《み》ちあふれているのです。

この本では、そんな人間のからだのなぞをとりあげて、わかりやすくお話しすることにしました。きっと人のからだのなかのふしぎにきょうみをもってくれることでしょう。でも、この本に書かれている内容《ないよう》だけで、すべてが解《と》きあかされるわけではありません。なぞはまだまだのこっているのです。それほど、からだのしくみやはたらきはふくざつなのです。いくら人工知能《じんこうちのう》が発達《はったつ》していても、人間にとってかわることは、まだまだできないのです。

きみが人間のからだのしくみや、はたらきにきょうみをもち、なぞを解《と》きあかしてくれれば、もっともっと健康《けんこう》で、かいてきな生活を送ることができるようになるでしょう。

さあ、それではからだのふしぎの世界のとびらを開けてみることにしましょう。

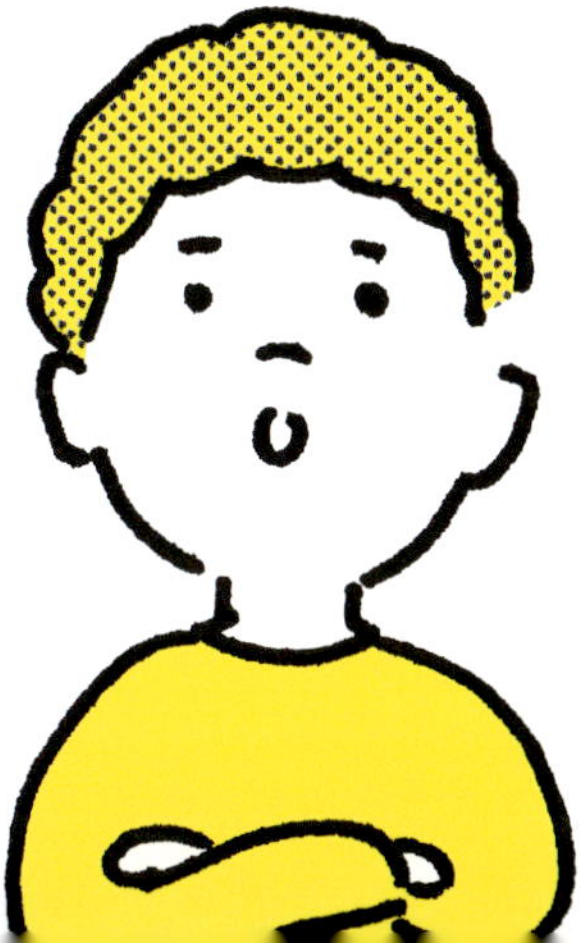

もくじ

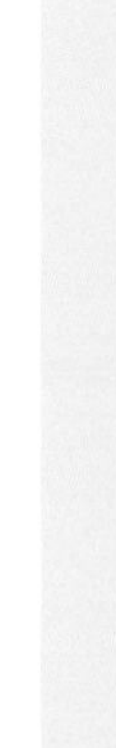

アイコンの見方

それぞれのページで、
からだのどんな部分をとりあげているのか、
アイコンでしめしているよ。

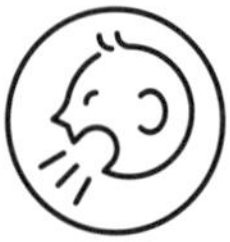

生理現象《げんしょう》

くしゃみやおなら
などの話

成長《せいちょう》

からだの成長《せいちょう》
の話

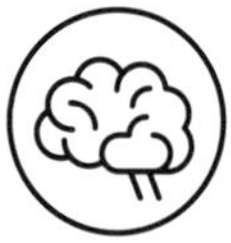

脳《のう》・神経《しんけい》

脳《のう》のしくみや
神経《しんけい》の話

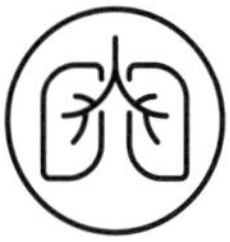

内臓《ないぞう》

胃《い》や腸《ちょう》など、
内臓《ないぞう》の話

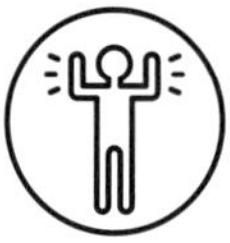

健康《けんこう》

健康《けんこう》や病気に
まつわる話

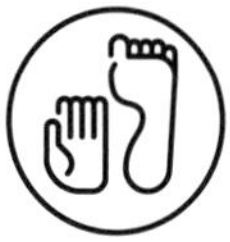

手足

手と足に
ついての話

血液《けつえき》・心臓《しんぞう》

血液《けつえき》と心臓《しんぞう》
の話

顔

目や鼻、
頭などの話

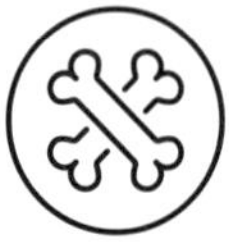

骨《ほね》・筋肉《きんにく》

骨《ほね》や筋肉《きんにく》に
ついての話

アイコンの下の
「ざんねん度」などの★は、数が多いほど
度合いが高いことをしめすよ。

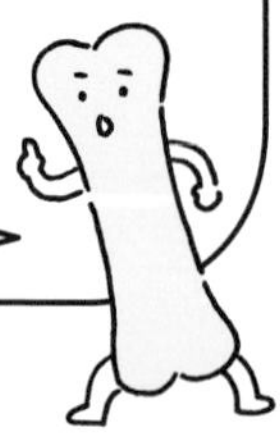

序章《じょしょう》 からだの基本《きほん》

Chapter

0

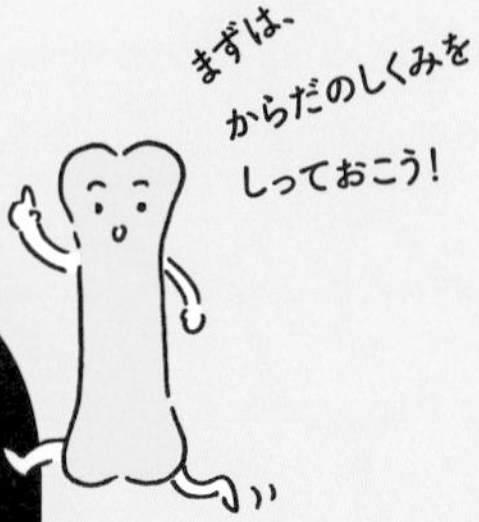
まずは、
からだのしくみを
しっておこう!

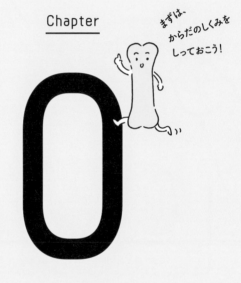

食べ物を栄養《えいよう》に変《か》える

人間が生きるためには、食べ物を栄養《えいよう》に変《か》えて、体にとりいれる必要《ひつよう》がある。食べ物は細かくして、とかすことで体に吸収《きゅうしゅう》しやすくなるよ。これを消化というんだ。

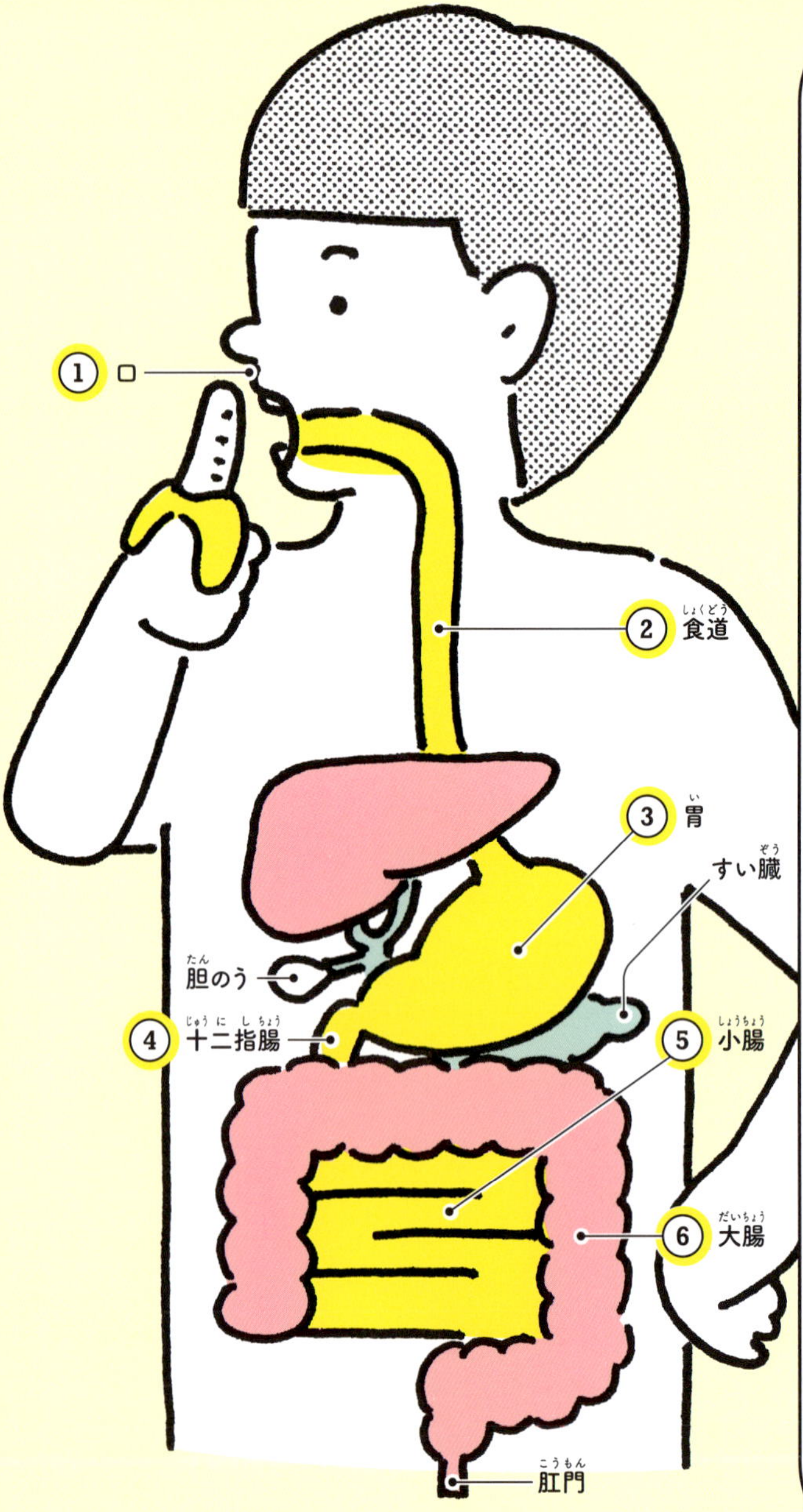

1 口
2 食道《しょくどう》
3 胃《い》
すい臓《ぞう》
胆《たん》のう
4 十二指腸《じゅうにしちょう》
5 小腸《しょうちょう》
6 大腸《だいちょう》
肛門《こうもん》

1 消化のはじまりは口から

食べ物は、まず口から体内に入る。歯でよくかむことで、細《こま》かくちぎり、すりつぶす。そして、だ液《えき》とまぜ合わせることで、飲みこみやすくするんだ。

2 食べた物は食道《しょくどう》を通っていく

飲みこまれた食べ物は、食道《しょくどう》という管《くだ》を通って胃《い》に運ばれる。

3 胃《い》にためて、消毒《しょうどく》しながらとかす

胃《い》で、食べた物を一時的《いちじてき》にたくわえる。そして、胃《い》の内側《うちがわ》から出る胃液《いえき》で、食べた物がくさらないように殺菌《さっきん》。同時に、胃《い》がたて横ななめにのびちぢみして、食べた物を胃液《いえき》とまぜ合わせ、ドロドロにとかす。

4 十二指腸《じゅうにしちょう》でさらにとかす

胃《い》から少しずつおし出された食べ物は、十二指腸《じゅうにしちょう》を通る。このとき、すい臓《ぞう》から出るすい液《えき》や、胆《たん》のうから出る胆汁《たんじゅう》で、さらに細かくとかされる。

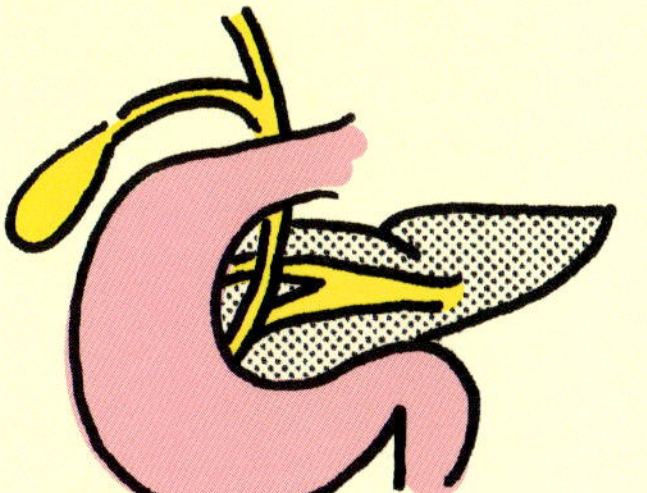

5 小腸《しょうちょう》で栄養《えいよう》を吸収《きゅうしゅう》する

小腸《しょうちょう》では、とかされた食べ物を小腸《しょうちょう》の壁《かべ》の筋肉《きんにく》で大腸《だいちょう》へと運ぶ。小腸《しょうちょう》の壁《かべ》にはじゅう毛というひだがある。ここで、だいたい4～12時間かけて栄養《えいよう》を吸収《きゅうしゅう》し、栄《えい》養《よう》は全身に送られていく。

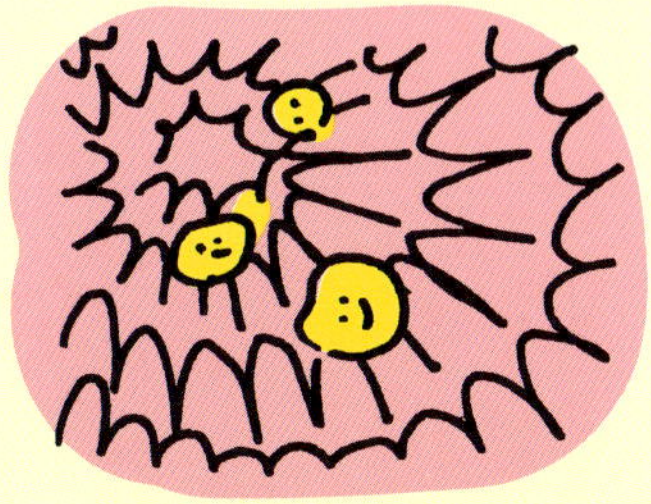

6 大腸《だいちょう》で水分を吸収《きゅうしゅう》、のこりはうんこに

小腸《しょうちょう》で吸収《きゅうしゅう》されなかったのこりは、ドロドロの状態《じょうたい》になって大腸《だいちょう》に到着《とうちゃく》。大腸《だいちょう》ではさらに水分を吸収《きゅうしゅう》したり、大腸《だいちょう》にすむ細《さい》菌《きん》の力で分解《ぶんかい》して、最後《さいご》はうんこにして肛《こう》門《もん》から出す。

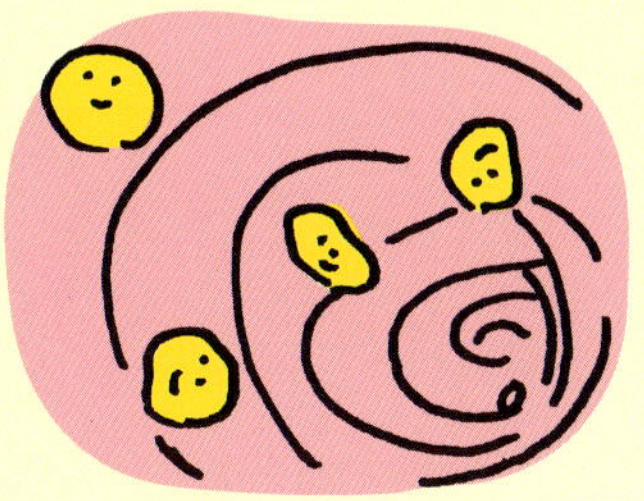

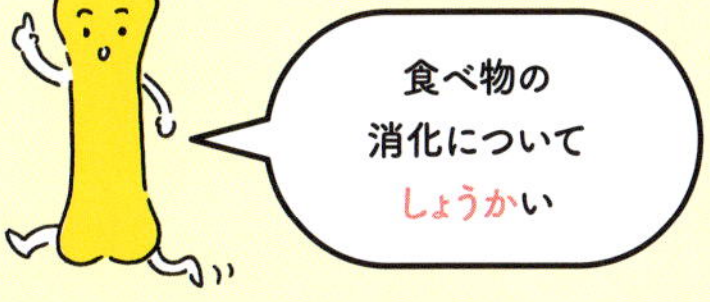
食べ物の
消化について
しょうかい

空気が体をめぐる!

人間は食べるだけでなく、呼吸《こきゅう》もする必要《ひつよう》がある。空気の中の酸素《さんそ》を吸《す》って、血液《けつえき》の力で体中に行きわたらせることで、生きていくことができるのだ。

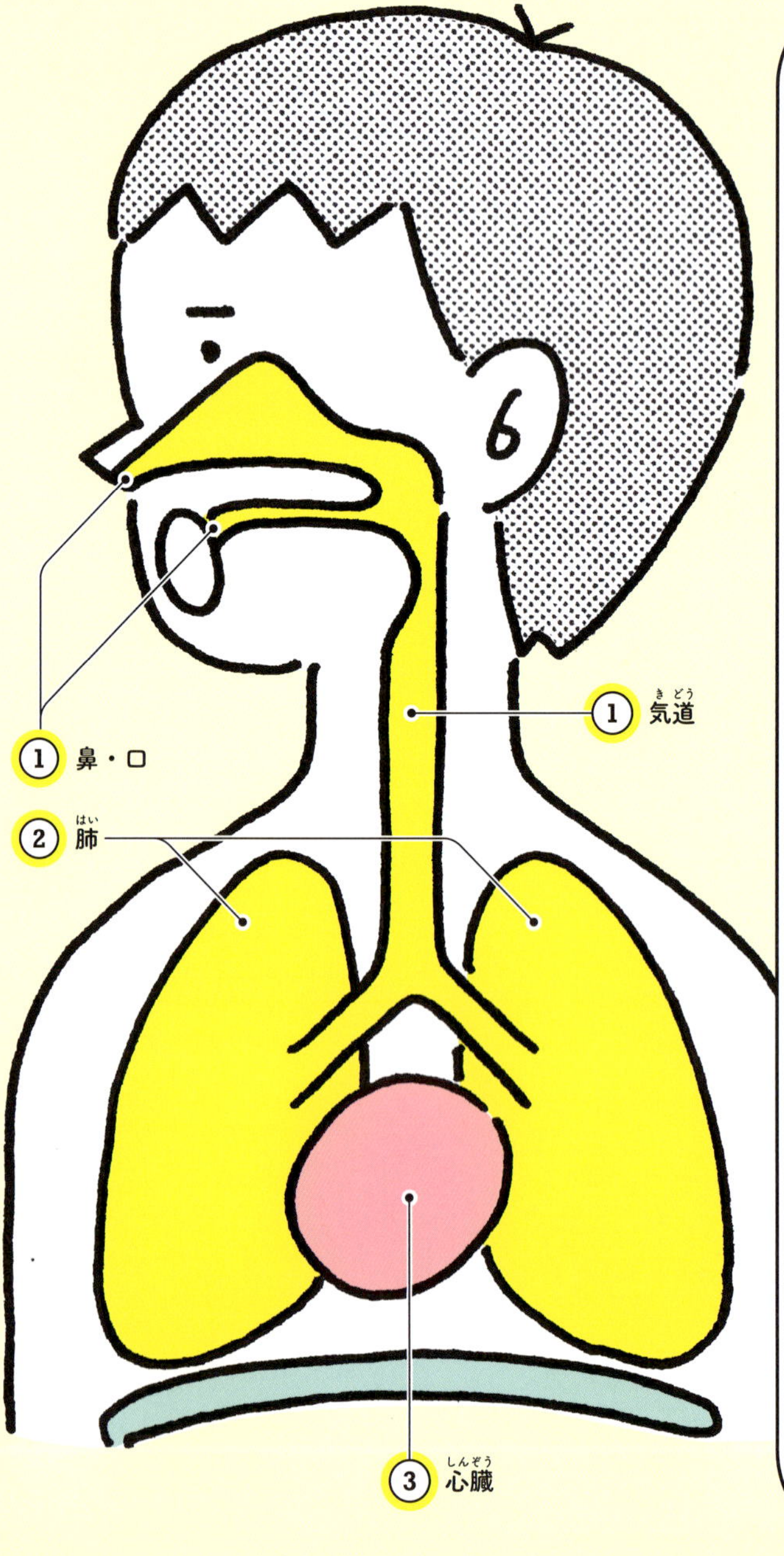

1 空気は鼻や口から気道《きどう》を通って体の中へ

空気は鼻や口から吸《す》われて体の中に入る。そして、気道《きどう》という空気の通り道から肺《はい》へ送られる。

2 肺《はい》で酸素《さんそ》と二酸化炭素《にさんかたんそ》を交換《こうかん》する

肺《はい》では、空気の出しいれをしている。吸《す》った空気からは酸素《さんそ》がとりだされる。酸素《さんそ》は、肺《はい》の中の肺胞《はいほう》という小さなふくろにある血管《けっかん》から血液《けつえき》に入る。そして、血液《けつえき》の中の赤血球《せっけっきゅう》が酸素《さんそ》を受けとる。また、このとき、赤血球《せっけっきゅう》はいらない二酸化炭素《にさんかたんそ》を肺《はい》に送る。二酸化炭素《にさんかたんそ》は、息をはくとき、肺《はい》から体の外に出される。

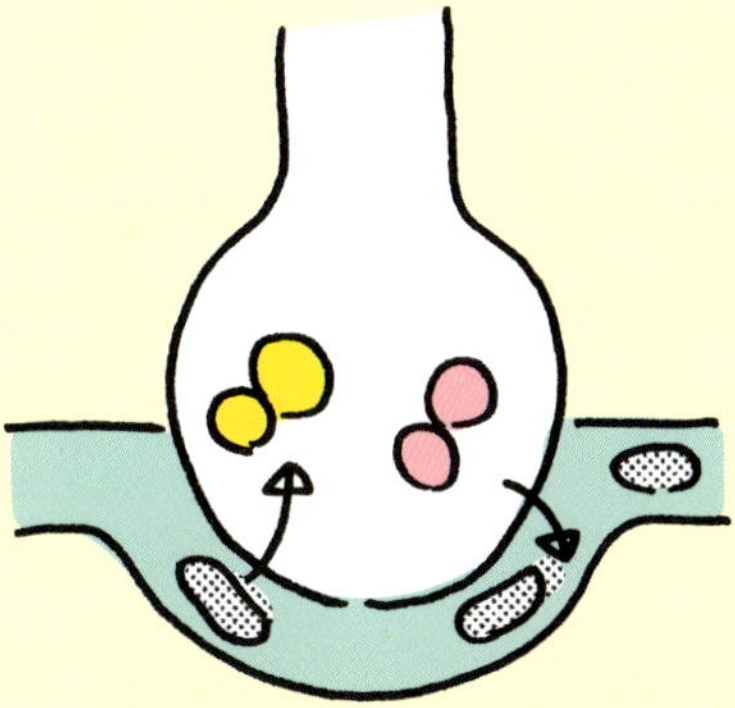

3 赤血球《せっけっきゅう》が心臓《しんぞう》に集められる

肺《はい》で酸素《さんそ》を受けとった赤血球《せっけっきゅう》は、血液《けつえき》とともに心臓《しんぞう》に集められる。心臓《しんぞう》がのびちぢみして動くことで、酸素《さんそ》をたくさんふくんだ血液《けつえき》が、血管《けっかん》を通じて体中に流れていく。

4 細胞《さいぼう》に酸素《さんそ》と栄養《えいよう》がとどけられる

血液《けつえき》は、体中をめぐる間に、体をつくっている細胞《さいぼう》に酸素《さんそ》を届《とど》ける（このとき、赤《せっ》血球《けっきゅう》は、細胞《さいぼう》が体を動かすときにつくられた二酸化炭素《にさんかたんそ》を受けとる）。また、食べ物を食べてできた栄養素《えいようそ》も血液《けつえき》とともに運ばれる。そして、酸素《さんそ》や栄養素《えいようそ》は体を動かすエネルギーとして使われる。

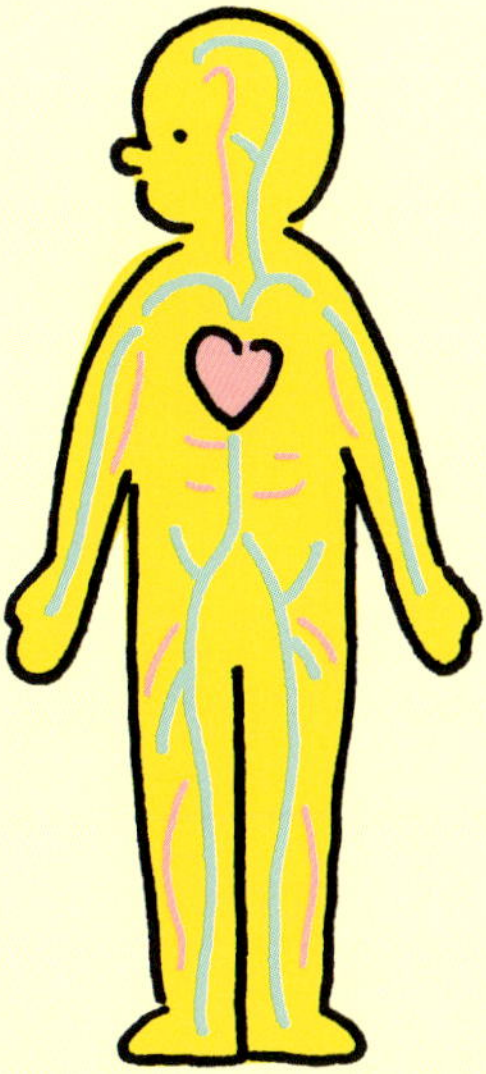

動脈《どうみゃく》は、心臓《しんぞう》から送りだされた酸素《さんそ》の多い血液《けつえき》が流れる血管《けっかん》、静脈《じょうみゃく》は心臓《しんぞう》にもどってくる二酸化炭素《にさんかたんそ》の多い血液《けつえき》が流れる血管《けっかん》だ。

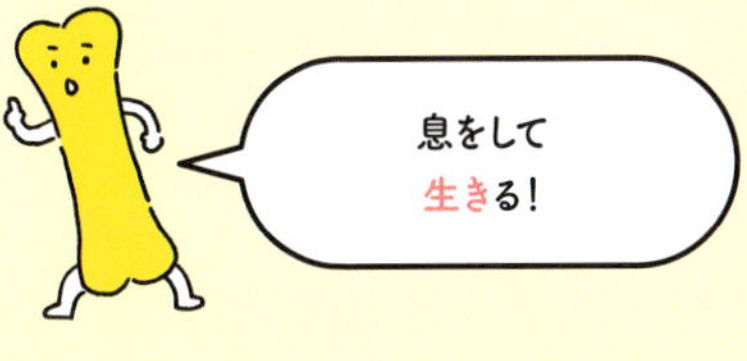

からだの基本《きほん》3

体《からだ》を支《ささ》える骨《ほね》

人間の体は、たくさんの骨《ほね》の組みあわせによって形づくられている。ひとつひとつがとても固《かた》く、姿勢《しせい》をたもったり、内臓《ないぞう》を守るなどの役割《やくわり》があるよ。

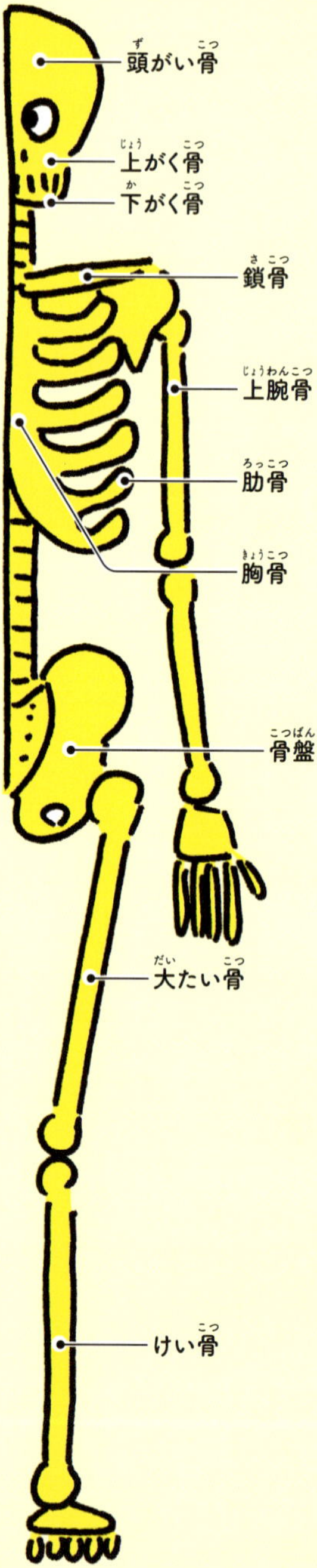

頭《ず》がい骨《こつ》
上《じょう》がく骨《こつ》
下《か》がく骨《こつ》
鎖骨《さこつ》
上腕骨《じょうわんこつ》
肋骨《ろっこつ》
胸骨《きょうこつ》
骨盤《こつばん》
大《だい》たい骨《こつ》
けい骨《こつ》

骨《ほね》は強いけど軽い

骨《ほね》は体を支《ささ》えるだけでなく、走ったりとんだりしても折《お》れないよう、外部は強くてじょうぶにできている。一方、内部はスポンジのようにあながあいていて、軽くやわらかくできているよ。

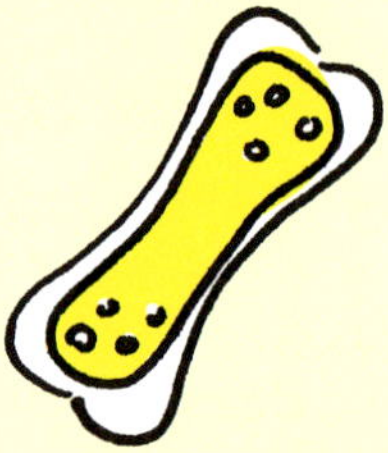

曲がる部分は関節《かんせつ》でつながっている

骨《ほね》のうち、体が曲がる部分の骨《ほね》と骨《ほね》は、関節《かんせつ》でつながっている。そのおかげで、骨《ほね》はいろいろな向きに動かすことができるんだ。関節《かんせつ》の間は靭《じん》帯《たい》という強い筋《すじ》がつつんでいて、骨《ほね》どうしを離《はな》れないようにしているよ。

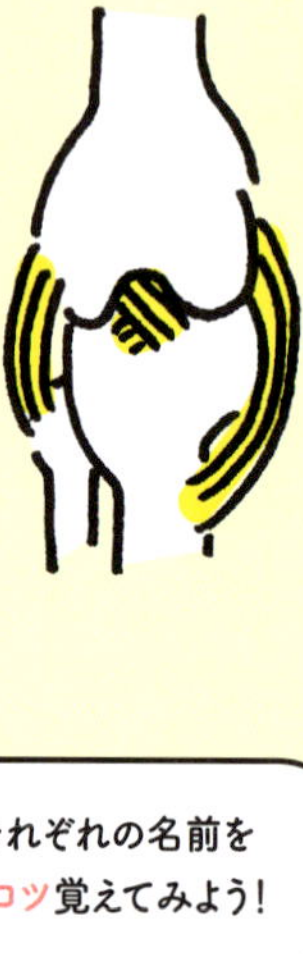

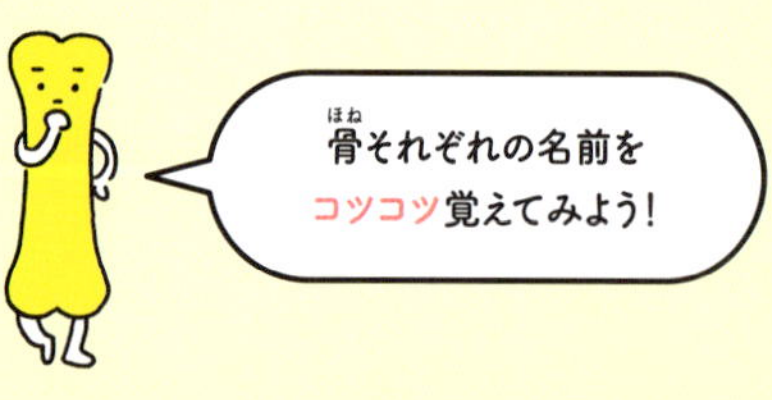

骨《ほね》それぞれの名前を
コツコツ覚えてみよう!

からだの基本《きほん》4

体を動かす筋肉《きんにく》

筋肉《きんにく》は、のびちぢみして、体を動かす役割《やくわり》をもつ。さらに、心臓《しんぞう》や血管《けっかん》のまわりにある筋肉《きんにく》は血液《けつえき》を運んだり、腸《ちょう》などの筋肉《きんにく》は食べ物を運ぶなど、さまざまなはたらきをしている。

筋肉《きんにく》は大きくわけて3種類

筋肉《きんにく》の正体は、筋線維《きんせんい》という線維《せんい》だ。そのはたらきや機能《きのう》によって3種類にわけることができる。

骨格筋《こっかくきん》は腹筋《ふっきん》や背筋《はいきん》、腕《うで》や足などにあり、体を動かすための筋肉《きんにく》だ。

平《へい》かつ筋《きん》は内臓《ないぞう》や血管《けっかん》の筋肉《きんにく》で、内臓《ないぞう》を動かしたり、血管《けっかん》の太さを変《か》えたりする役割《やくわり》がある。

心筋《しんきん》は文字どおり心臓《しんぞう》の筋肉《きんにく》。心臓《しんぞう》を規則《きそく》正しく動かすのに使われている。

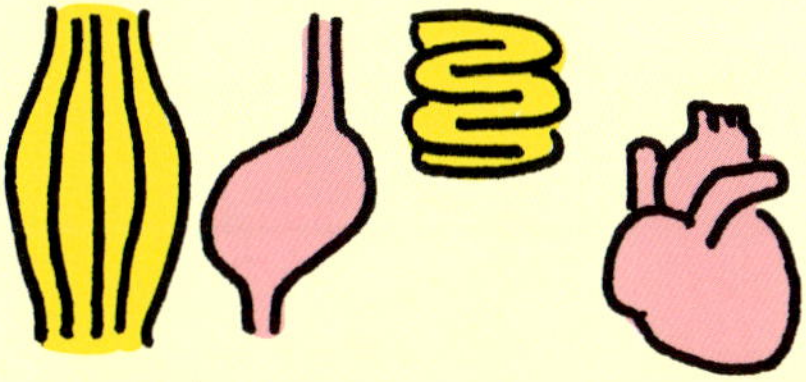

骨《ほね》を強くし、体温を調節《ちょうせつ》する

筋肉《きんにく》のはたらきは、それだけではない。筋肉《きんにく》は動かせば強くなるけど、動く刺激《しげき》で骨《ほね》も強くなっていくんだ。また、寒いときなどは、筋肉《きんにく》がふるえることで体温を上げるなど体温調節《ちょうせつ》もする。

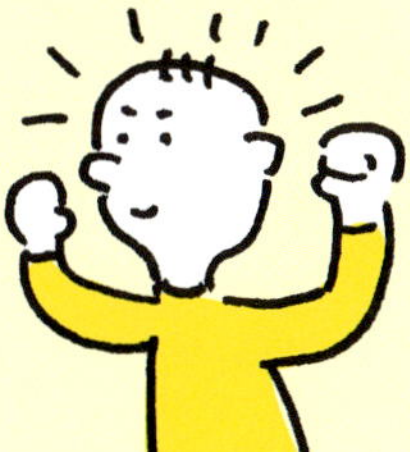

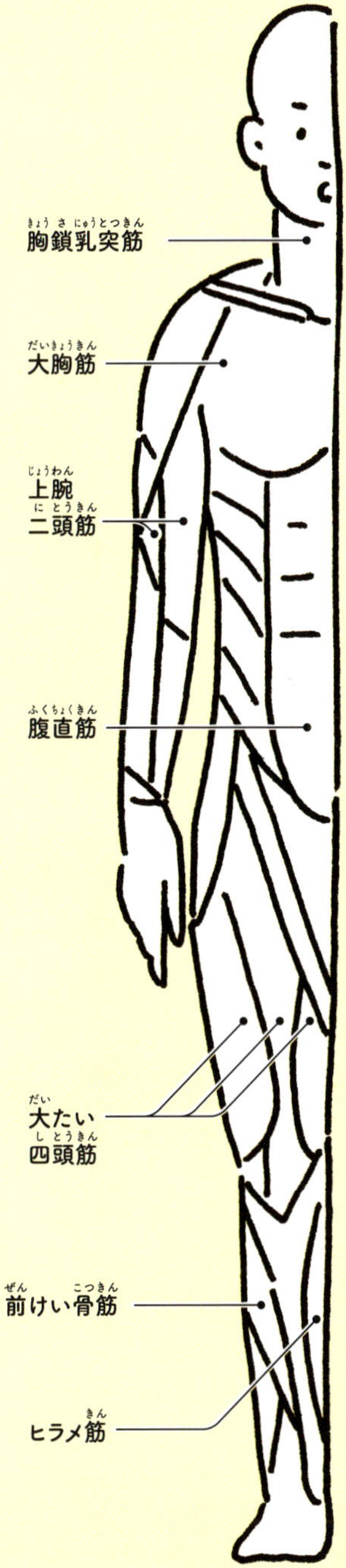
胸鎖乳突筋《きょうさにゅうとつきん》
大胸筋《だいきょうきん》
上腕《じょうわん》二頭筋《にとうきん》
腹直筋《ふくちょくきん》
大《だい》たい四頭筋《しとうきん》
前《ぜん》けい骨筋《こつきん》
ヒラメ筋《きん》

脳《のう》は体の司令塔《しれいとう》！

脳《のう》は頭の中にある器官《きかん》。考えたり、体を動かす命令《めいれい》を出したりする、体の司令塔《しれいとう》だ。また、気持ちや体の調子を整えたり、情報《じょうほう》を記憶《きおく》したりする役割《やくわり》ももつよ。

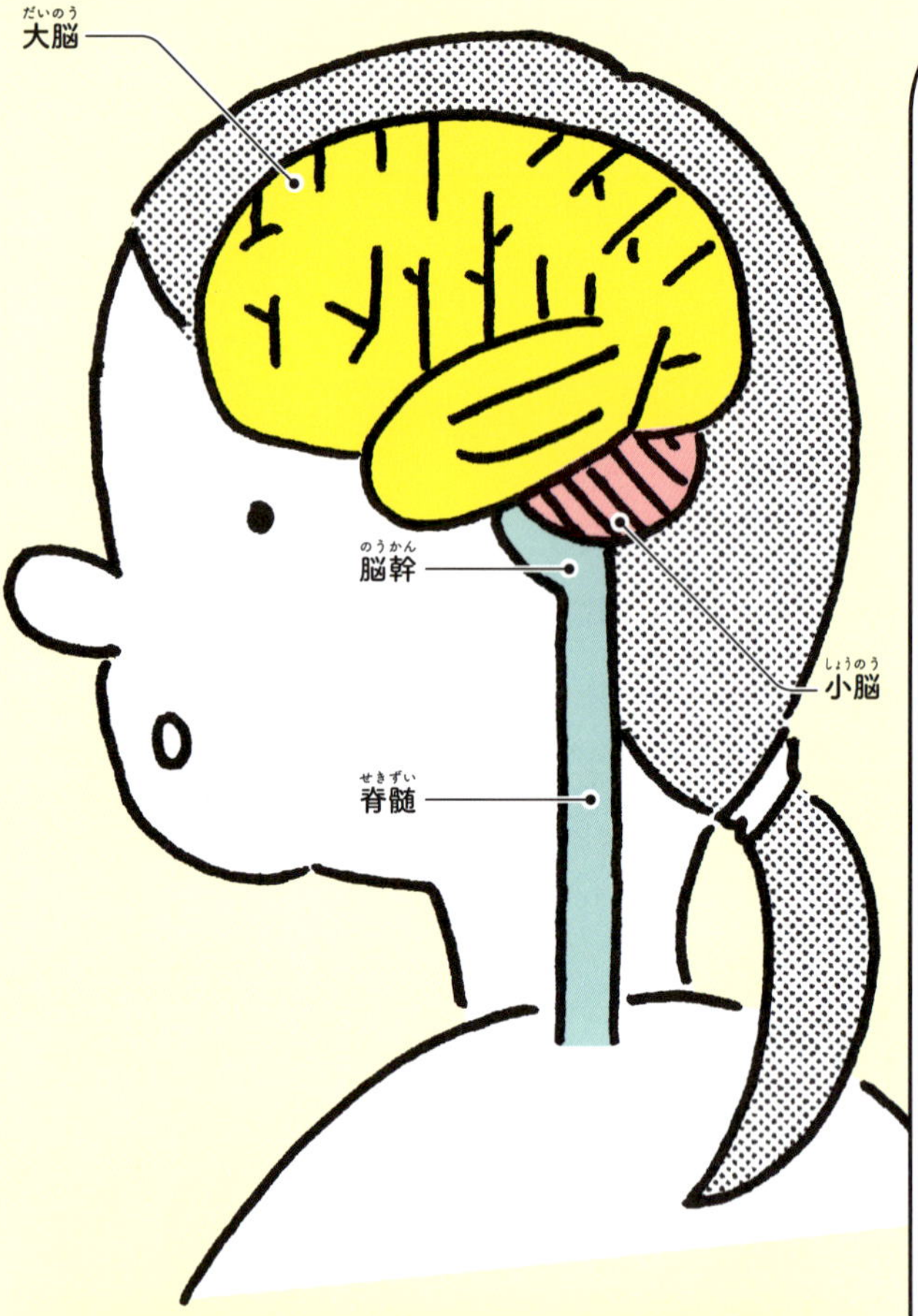

大脳《だいのう》は左右にわかれている

大脳《だいのう》は左脳《さのう》、右脳《うのう》とにわかれ、真ん中の脳梁《のうりょう》という部分でつながっている。左脳《さのう》では、おもに計算や言葉を理解《りかい》するなど論理的《ろんりてき》な思考をあつかい、右脳《うのう》では、おもに感覚的《かんかくてき》・想像的《そうぞうてき》な思考をあつかう。また、右脳《うのう》は体の左側《ひだりがわ》を、左脳《さのう》は体の右側《みぎがわ》を動かすのに使われる。

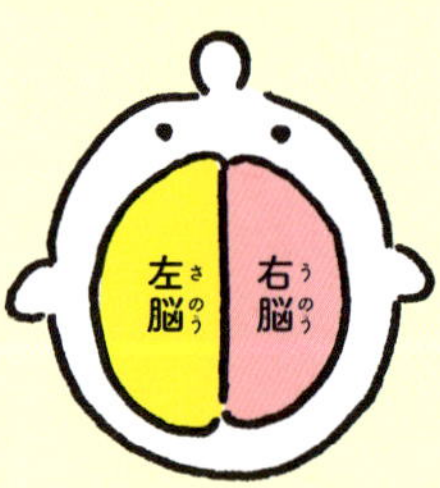

大脳《だいのう》で知的なはたらきをおこなう

脳《のう》の中でも一番大きな大脳《だいのう》こそ、人間の体の司令塔《しれいとう》だ。体の外や中で感じとった情報《じょうほう》を分析《ぶんせき》し、どうするか考えたり、体をどう動かすか決めたり、情報《じょうほう》を記憶《きおく》したりする。また、怒《おこ》ったり笑《わら》ったりする感情《かんじょう》も、大脳《だいのう》のはたらきだ。場所によってさまざまな役割《やくわり》をはたしているよ。

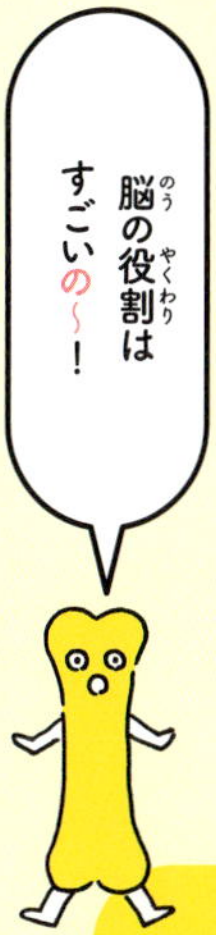

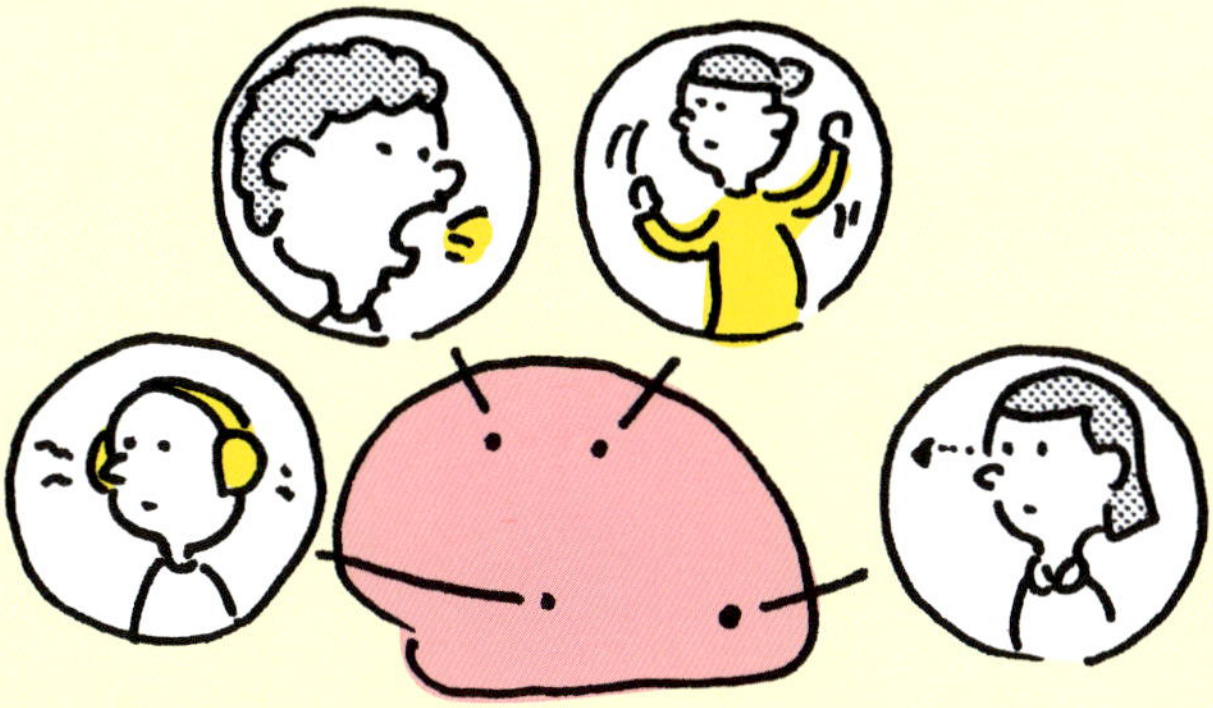

脳幹《のうかん》は生きるためのはたらきをコントロール

脳幹《のうかん》は、生きるために必要《ひつよう》な部分を、意識《いしき》しなくても動かすところだ。たとえば、食べ物を消化するために胃《い》を動かしたり、呼吸《こきゅう》をしたり、心臓《しんぞう》を動かすなどの命令を出すよ。また、体温を調節《ちょうせつ》したり、食べ物や水分をとるように指示《しじ》を出すのも、脳幹《のうかん》のはたらきだ。

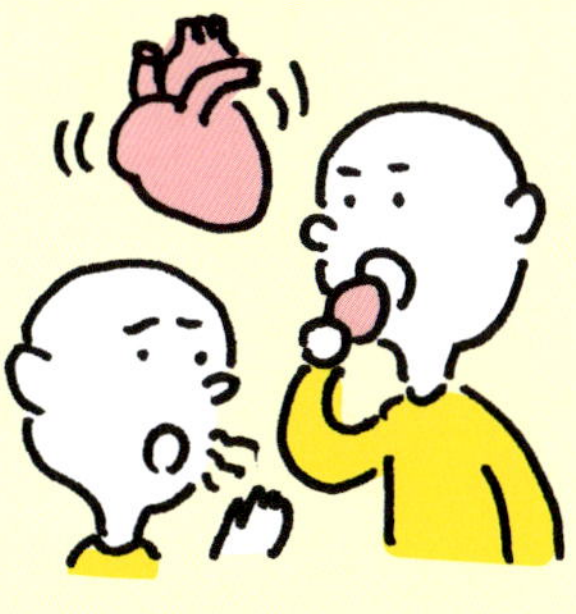

小脳《しょうのう》は運動をつかさどる

大脳《だいのう》から、体をどのように動かすのかの命令《めいれい》が出されると、運動をコントロールする小脳《しょうのう》が、脊髄《せきずい》を通して体中の筋肉《きんにく》に伝《つた》える。バランスをとりながら歩いたり、走ったりなど体をうまく動かすことができるのも、小脳《しょうのう》のはたらきなのだ。

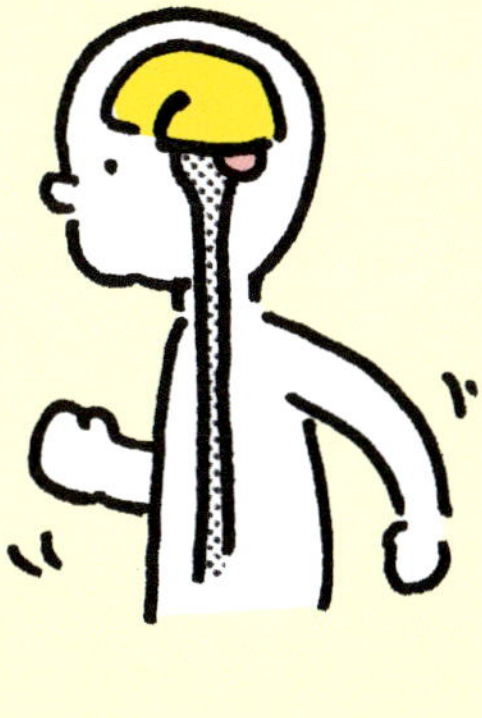

人間にある5つの感覚《かんかく》!

人間は体の外のようすを、耳や目、鼻、舌、皮ふなどの感覚《かんかく》器《き》から受けとり、神経《しんけい》を通じて脳《のう》で感じる。これを感覚《かんかく》といい、おもに5つの種類があるよ。

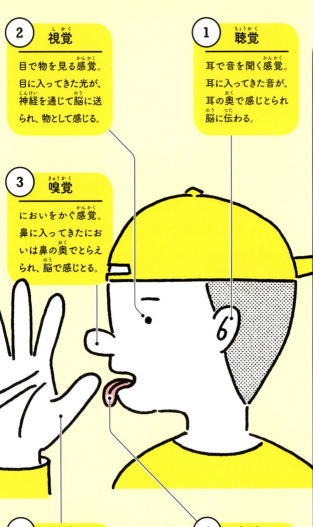

1 聴覚《ちょうかく》

耳で音を聞く感覚《かんかく》。耳に入ってきた音が、耳の奥《おく》で感じとられ脳《のう》に伝《つた》わる。

2 視覚《しかく》

目で物を見る感覚《かんかく》。目に入ってきた光が、神経《しんけい》を通じて脳《のう》に送られ、物として感じる。

3 嗅覚《きゅうかく》

においをかぐ感覚《かんかく》。鼻に入ってきたにおいは鼻の奥《おく》でとらえられ、脳《のう》で感じとる。

4 味覚《みかく》

舌の表面にある味《み》らいという部分で、舌がふれた物の味を感じる感覚。

5 触覚《しょっかく》

さわった物のさわりごこちや温度などを、皮ふの下にある受容器で感じとる感覚。

1章 ざんねんなからだ

Chapter

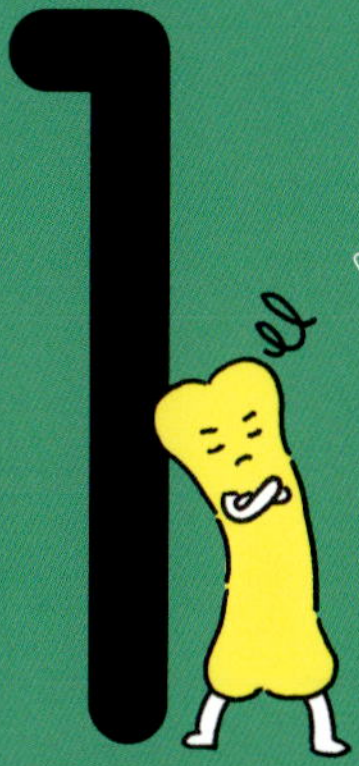

「え!? なんでそうなった?」
そんな体のざんねんを紹介《しょうかい》

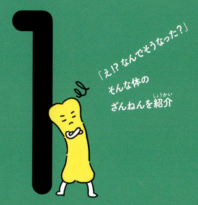

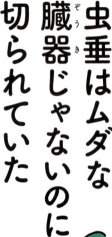

虫垂《ちゅうすい》はムダな臓器《ぞうき》じゃないのに切られていた

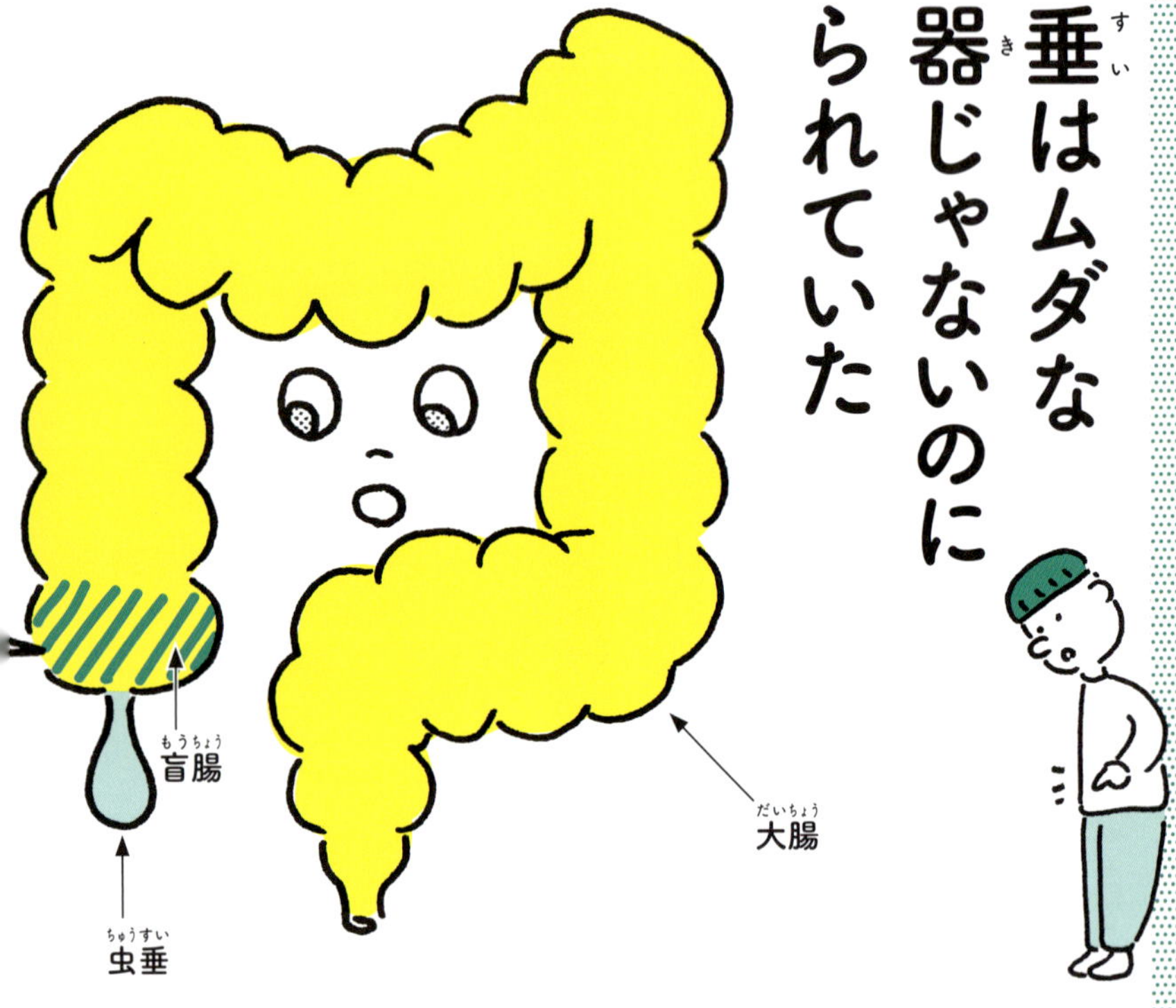

きみのおなかには、まだ虫垂《ちゅうすい》はのこっているかな？ というのも、大腸《だいちょう》の一部でもある盲腸《もうちょう》には、小指ほどの大きさの虫垂《ちゅうすい》というふくろがある。ここに細菌《さいきん》などが入ると炎《えん》症《しょう》（虫垂炎《ちゅうすいえん》）が起こってしまう。よく盲腸炎《もうちょうえん》といわれるけれど、本当は虫垂《ちゅうすい》炎《えん》という。この炎症《えんしょう》がひどくなると、手術《しゅじゅつ》で虫垂《ちゅうすい》を切りとってしまうんだ。

では、なぜ切ってしまうのかといえば、虫垂《ちゅうすい》は人間が進化する間に、使い道がなくなった「役に立たない臓器《ぞうき》」と考えられてきたから。ところが、最《さい》近《きん》、今まで切られてきた虫垂《ちゅうすい》にとっては悲しい事実が判明《はんめい》したんだ。

じつは虫垂《ちゅうすい》には、体にいいはたらきをする善玉菌《ぜんだまきん》という細菌《さいきん》が、たくさんすんでいることがわかった！ 善玉菌《ぜんだまきん》は、腸内《ちょうない》をいい状態《じょうたい》にたもつ役割《やくわり》をし

ざんねん度
★★☆☆☆

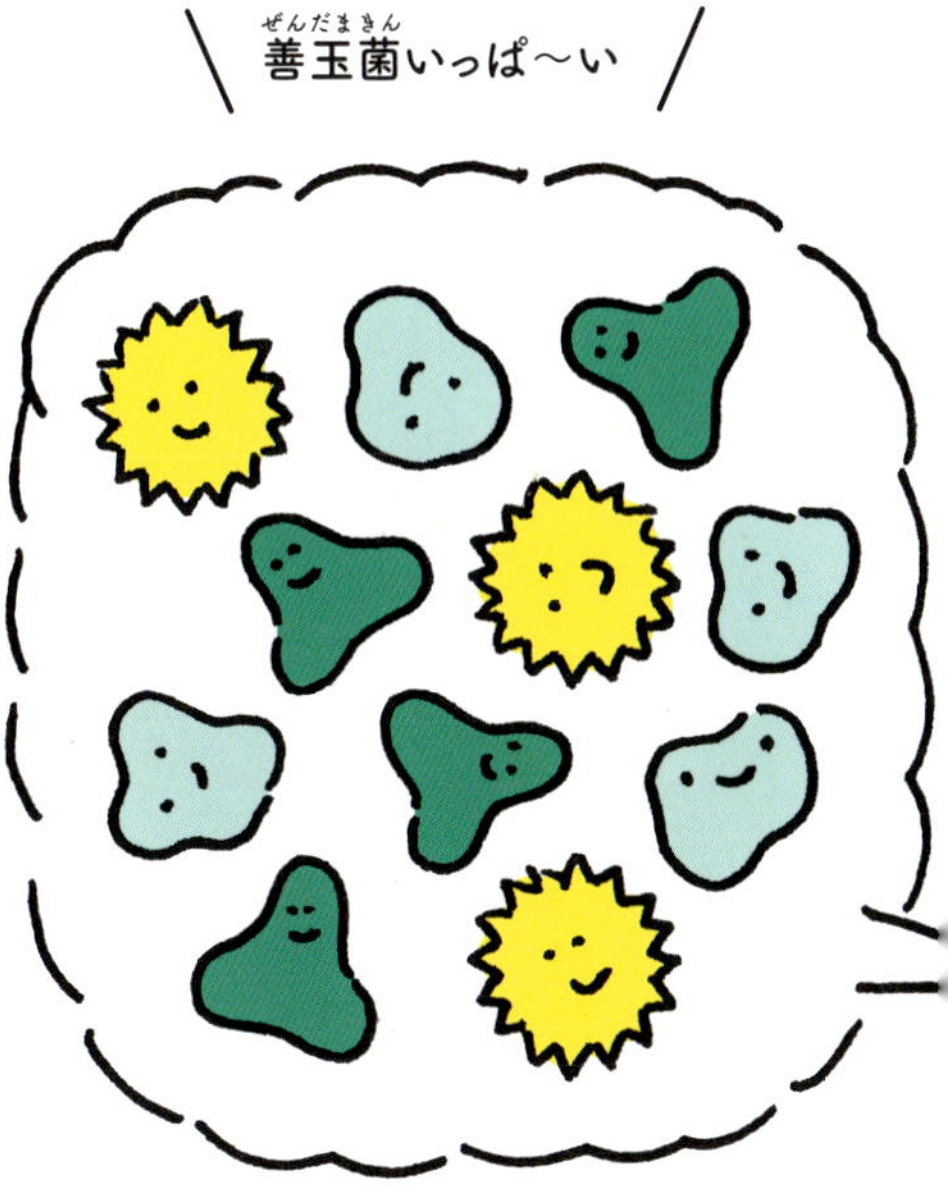

善玉菌《ぜんだまきん》いっぱ～い

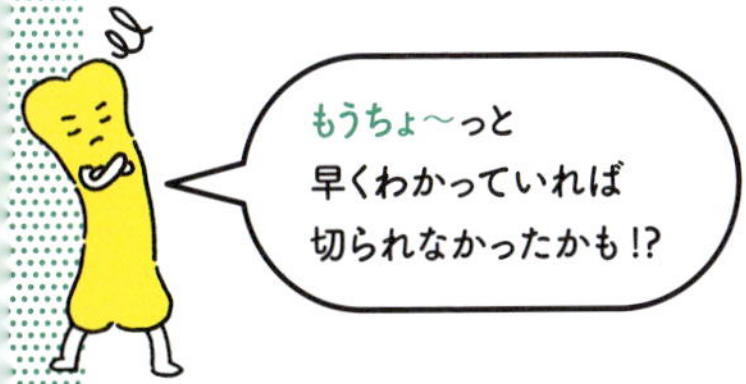

もうちょ～っと
早くわかっていれば
切られなかったかも!?

ている。虫垂《ちゅうすい》から腸内《ちょうない》に善玉菌《ぜんだまきん》が送られて、おなかの調子が整えられるんだ。

善玉菌《ぜんだまきん》は食生活を改善《かいぜん》すると腸の中でふえて安定する。だから、虫垂《ちゅうすい》をとってしまっても問題はないけれど、あればあったほうがいい臓器《ぞうき》だったのだ。

多くの草食動物にはかかせない虫垂《ちゅうすい》!

草食動物の虫垂《ちゅうすい》は、食べ物を消化するのにかかせない! 草食動物が食べる植物にふくまれる食物繊維《しょくもつせんい》は、体内で消化できないんだ。でも、虫垂《ちゅうすい》には、食物繊維《しょくもつせんい》を分解《ぶんかい》できる細菌がいっぱいいる。この細菌のおかげで、草食動物は植物を消化、分解《ぶんかい》して食べることができるんだよ。

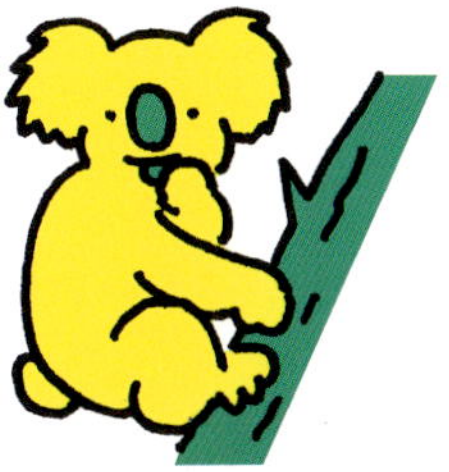

ざんねん度
★★★★☆

ひ臓《ぞう》はなくても困《こま》らないと言われつつ役に立っていた！

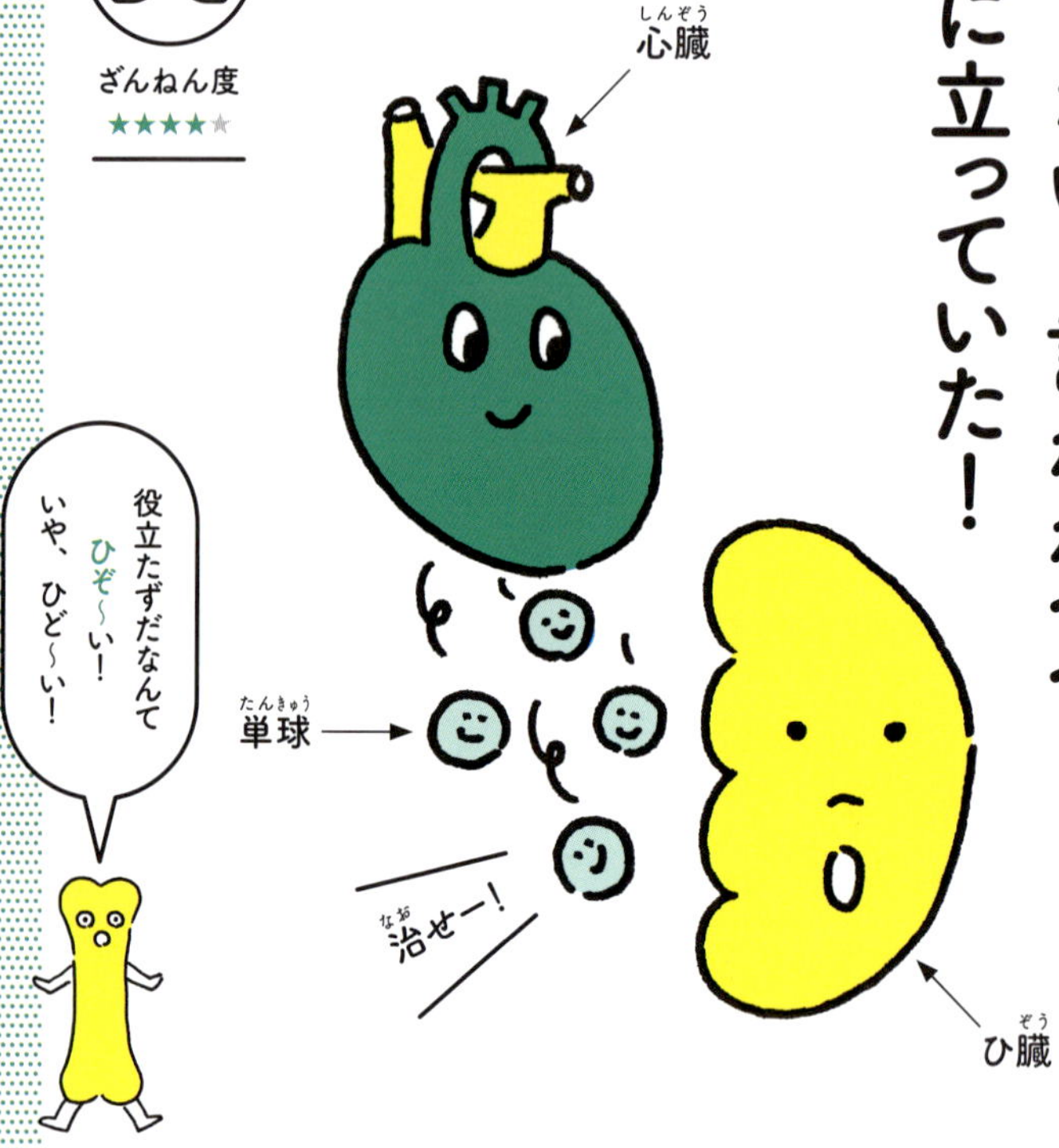

おなかの左上あたりにあるひ臓《ぞう》。ちょっとマイナーなこの臓器《ぞうき》は、血液中《けつえきちゅう》の古くなった赤血球《せっけっきゅう》をこわしたり、体に入った病原菌《びょうげんきん》をやっつけるはたらきがある。

ひ臓《ぞう》はなければないで、生きるのに影響《えいきょう》がないと考えられてきた。だから、白血病《はっけつびょう》などの病気にかかれば、手術《しゅじゅつ》でとりのぞかれたりしていたんだ。

ところが、最近《さいきん》の研究によって、ひ臓《ぞう》の重要《じゅうよう》なはたらきがわかった。病気を治《なお》す役目のある単球《たんきゅう》という細胞《さいぼう》が、ひ臓《ぞう》にはたくさんたくわえられていたのだ！　病気で体がダメージを受けても、ひ臓《ぞう》からたくさんの単球《たんきゅう》が体に送りこまれるおかげで、ひ臓《ぞう》がある人のほうがない人よりも、しっかり回復《かいふく》できるのだ。

親知らずは生えてこなくてもいい

ざんねん度
★★☆☆☆

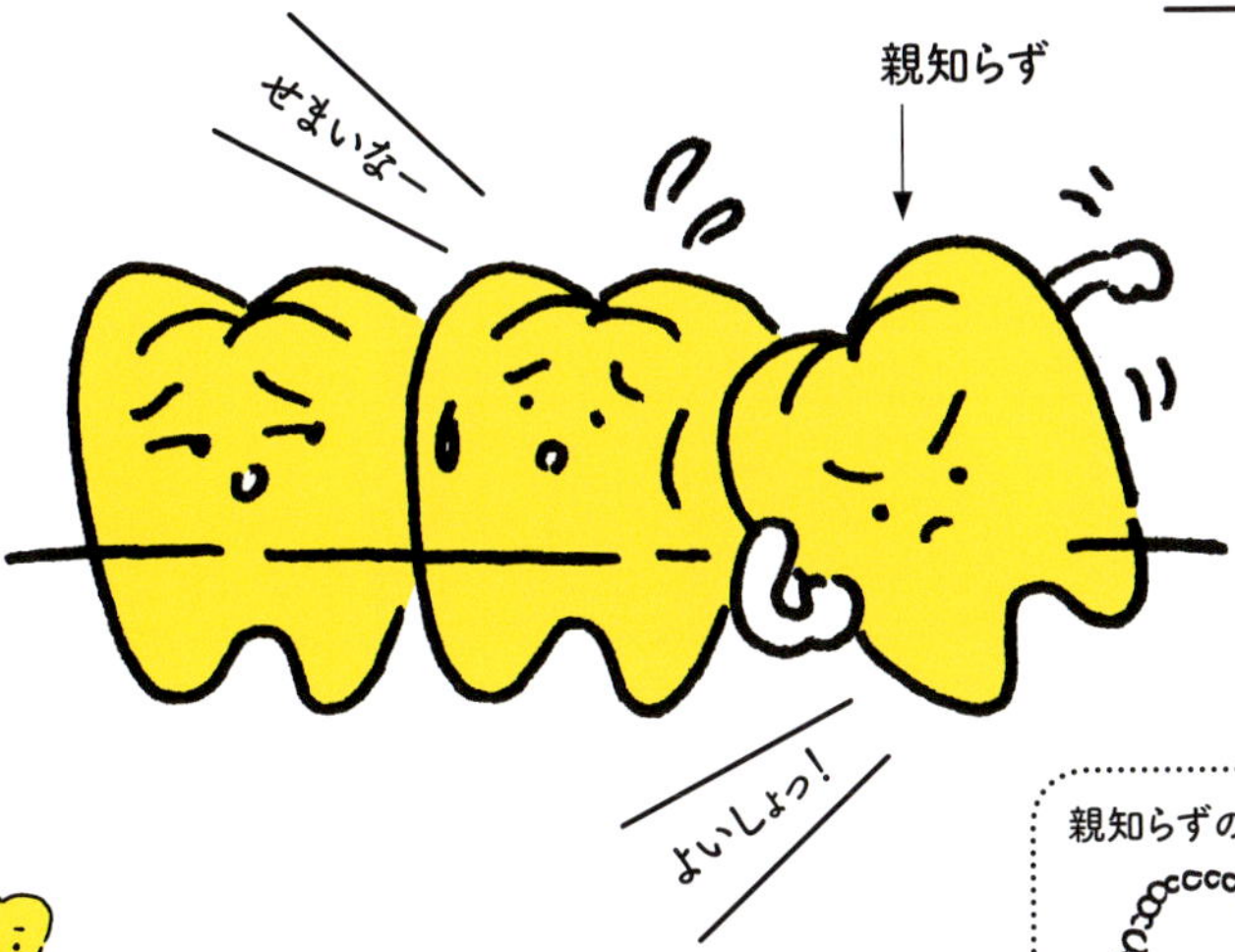

せまいなー
親知らず
よいしょっ！

親知らずの位置《いち》

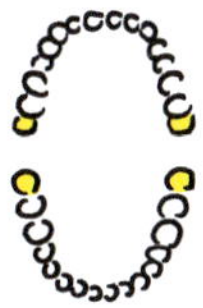

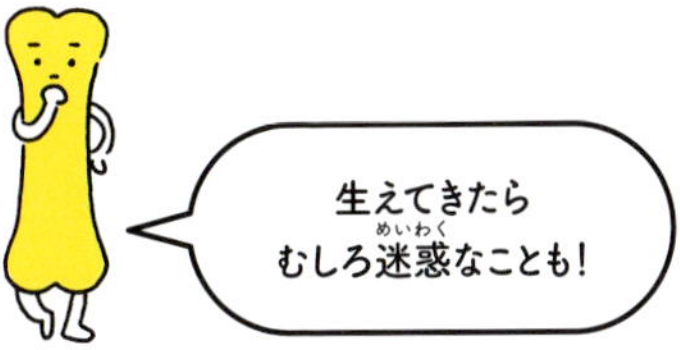

生えてきたら
むしろ迷惑《めいわく》なことも！

親知らずって知ってる？ 第三大《だいさんだい》臼歯《きゅうし》といって、10代後半から40歳《さい》くらいの間に、歯の一番おくに生えてくることがある奥歯《おくば》のこと。だれでも必《かなら》ず生えてくる歯ではなく、生えてこない人もいるよ。

しかも！ 変《へん》な方向に生えると、となりの歯にぶつかったりして、すごく痛《いた》くなっちゃうんだ。また、歯ブラシが届《とど》きにくい場所ができて、虫歯や歯《し》周病《しゅうびょう》を起こすことも。そんなトラブルを起こしやすいざんねんな歯なので、たいていは歯医者でぬいてしまうよ。

ちなみに、親知らずという名前の由来のひとつがけっこうざんねん。昔の人は寿命《じゅみょう》が短かく、親知らずが生えるころには、もう親は死んでいて、子どもの歯が生えてきたことを、親が知ることはないからなのだとか。う〜ん。

生まれてからのへそはただあるだけ

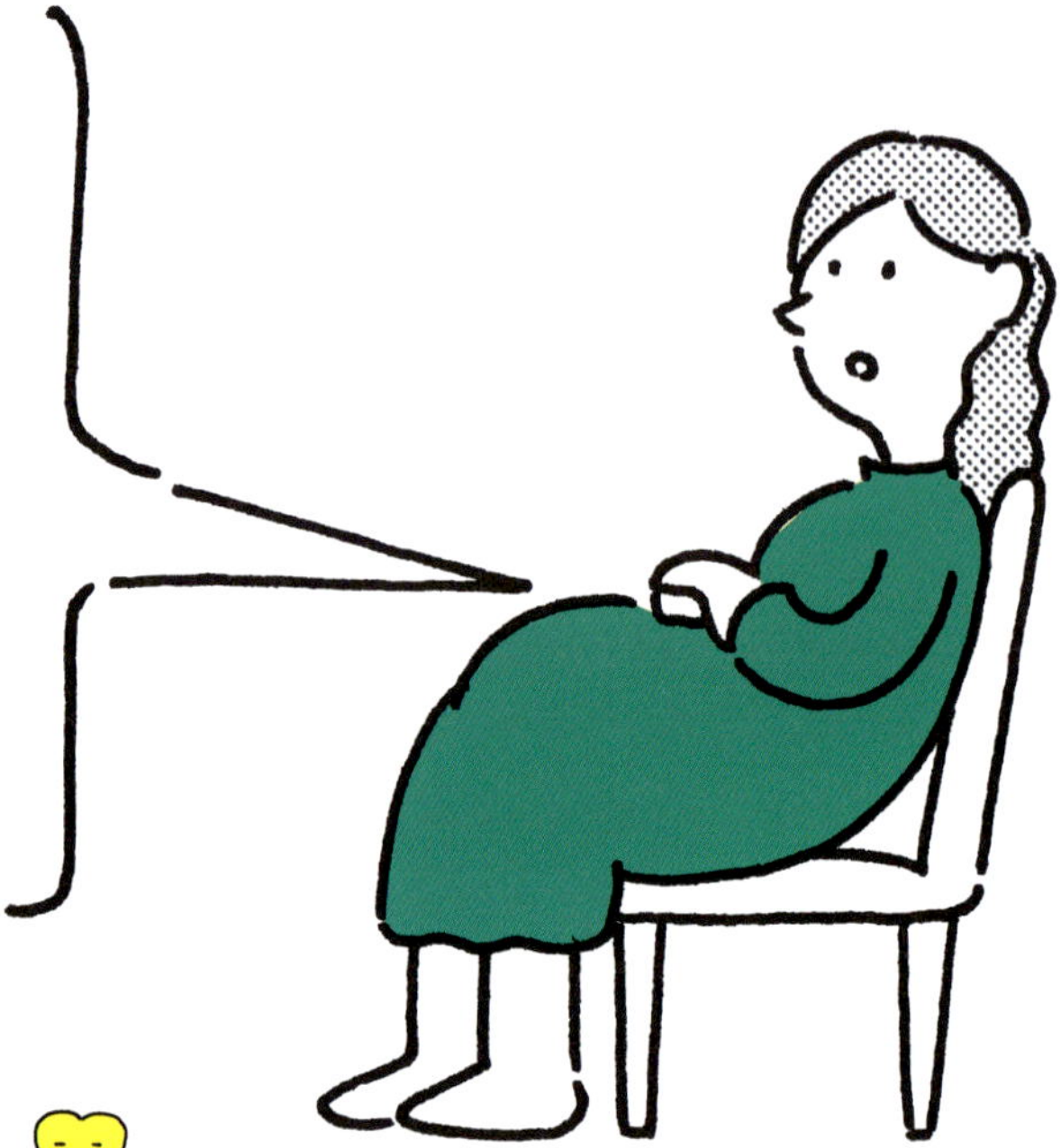

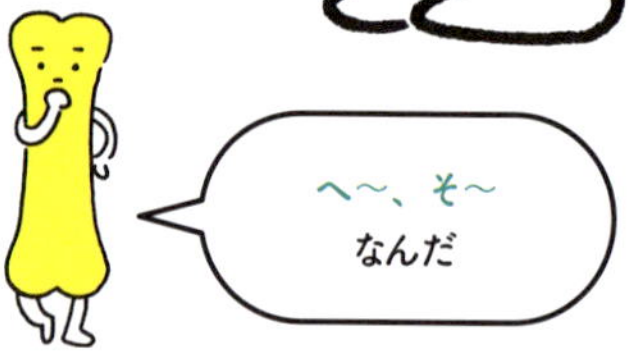

おなかの下のほうにあるへそは、何のためにあるのかよくわからないよね。それもそのはず。身もふたもない言い方をすれば、ただあるだけで、何の役にも立っていないんだ。

でも、生まれてくる前、お母さんのおなかの中にいたときは、なくてはならないものだったんだ。

赤ちゃんのへそがある場所からは、へそのおという1本の管《くだ》がのびていて、お母さんのおなかの中にある胎盤《たいばん》というものにつながっている。赤ちゃんは、へそのおを通して、お母さんから酸素《さんそ》や栄養《えいよう》がとけこんだ血液《けつえき》をもらいながら成長《せいちょう》するんだ。またぎゃくに、赤ちゃんは二酸化炭素《にさんかたんそ》などいらなくなったものを、へそのおを通してお母さんの血液《けつえき》に流すんだ。

そして、赤ちゃんはへそのおをつけ

ざんねん度
★★★★★

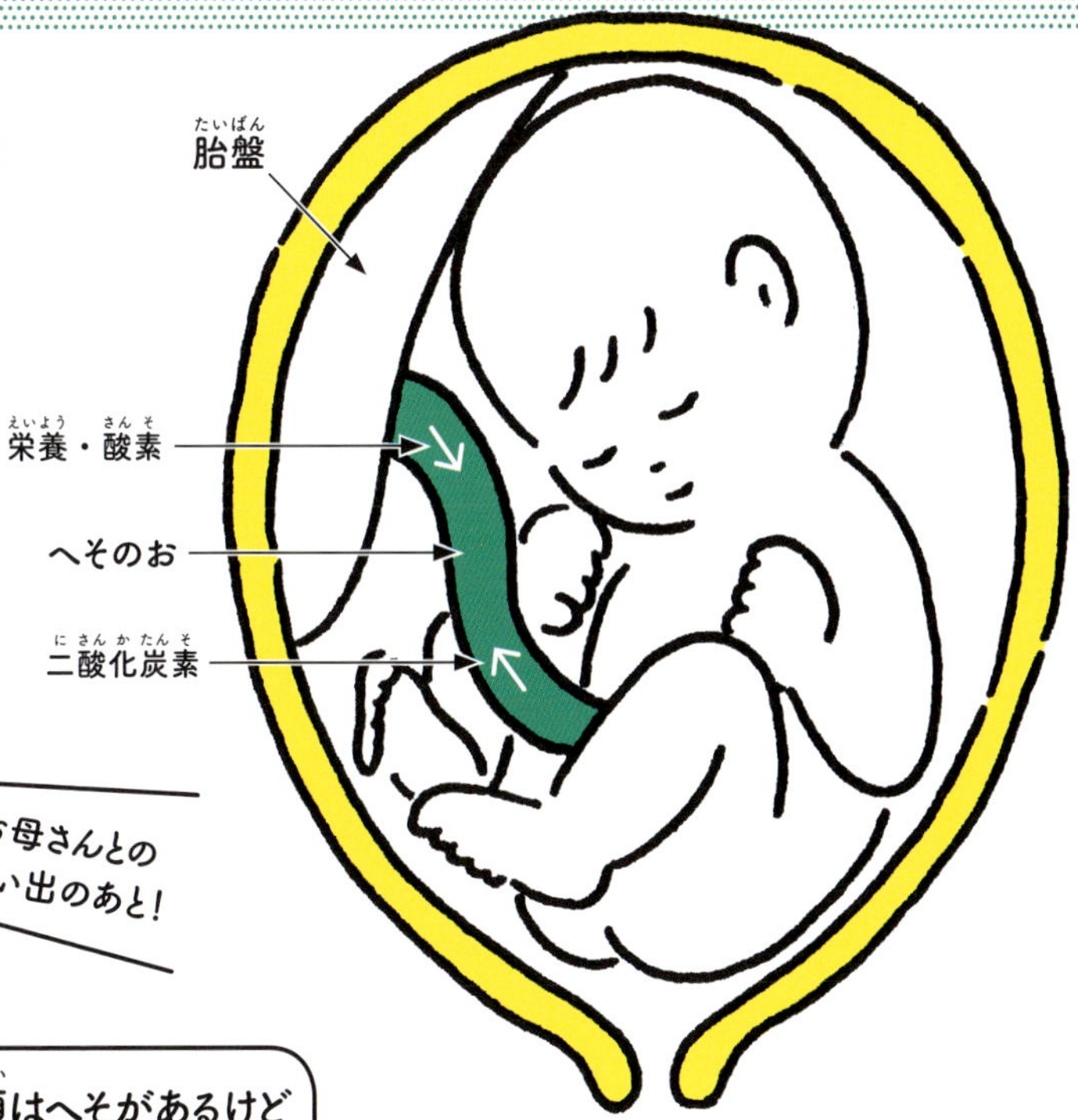
胎盤《たいばん》
栄養《えいよう》・酸素《さんそ》
へそのお
二酸化炭素《にさんかたんそ》

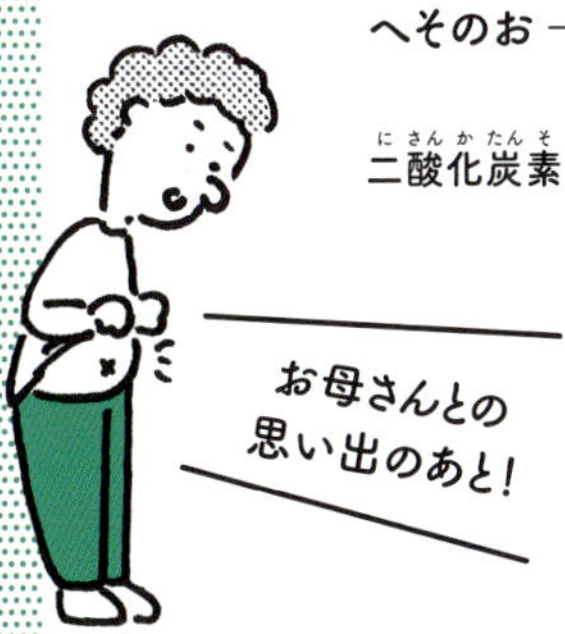
お母さんとの
思い出のあと!

たまま生まれる。

生まれれば、自分で酸素《さんそ》を吸《す》うことも、ミルクなどから栄養《えいよう》をとることもできるので、へそのおはいらなくなる。

そこで、へそのおは赤ちゃんから切りはなされるんだけど、そのあとが、へそとしてのこるというわけ。

だから、生まれてからのへそは、お母さんとつながっていたことを感じられる思い出でもあるのだ。

ほ乳類《にゅうるい》はへそがあるけどへそがないものもいる

お母さんが赤ちゃんをおなかの中で育てるイヌやイルカ、人間などのほ乳類《にゅうるい》には、ふつう、へそがあるんだ。

でも、同じほ乳類《にゅうるい》でも、カンガルーやコアラなどは、胎盤《たいばん》が未《み》発達《はったつ》で、小さく赤ちゃんを生み、おなかの袋《ふくろ》で育てるので、へそがないよ。

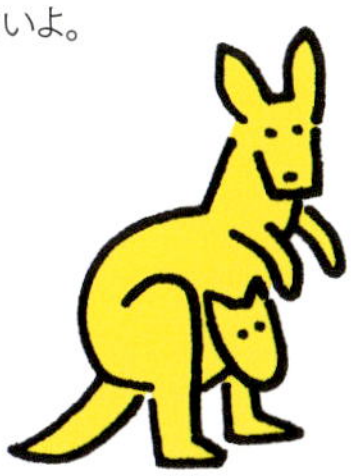

ざんねん度 ★★★★

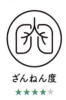

胃《い》が自分自身をとかしてしまうことがある

胃《い》は、食べた物を一時的《いちじてき》にためながらとかす消化器官《しょうかきかん》。だけど、食べた物だけではなく、胃《い》自身をとかしちゃうというざんねんなことが起こるなんて、信《しん》じられる？　胃《い》の内側《うちがわ》のでこぼこした胃壁《いへき》からは、強力な酸《さん》をふくむ胃液《いえき》が出る。そのおかげで、食べた物がドロドロにとかされ吸収《きゅうしゅう》しやすくなる。でも、胃《い》そのものはふつう、胃液《いえき》ではとけることはない。これにはもちろん、理由がある。

じつは、胃壁《いへき》からは、胃液以外《いえきいがい》にも粘液《ねんえき》が出ている。これが、胃《い》の内側《うちがわ》にまんべんなく膜《まく》をつくって、おおっているんだ。粘液《ねんえき》はネバネバしているから、あっさり流れおちてしまうこともない。また、粘液《ねんえき》には、胃液《いえき》の酸《さん》を中和させる成分《せいぶん》がある。このおかげで、胃《い》をとかさずに、食べた物だけをとかすことができるというわけ。

ところが、食べすぎやストレスなどで胃《い》の調子が悪くなると、胃液《いえき》と粘液《ねんえき》のバランスがくずれてしまうことがある。こうなると、粘液《ねんえき》が出にくくなったり、胃液《いえき》が出すぎたり、ついには胃《い》自身が胃液《いえき》でとかされてしまう。ひどいときには、胃《い》にあながあくこともあるんだ！　粘液《ねんえき》の防御《ぼうぎょ》もカンペキとはいかないのだ。

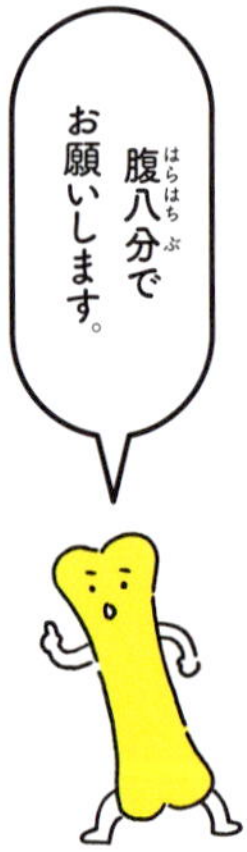
腹八分《はらはちぶ》でお願いします。

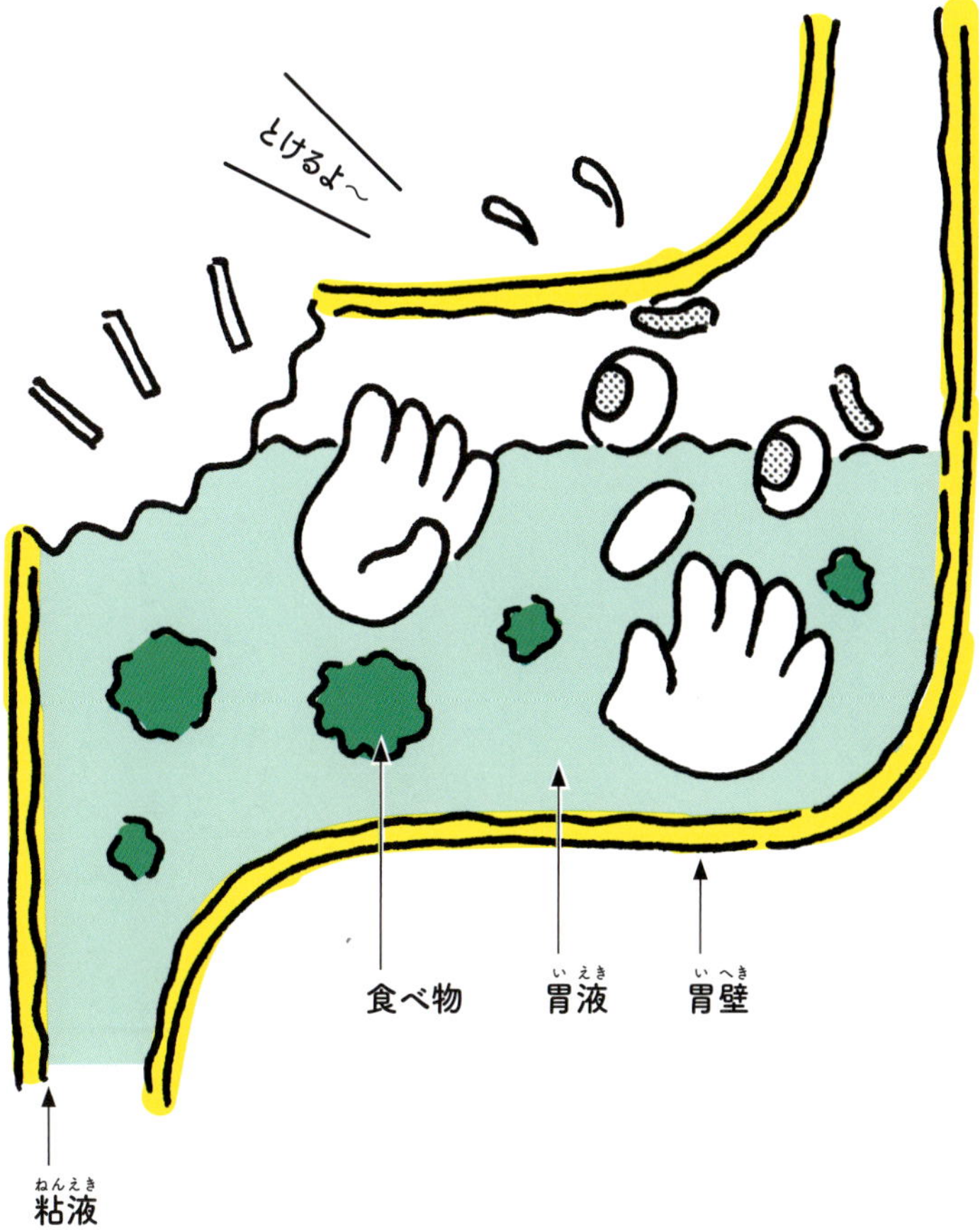

胃《い》は熱《あつ》さをほとんど感じない！

熱《あつ》い物でも、のどを過《す》ぎてしまえば、そこから先は熱《あつ》くないよね。これは、のどから先にある食道や胃《い》には、熱《あつ》さを感じる神経《しんけい》がほとんどないからなんだ。まさに「のどもと過《す》ぎれば熱《あつ》さわすれる」ということわざのごとし。ただし、感じないだけで、あまり熱《あつ》い物だと胃《い》もやけどをしてしまうよ。

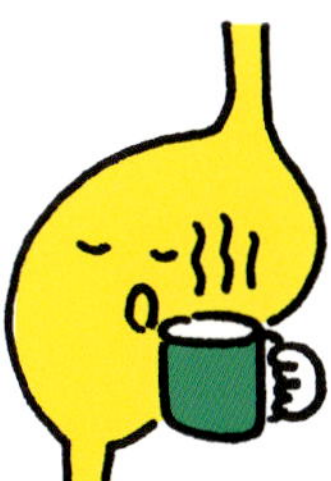

胃《い》がなくても小腸《しょうちょう》が代われる。しかし病気になりやすい

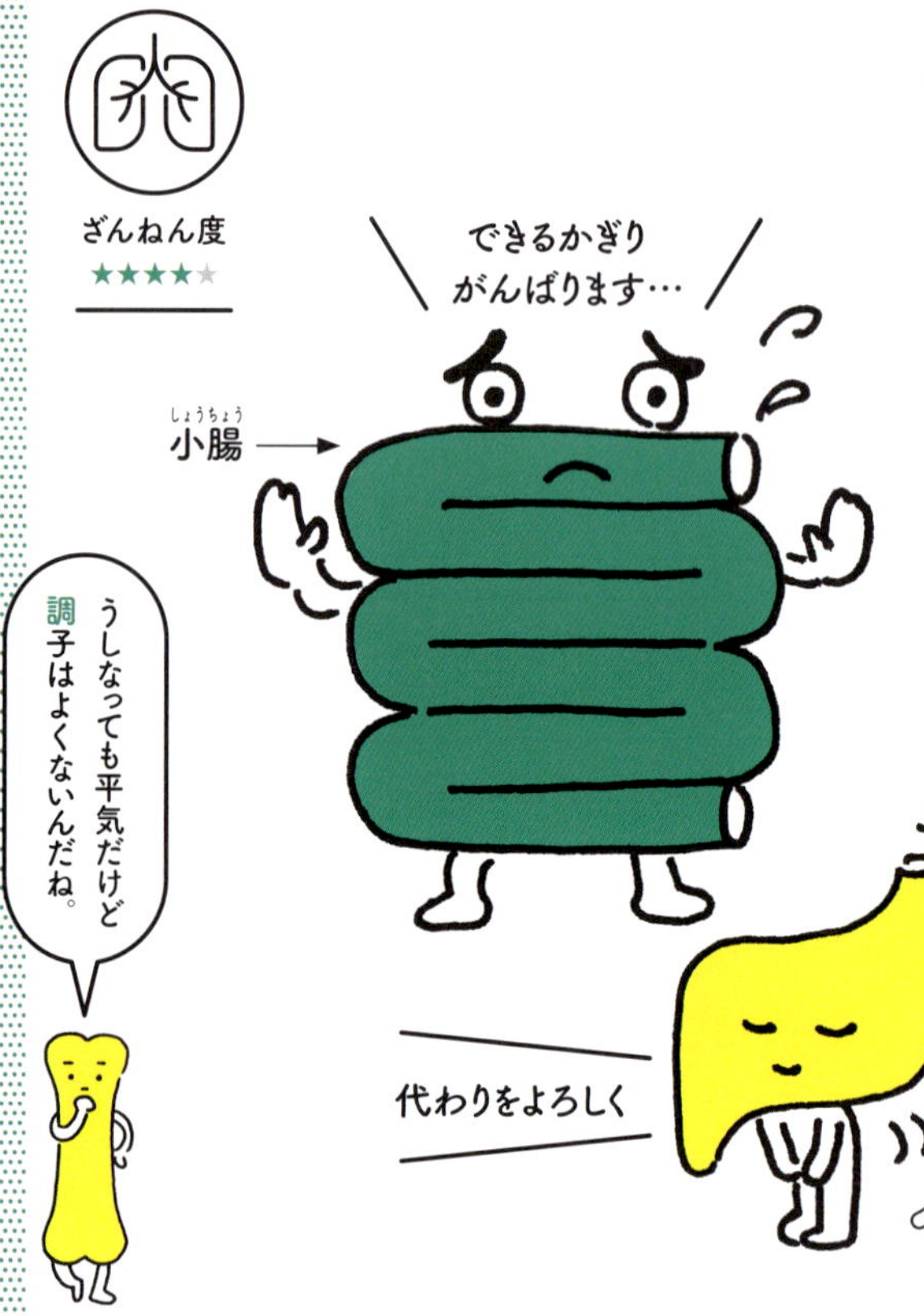

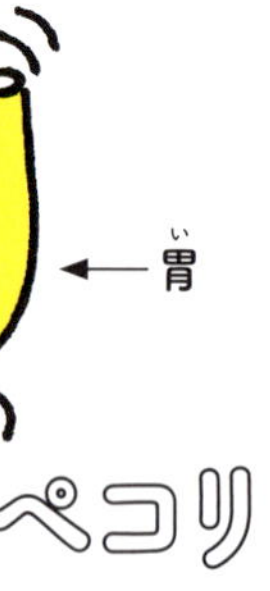

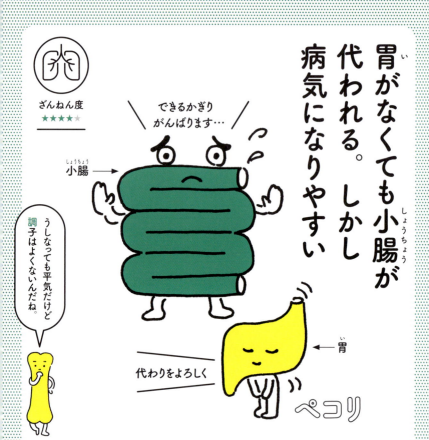

病気で胃《い》を全部とってしまった、なんて人の話を聞いたことはないかな？　胃《い》がなければ、もう食べ物を食べられなくなっちゃうと思ってしまうかもね。

でも、人間の体はうまくできていて、胃《い》がなくてもその先にある小腸《しょうちょう》が代わりをつとめてくれるようになるんだ。ただし、小腸《しょうちょう》は胃液《いえき》を出すことはできないので、これまでどおりに何でも好《す》きなものを食べられるわけじゃない。また、消化不良《しょうかふりょう》なども起こしやすくなる。その結果《けっか》、病気になりやすくなることも。

ほかの臓器《ぞうき》でも同じことがいえ、肺《はい》や腎臓《じんぞう》は2個《こ》あるけど、1個《こ》でも、日常生活《じょうせいかつ》を送ることはできる。でも、やはり2個《こ》あるときよりは、健康《けんこう》をそこねやすくなってしまうんだ。

大腸《だいちょう》は消化器官《しょうかきかん》だけど自力では消化できない

ざんねん度
★★★★☆

消化はまかせて～
細菌《さいきん》
大腸《だいちょう》

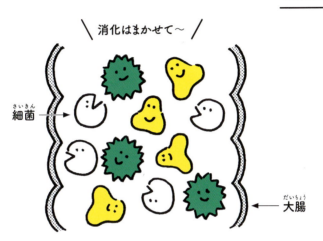

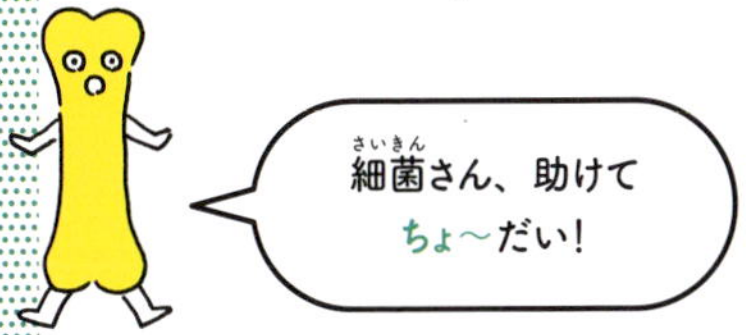
細菌《さいきん》さん、助けて
ちょ～だい！

食べ物は、十二指腸《じゅうにしちょう》や小腸《しょうちょう》、大腸《だいちょう》などの腸《ちょう》で消化されて細かくなり、栄養素《えいようそ》が体に吸収《きゅうしゅう》される。そのため、腸《ちょう》は消化器官《しょうかきかん》とよばれるけど、じつは大腸《だいちょう》は自分の力で食べ物を消化することができないんだ。

では、どうやって消化しているのかというと、それは大腸《だいちょう》の中にたくさんすむ細菌《さいきん》の力を借《か》りておこなわれる。細菌《さいきん》にはさまざまな種類《しゅるい》がいて、あるものは脂肪《しぼう》を吸収《きゅうしゅう》する、またあるものは肉を分解《ぶんかい》する、よぶんな水分を吸収《きゅうしゅう》するなど、いろいろな役割《やくわり》をはたしているんだ。そのおかげで、大腸《だいちょう》でも栄養《えいよう》を吸収《きゅうしゅう》できるんだよ。

ちなみに大腸《だいちょう》にすむ細菌《さいきん》の重さは、全部合わせるとだいたい1キロにもなるんだって！

ざんねん度
★★★★★

肝臓《かんぞう》はがまん強すぎて病気が発見されにくい

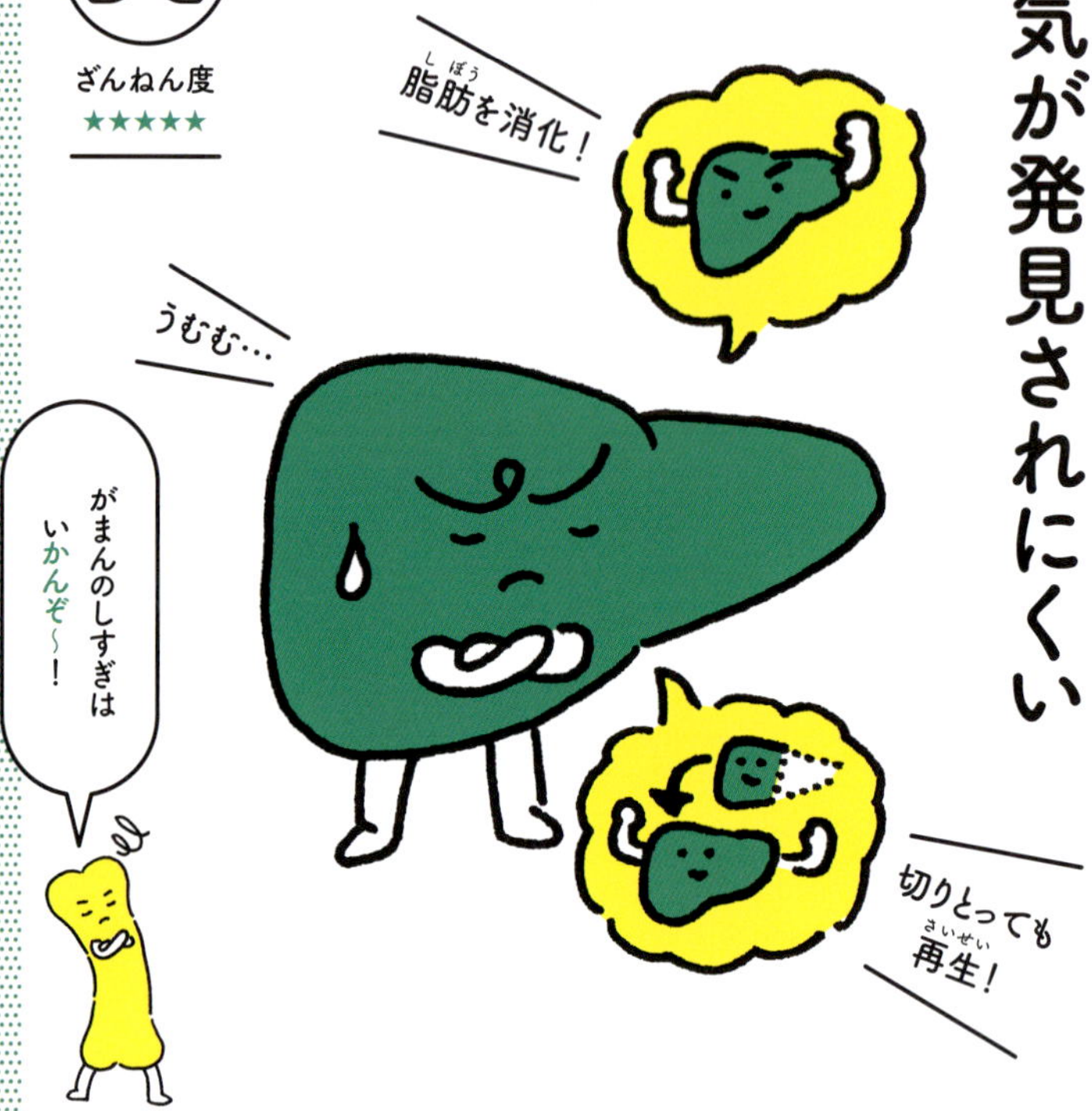
脂肪《しぼう》を消化！
うむむ…
がまんのしすぎはいかんぞ〜！
切りとっても再生《さいせい》！

おなかの右上にある肝臓《かんぞう》は「沈黙《ちんもく》の臓器《ぞうき》」ともよばれ、とってもがまん強い臓器《ぞうき》なんだ。だから病気になっても症状《しょうじょう》がなかなか出ないで、病気の発見がおくれることがある。

肝臓《かんぞう》は臓器《ぞうき》のなかでもっとも大きく、とても頼《たよ》りがいのあるはたらきをする。たとえば、脂肪《しぼう》を消化する胆汁《たんじゅう》という液体《えきたい》をつくったり、栄養素《えいようそ》を吸収《きゅうしゅう》しやすいような形に変《か》えたり、体にとって有害《ゆうがい》なものを中和したりと、多方面に大活躍《だいかつやく》しているのだ。重要《じゅうよう》な臓器《ぞうき》なので、病気ではたらきが悪くなると、命にかかわることもあって大変《たいへん》。

ただし、すごい再生能力《さいせいのうりょく》があり、肝《かん》臓《ぞう》の4分の3を切りとっても半年ほどで元どおりに再生《さいせい》しちゃう。がまん強すぎるのがたまにきずだけど、やっぱり頼《たよ》りになります！

背中《せなか》はけっこうどん感

ざんねん度
★★☆☆☆

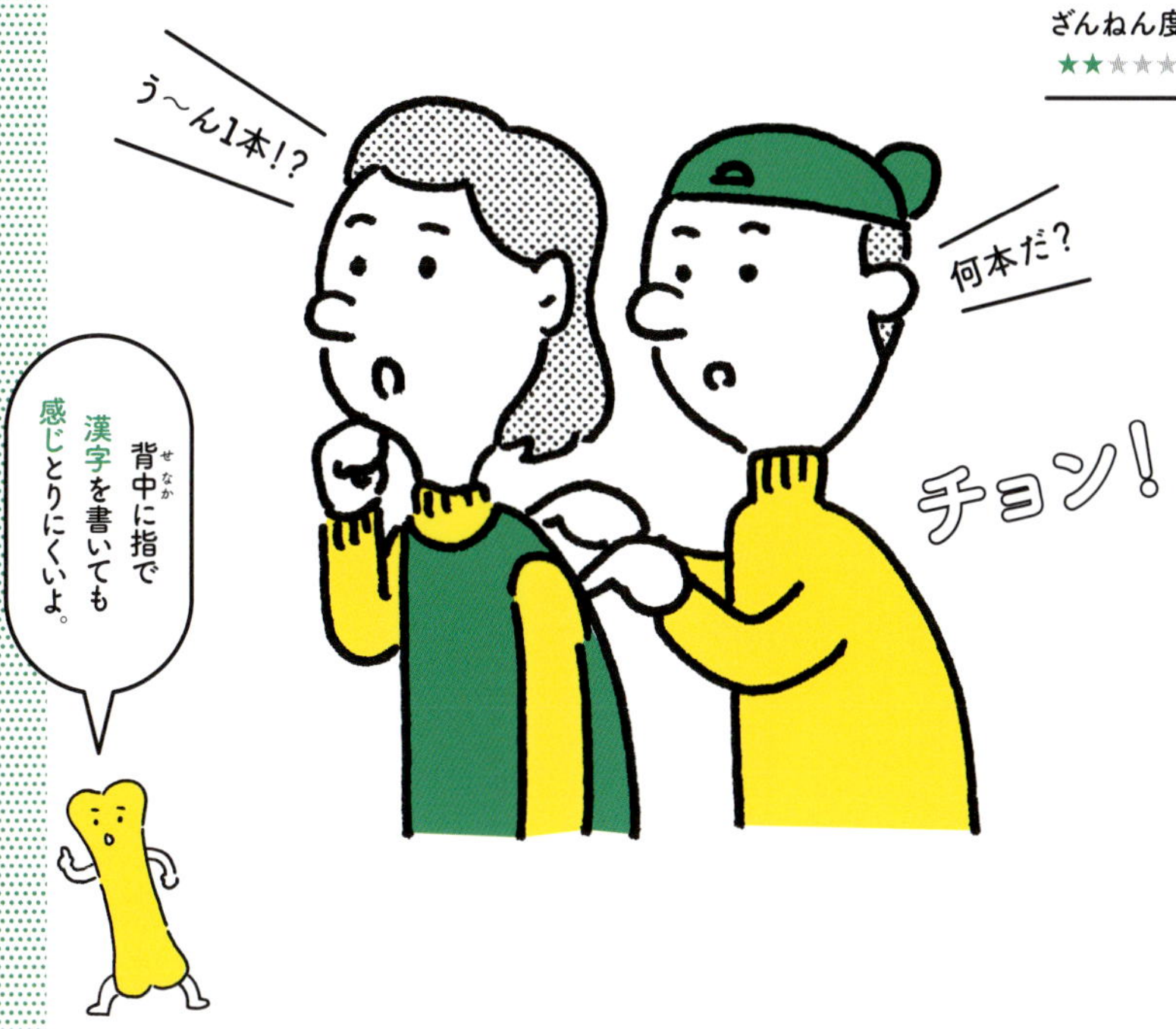
う〜ん1本!?
何本だ?
チョン!
背中《せなか》に指で漢字を書いても感じとりにくいよ。

指先に物がふれれば、すぐに気がつくよね。でも、背中《せなか》はけっこうどん感で、意外と感じにくいんだ。ちょっと実験《じっけん》してみよう。

友だちに、2本の指の間を3センチくらい開けて、2本同時にきみの背中《せなか》に軽くおし当ててもらおう。きみは1本の指でおされているように感じるはずだ。

今度は、2本の指の間を5ミリほど開けて、指の先に当ててもらおう。2本だと感じられるはずだ。

何かがふれる感覚《かんかく》を受けとるところを感覚点《かんかくてん》といって、その数が背中《せなか》は少なく、指先は多いんだ。これには理由がある。生きるうえで重要《じゅうよう》な場所ほど、けがや痛《いた》みを敏感《びんかん》に感じとれたほうがいいからだ。背中《せなか》はちょっとけがをしても大丈夫《だいじょうぶ》。だからどん感ってわけ。

「弁慶《べんけい》の泣《な》き所」をぶつけると、弁慶《べんけい》じゃなくても泣《な》く！

ざんねん度
★★★★☆

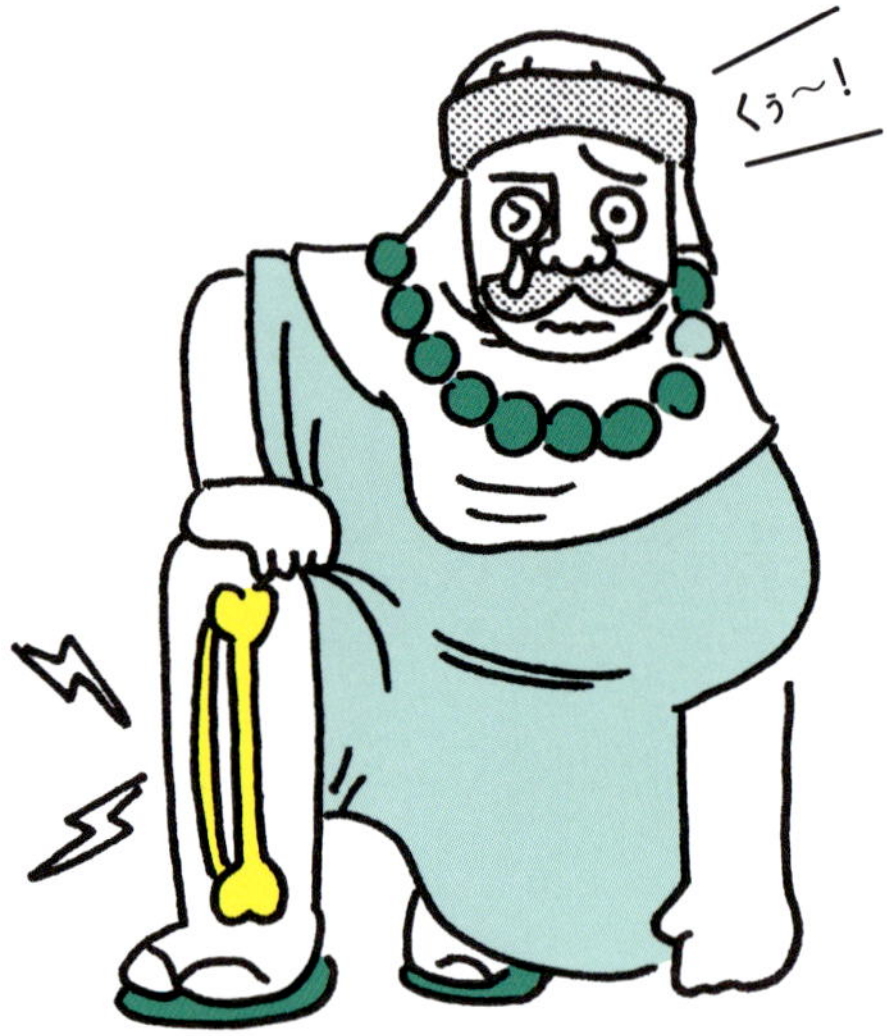

怪《かい》力《りき》でめちゃ強いお坊《ぼう》さんの弁慶《べんけい》でも、ぶつけたとき涙《なみだ》が出るほど痛《いた》いという場所が「弁慶《べんけい》の泣《な》き所」、つまり、すねだ。

きみも経験《けいけん》があるかもしれないけど、すねをぶつけると泣《な》けるほど痛《いた》い。なぜなら、腕《うで》や太ももとちがって、すねは筋肉《きんにく》や脂肪《しぼう》におおわれていないからだ。これは、いうなれば骨《ほね》がむきだしに近い状態《じょうたい》になっているようなもの。骨《ほね》じたいは痛《いた》みを感じないけど、骨《ほね》の表面は痛《いた》みを感じる神経《しんけい》がはりめぐらされた骨膜《こつまく》におおわれている。だから、ちょっとぶつけただけでも激《はげ》しい痛《いた》みを感じてしまうのだ。

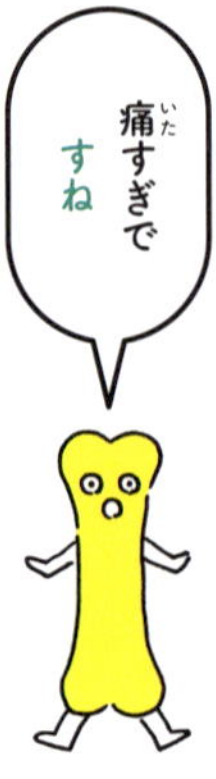

＼ひと休みコラム／

人間の体には“時計”がある

生活のリズムを決める体内時計

朝がくれば自然《しぜん》に目が覚《さ》め、お昼ごろにはおなかがすくし、夜になればねむくなるよね。まるで体の中に時計があるかのよう……そう、本当に人間の体の中には時計があるのだ。

それは体内時計といって、脳《のう》の視《し》交叉上核《こうさじょうかく》という部分にあるんだ。1日の生活リズムに合わせて、体の中にいろいろなホルモンという化学物《かがくぶっ》質《しつ》を出させているよ。起きる時間になれば、目を覚《さ》ますホルモンが出て、ねむる時間になればねむくなるホルモンが出る。

また、すべての臓器《ぞうき》にも体内時計がある。これらは視交叉上核《しこうさじょうかく》の体内時計からの指令《しれい》を受けて、はたらくのだ。

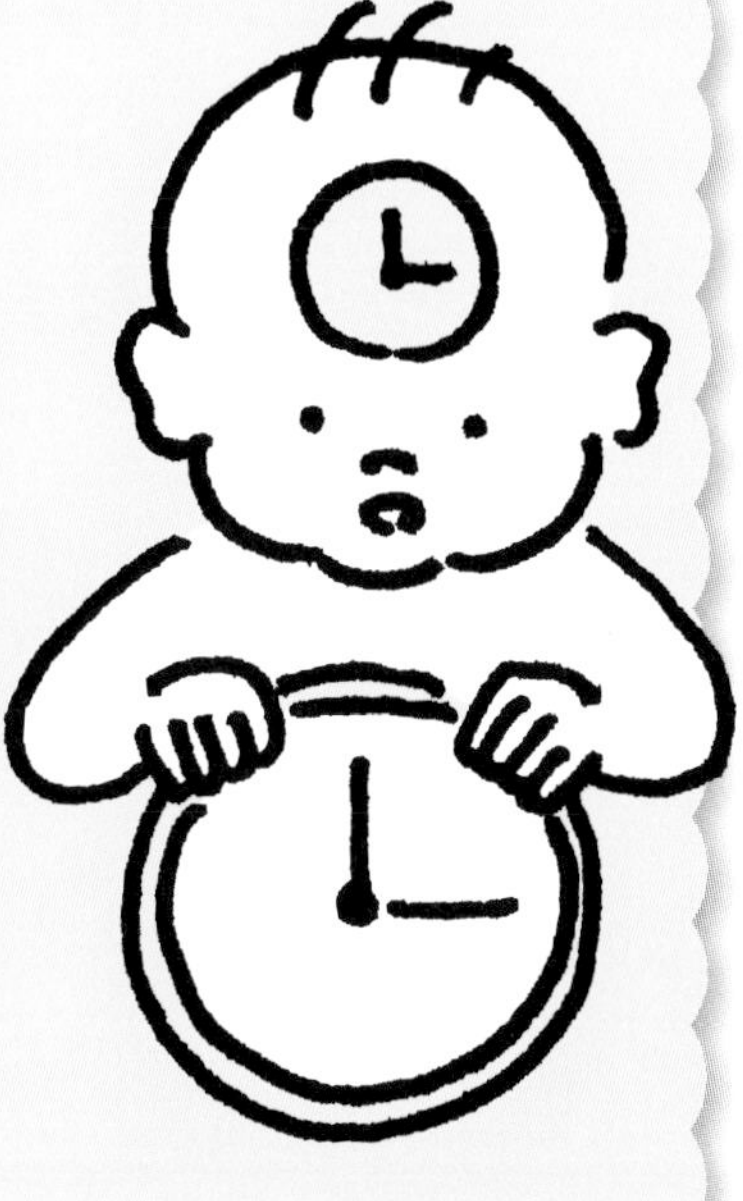

体内時計はズレている

ところで、体内時計にはふしぎなことがある。地球の1日は24時間だけど、体内時計は25時間サイクルで回っているのだ。つまり、1日1時間のズレが出るんだけど、朝日をあびると体内時計はリセットされるので、ズレが解消《かいしょう》できるんだ。

ちなみに火星の1日はおよそ25時間なので、人類《じんるい》の先祖《せんぞ》は火星から地球にやってきた……なんて想像《そうぞう》する人もいるんだよ。

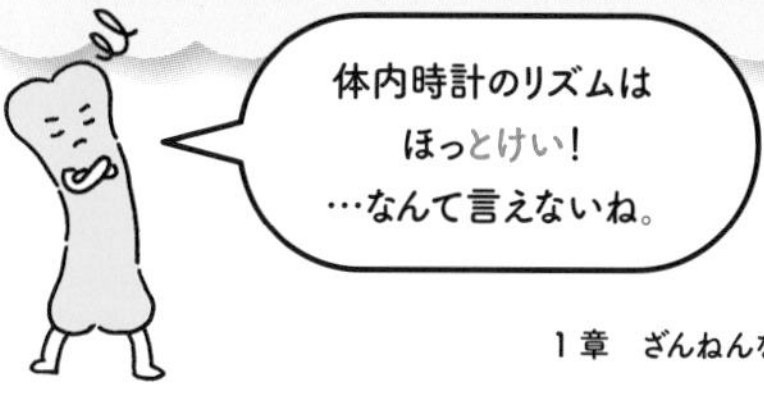
体内時計のリズムは
ほっとけい！
…なんて言えないね。

骨折《こっせつ》が治《なお》っても
骨《ほね》は強くならない！

ざんねん度
★★★☆☆

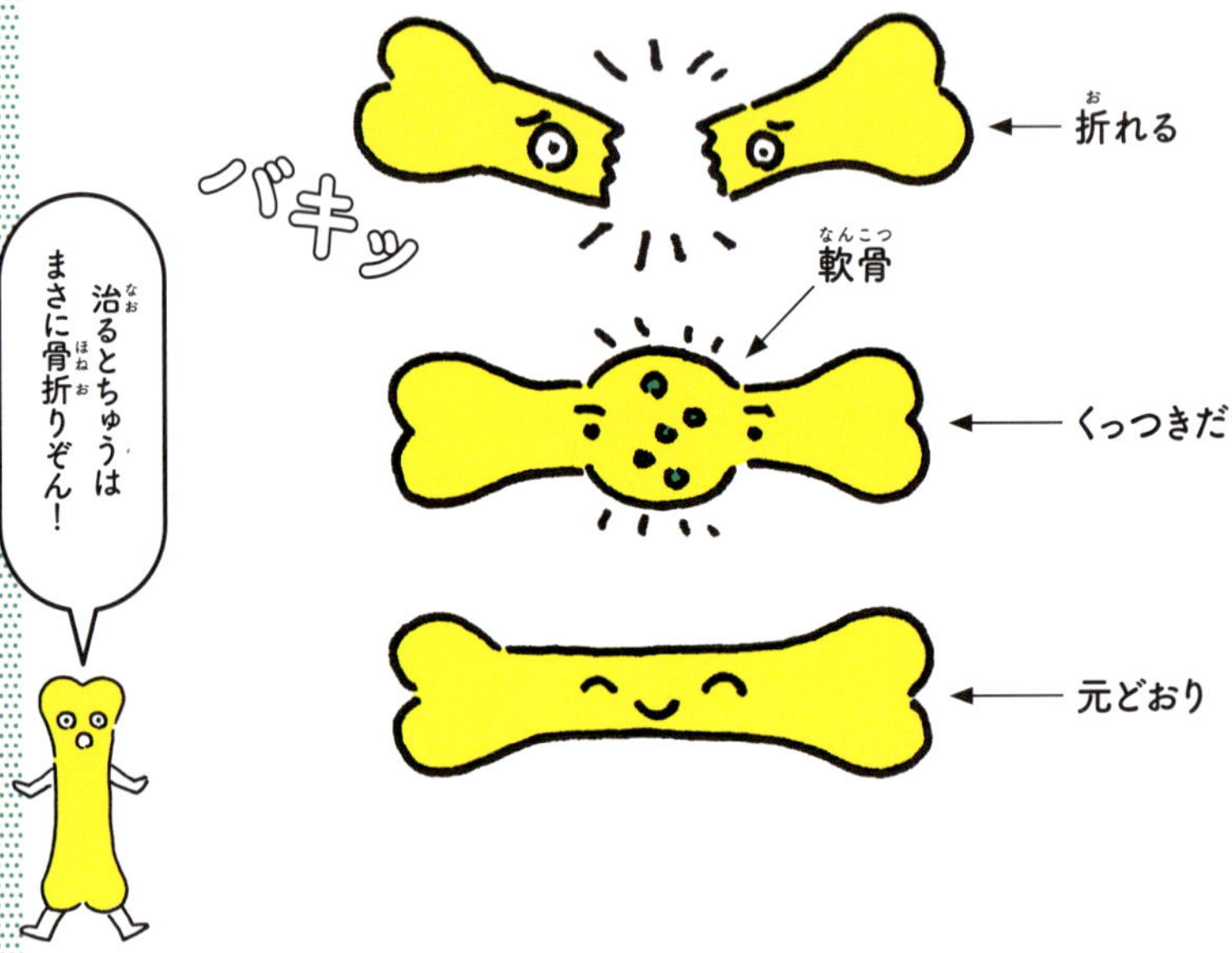

バキッ
折《お》れる
軟骨《なんこつ》
くっつきだす
元どおり
治《なお》るとちゅうは
まさに骨折《ほねお》りぞん！

転んだりして骨《ほね》がポキッと折《お》れても、きちんと固定《こてい》すれば、くっついて治《なお》る。このとき、骨《ほね》は折《お》れる前よりも強くなる。まるで、ダメージを受ければ受けるほど強くなるヒーローのようだ。骨折《こっせつ》して強くなるなら、痛《いた》かったつらさもむくわれるっていうもの……って思えるんだけど、それ、まちがい。

骨《ほね》が折《お》れると、その場所を治《なお》すために軟骨《なんこつ》ができて、折《お》れた骨《ほね》をくっつけていく。やがてそこに固《かた》い骨《ほね》ができて、元どおりの形と強さにもどる。このように治《なお》っていくなかで、折《お》れた場所が、元の骨《ほね》より一時的《いちじてき》に太くなるため、それが強くなったものとかんちがいされたのかも。しかし、太くなったときはまだ不完全《ふかんぜん》な骨《ほね》なので、強いどころか、むしろ弱い状態《じょうたい》なのだ。

目は左右べつべつには動かせない

ざんねん度
★☆☆☆☆

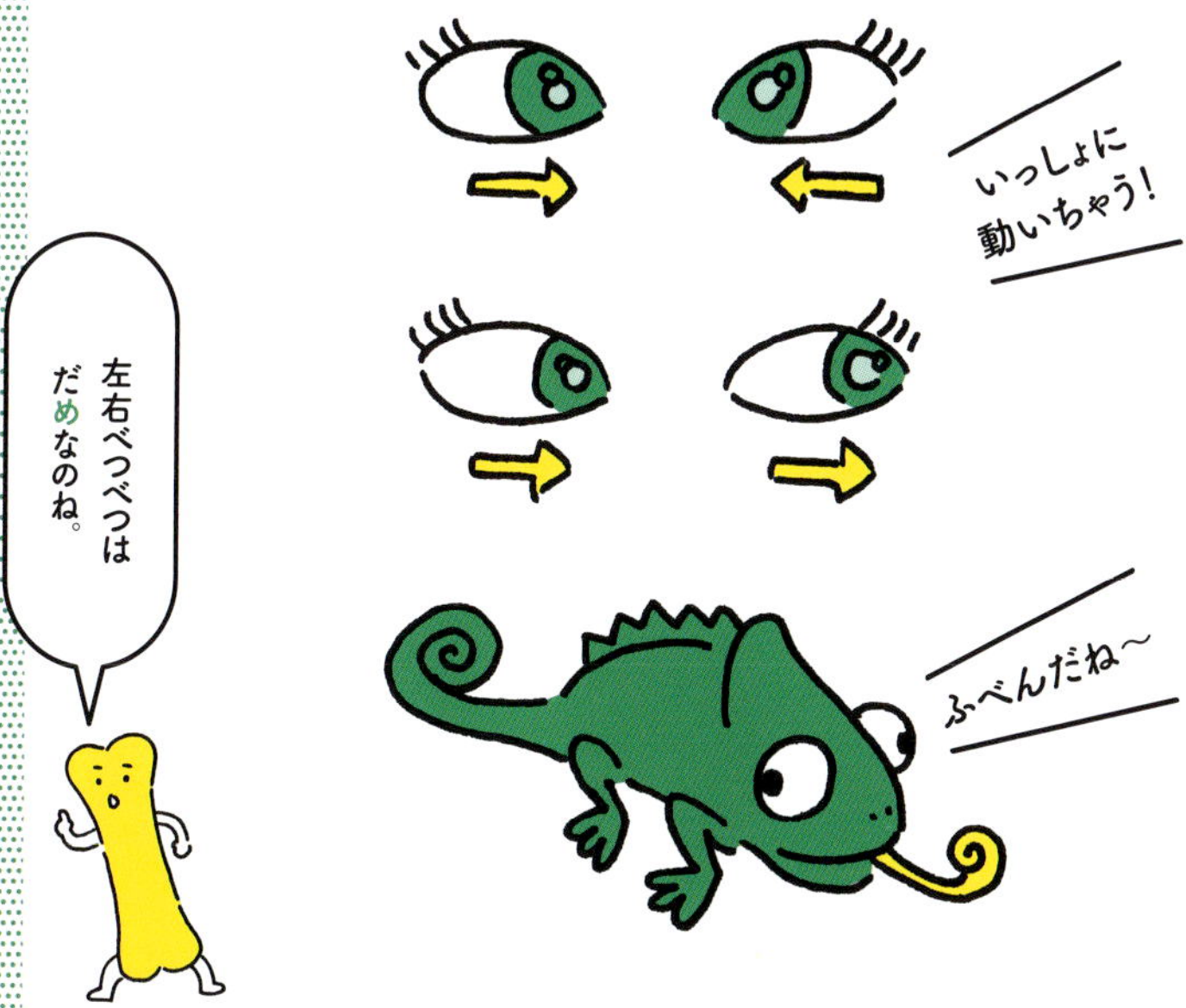
いっしょに動いちゃう！
ふべんだね〜
左右べつべつはだめなのね。

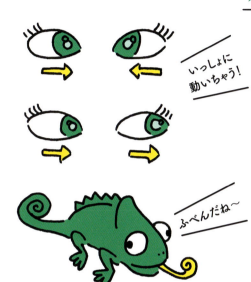

カメレオンは、えものをさがすとき、左右の目をべつべつの方向に動かすことができる。でも、人間はそんなことはできない。というのも、そもそも人間の左右の目は、いっしょの方向に動くようにできているからだ。右を見れば左右の目が右を向き、上を見れば左右の目が上を向く。

それなら、左右の目が中心による、より目はどうなのか？　右の目は左に、左の目は右に向くので、バラバラに動いているように思える。でも、これも同時に中心に向く、という意味ではいっしょに動いていることになるんだ。

もし、目を左右べつべつの方向に動かすことができたとしても、ピントを見るものに合わせられないから、はっきり見ることはできないよ。

男らしさの元になるホルモンが多いとハゲる！

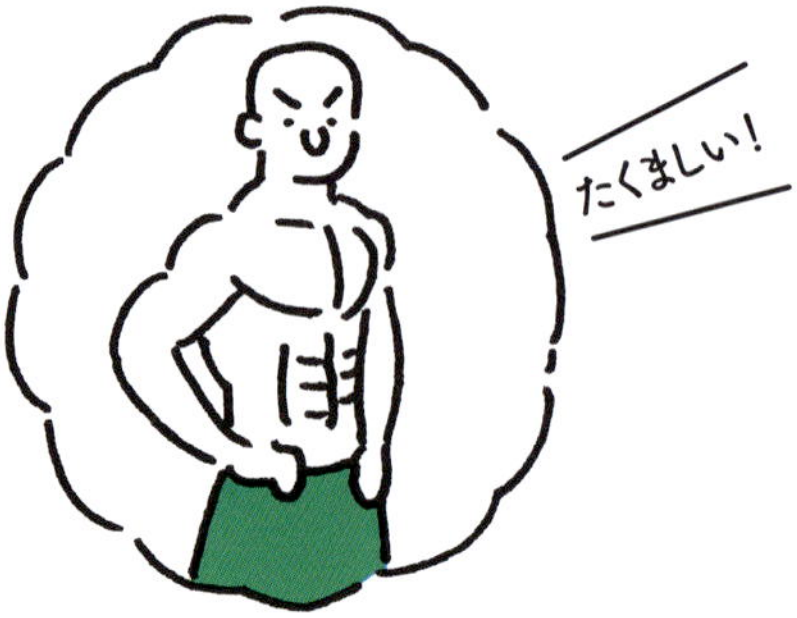
たくましい！

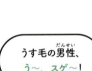

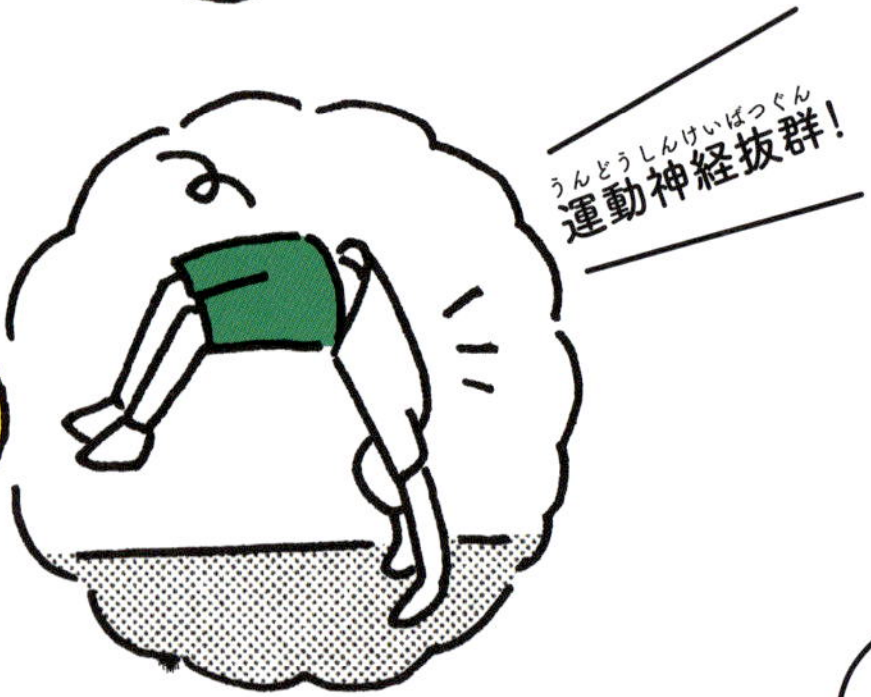
運動神経抜群《うんどうしんけいばつぐん》！

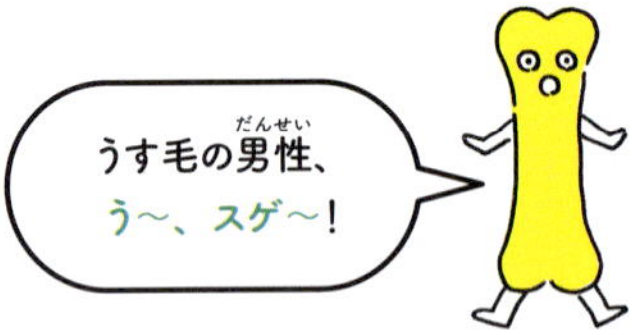
うす毛の男性《だんせい》、
う〜、スゲ〜！

体の中では、ホルモンという化学《かがく》物質《ぶっしつ》がつくられている。そのうち、男らしさの元になるテストステロンという男性《だんせい》ホルモンが多いと、なんと、ハゲやすくなる！

それはなぜかといえば、テストステロンの一部から脱毛《だつもう》ホルモンがつくられるからだ。テストステロンの量《りょう》が多ければ、そのぶん、脱毛《だつもう》ホルモンがつくられる量《りょう》がふえる確率《かくりつ》が上がるので、ハゲる確率《かくりつ》も高くなるんだよ。

「ハゲるのはいやだな〜、テストステロンなんてなければいいのに」なんて思っちゃうかな。でも、テストステロンは、男性《だんせい》にとって、とても重要《じゅうよう》なものなんだ。

テストステロンは、おもに男性《だんせい》の体の筋肉《きんにく》や精子《せいし》をつくったり、筋肉《きんにく》の成《せい》長《ちょう》にかかせないはたらきをする。男性《だんせい》

ざんねん度
★★★★★

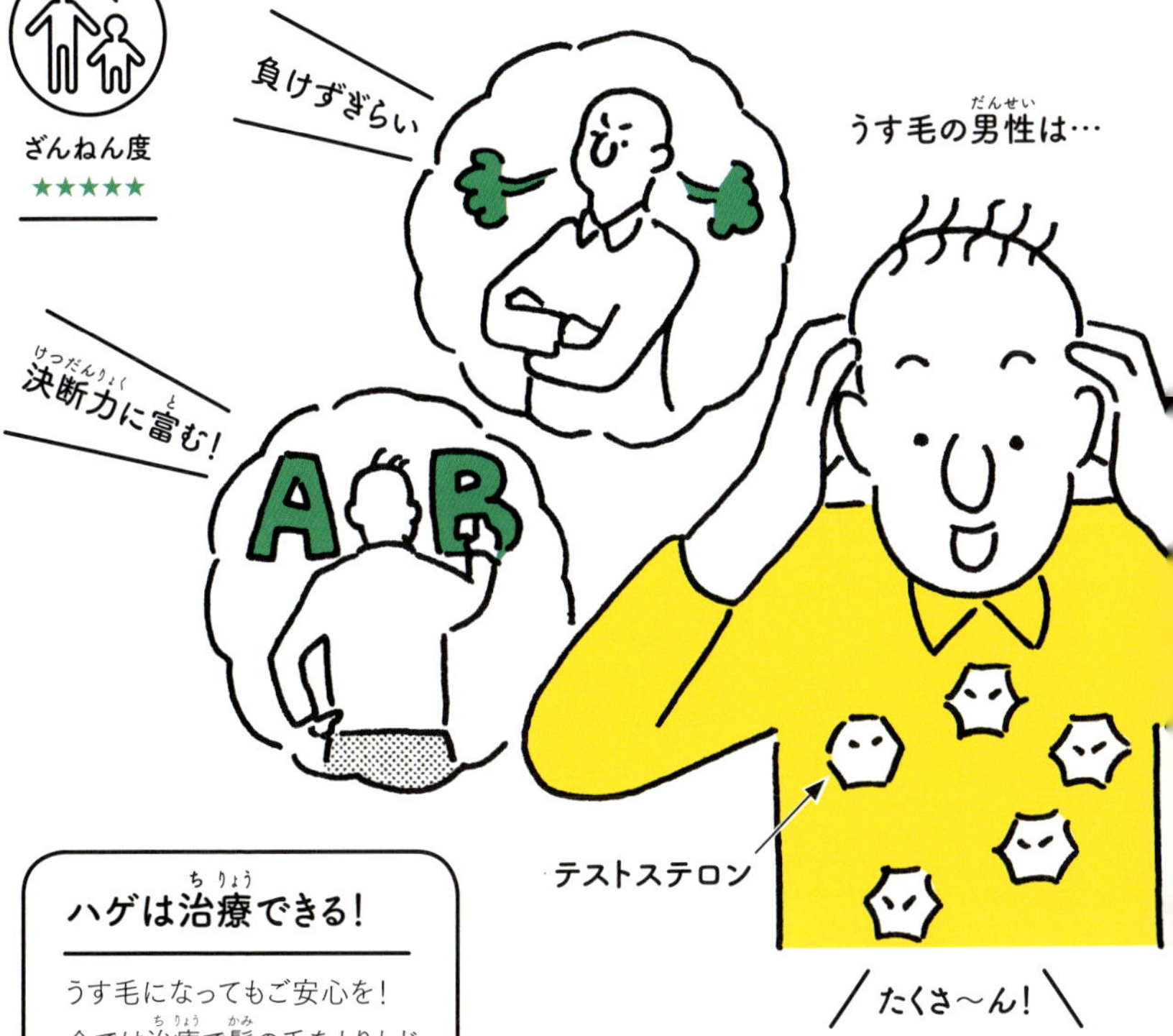
負けずぎらい
決断力《けつだんりょく》に富《と》む!
うす毛の男性《だんせい》は…
テストステロン
たくさ〜ん!

が女性《じょせい》よりもしっかりとした骨格《こっかく》や、たくましい筋肉質《きんにくしつ》な体形になりやすいのは、このホルモンのはたらきによるのだ。また、性格《せいかく》にも影響《えいきょう》をあたえる。テストステロンが多い男性《だんせい》は、決断力《けつだんりょく》や集中力があり、運動神経《うんどうしんけい》が高く、アグレッシブで負けずぎらいという傾向《けいこう》がある。じつは、ビジネスなどで成功《せいこう》している人の多くは、テストステロンの量《りょう》が多いというデータもあるんだ。

ハゲは治療《ちりょう》できる!

うす毛になってもご安心を！今では治療《ちりょう》で髪《かみ》の毛をとりもどすことができるんだ。たとえば、テストステロンが脱毛《だつもう》ホルモンに変《か》わるのを防《ふせ》ぐ薬がある。これは病院で診断《しんだん》を受ければ処《しょ》方《ほう》してもらえるよ。また、うすくなった部分に毛を移植《いしょく》する植毛などの方法もあるんだ。

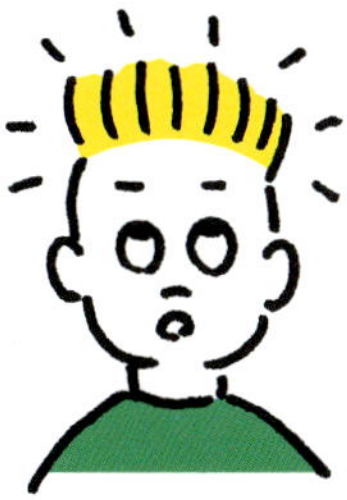

おならをがまんすると口から出ちゃうかも

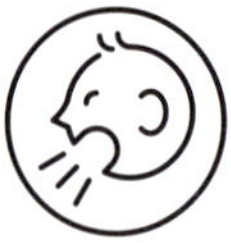

ざんねん度
★★★★☆

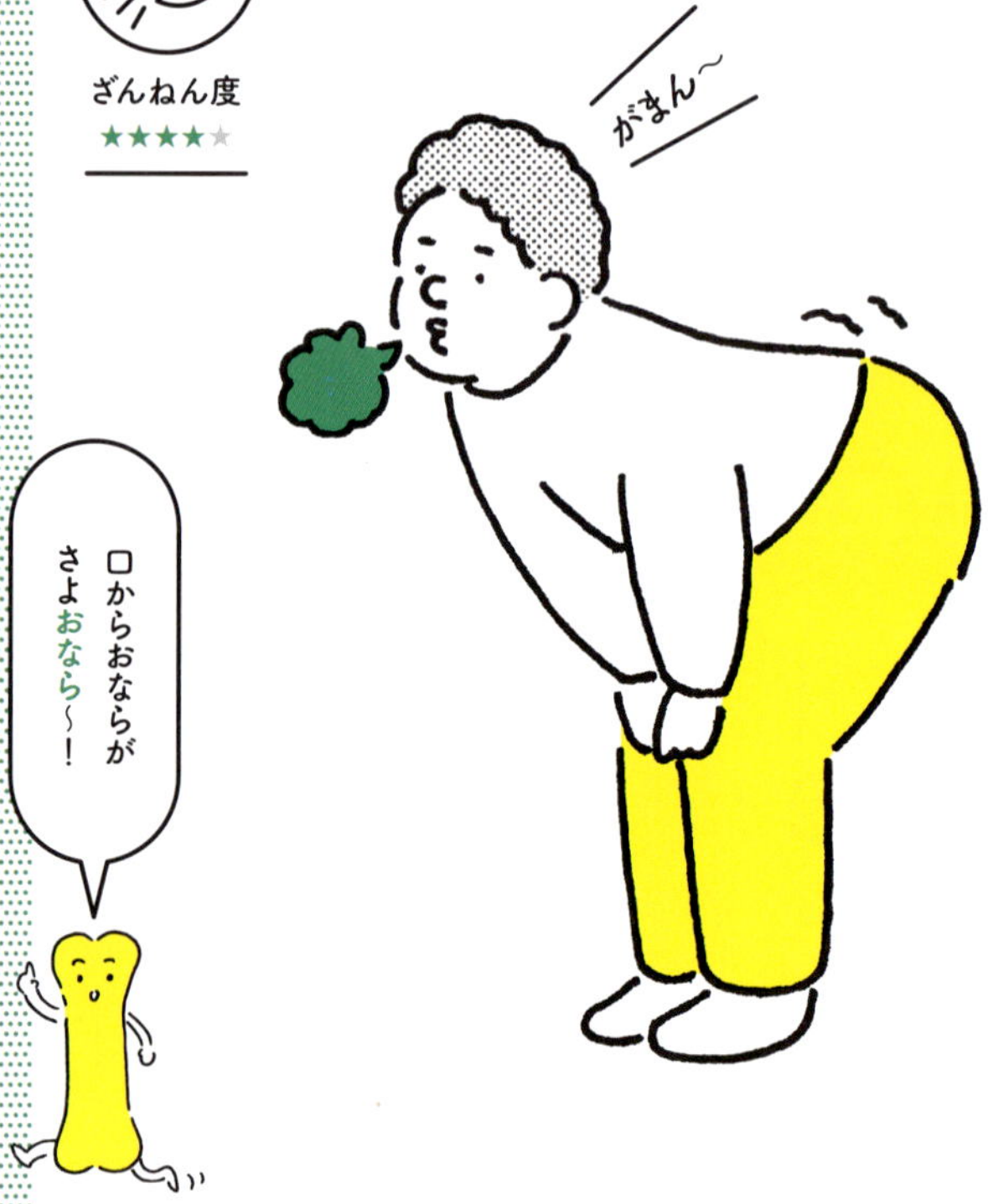
がまん～
口からおならがさよおなら～！

授《じゅ》業中《ぎょうちゅう》、急におならがしたくなった！　はずかしいから、いつもがまんがまん……、そのうちしたくなくなって、ホッとひと息。ところが、その〝ひと息〟がじつは、きみががまんしていたおならかもしれないぞ！

おならの正体は、食べ物といっしょに飲みこんだ空気や、腸内《ちょうない》の微生物《びせいぶつ》が食べ物を分解《ぶんかい》するときにつくるガスだ。これらがまざって、おしりのあなから出るんだ。

ところが、おならをがまんすると、体の中の血液《けつえき》にとりこまれてしまう。そして、一部のおならは、息を吸《す》ったりはいたりする肺《はい》から出ちゃうのだ。

ただおならが出るだけですめばいいけど、口もくさくなるし、おなかが痛《いた》くなったりするので、がまんしないでね。

飛行機《ひこうき》に乗ると おならがふえる！

ざんねん度 ★★★☆☆

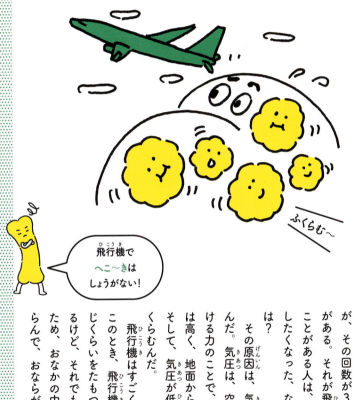

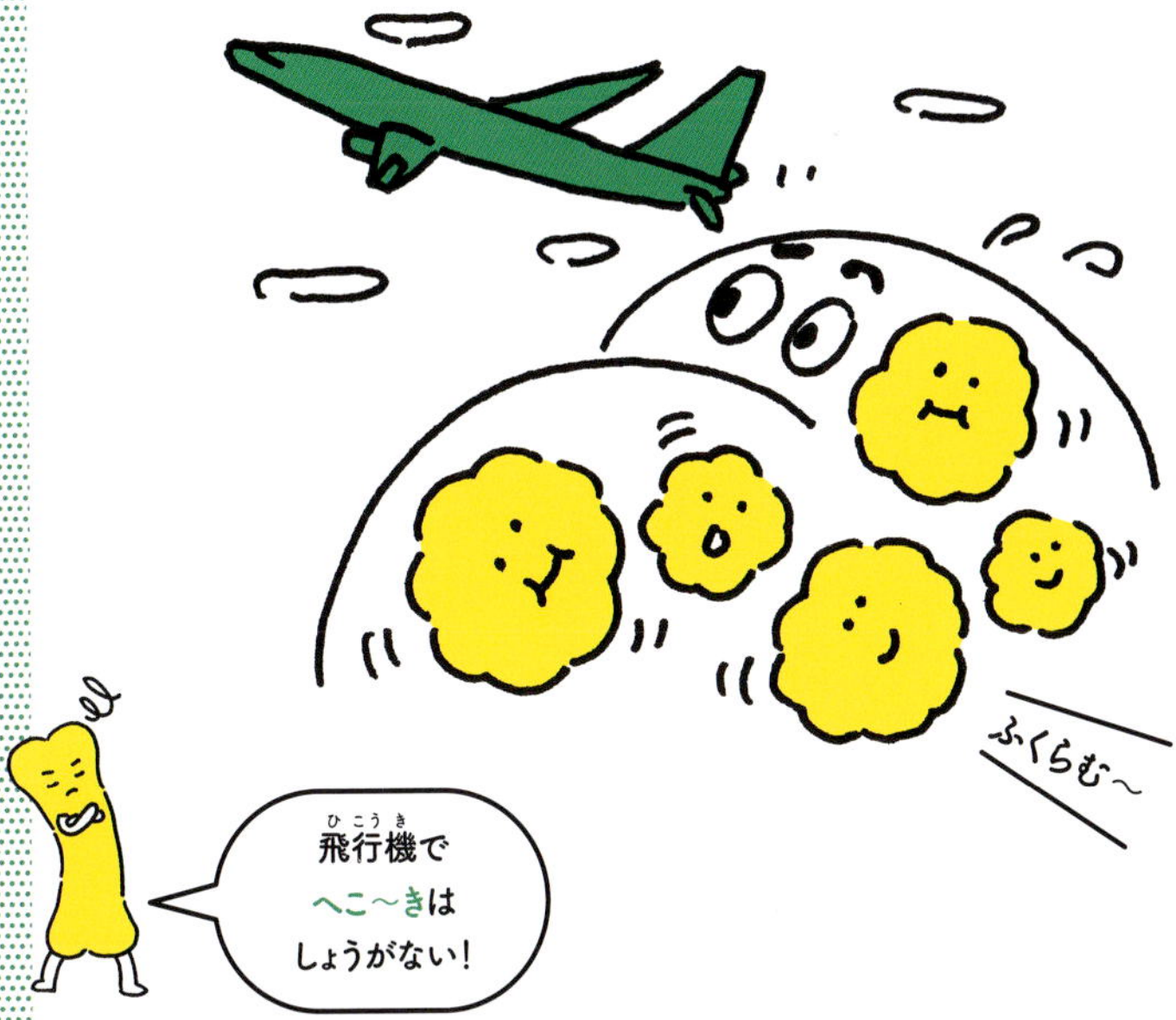
ふくらむ〜
飛行機《ひこうき》で へこ〜きは しょうがない！

ふだん、だれでも1日に5回くらいのおならをしている。ところが、その回数が3倍以上《いじょう》にふえる場所がある。それが飛行機《ひこうき》の中だ。乗ったことがある人は、いつもよりおならをしたくなった、なんて経験《けいけん》があるのでは？

その原因《げんいん》は、気圧《きあつ》のちがいのせいなんだ。気圧《きあつ》は、空気の重さでおさえつける力のことで、地面に近いほど気圧《きあつ》は高く、地面から遠いほど低くなる。そして、気圧《きあつ》が低《ひく》くなると、空気はふくらむんだ。

飛行機《ひこうき》はすごく高い所を飛《と》ぶよね。このとき、飛行機内《ひこうきない》の気圧《きあつ》は地上と同じくらいをたもつように調整《ちょうせい》されているけど、それでも少し低くなる。そのため、おなかの中の空気やガスがふくらんで、おならが出やすくなるんだ。

中年になると腹《はら》が出る

ざんねん度
★★★

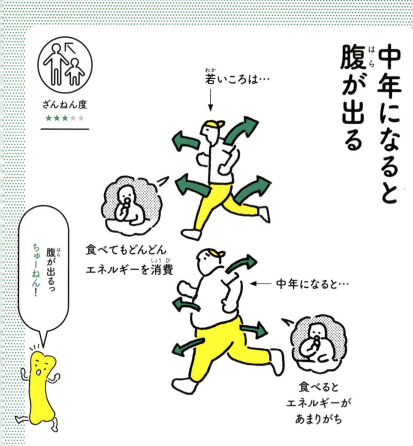

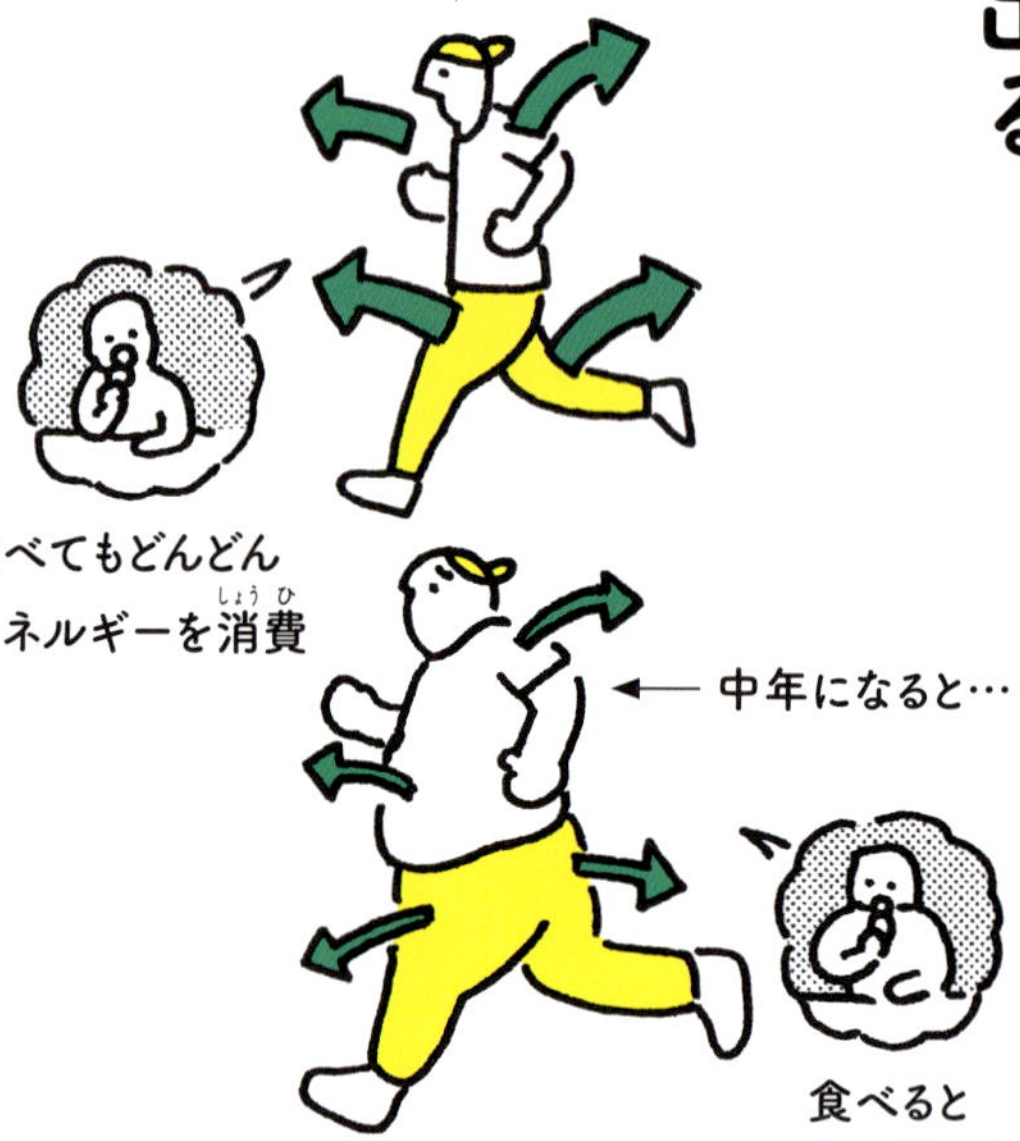
若《わか》いころは…
食べてもどんどんエネルギーを消費《しょうひ》
中年になると…
食べるとエネルギーがあまりがち

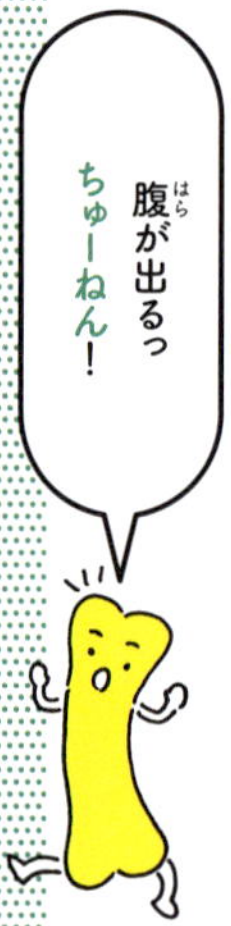
腹《はら》が出るっちゅーねん！

きみのお父さんやお母さん、最近《さいきん》、おなかがぽっこりしてきていないかな？ いわゆる中年太りだ。40代〜50代の中年は、たとえ若《わか》いころと同じように運動をしていたとしても太りやすくなるんだよ。

では、どうして太ってしまうのか……それは、体のエネルギーを使う量《りょう》が減《へ》ってくるからだ。

人間はふだん、じっとしているときでも、呼吸《こきゅう》をしたり体温をたもったりするために、おもに筋肉《きんにく》でエネルギーを使っている。しかし、中年になると自然《しぜん》に筋肉《きんにく》がおとろえ、使われるエネルギー量もグンと減《へ》ってしまう。それなのに、若《わか》いころと同じように飲み食いをしてしまうことが多いため、エネルギーがあまりがちになり、どんどん太ってしまうというわけ。

ねないと太る

ざんねん度
★★★☆☆

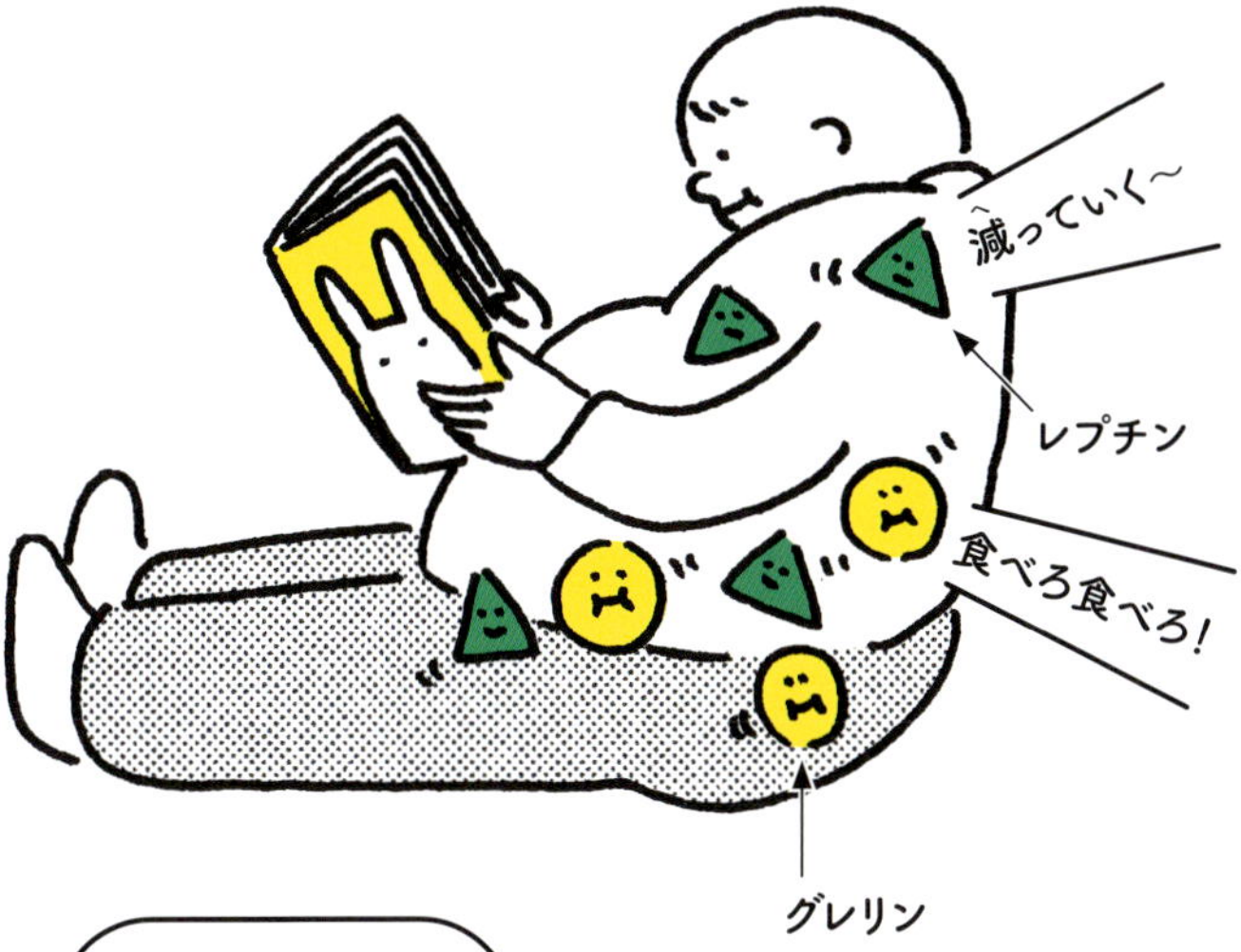
減《へ》っていく〜
レプチン
食べろ食べろ!
グレリン

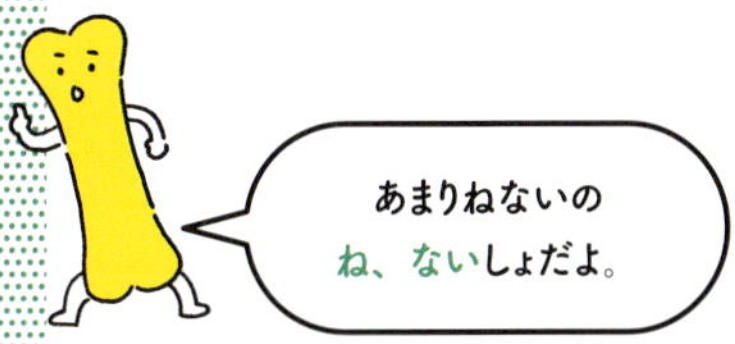
あまりねないの
ね、ないしょだよ。

一《ひと》晩中《ばんじゅう》起きている徹夜《てつや》などを続《つづ》けると、体もつかれるし、どんどんやせていきそうに思える。でも、実《じっ》際《さい》はぎゃく。体は太りやすくなってしまうのだ。

　ねないというのは、起きている時間が長いということ。すると、体は長時間活動するため必要《ひつよう》なエネルギーをたくわえようとする。そこで、食べたい気持ちをおさえるレプチンというホルモンが減《へ》り、食べたい気持ちを高めるグレリンというホルモンがふえる。その結果《けっか》、いつもよりいっぱい食べてしまいやすくなるのだ。

　ちなみに、これはきみたちも人ごとではない。ある研究によれば、1日6〜7時間しかねない子どもは、8時間以上《いじょう》ねている子どもより、2・5倍も太りやすいそうだ。

毎日10時間以上《いじょう》ねると死亡率《しぼうりつ》が高くなる

ざんねん度
★★★★★

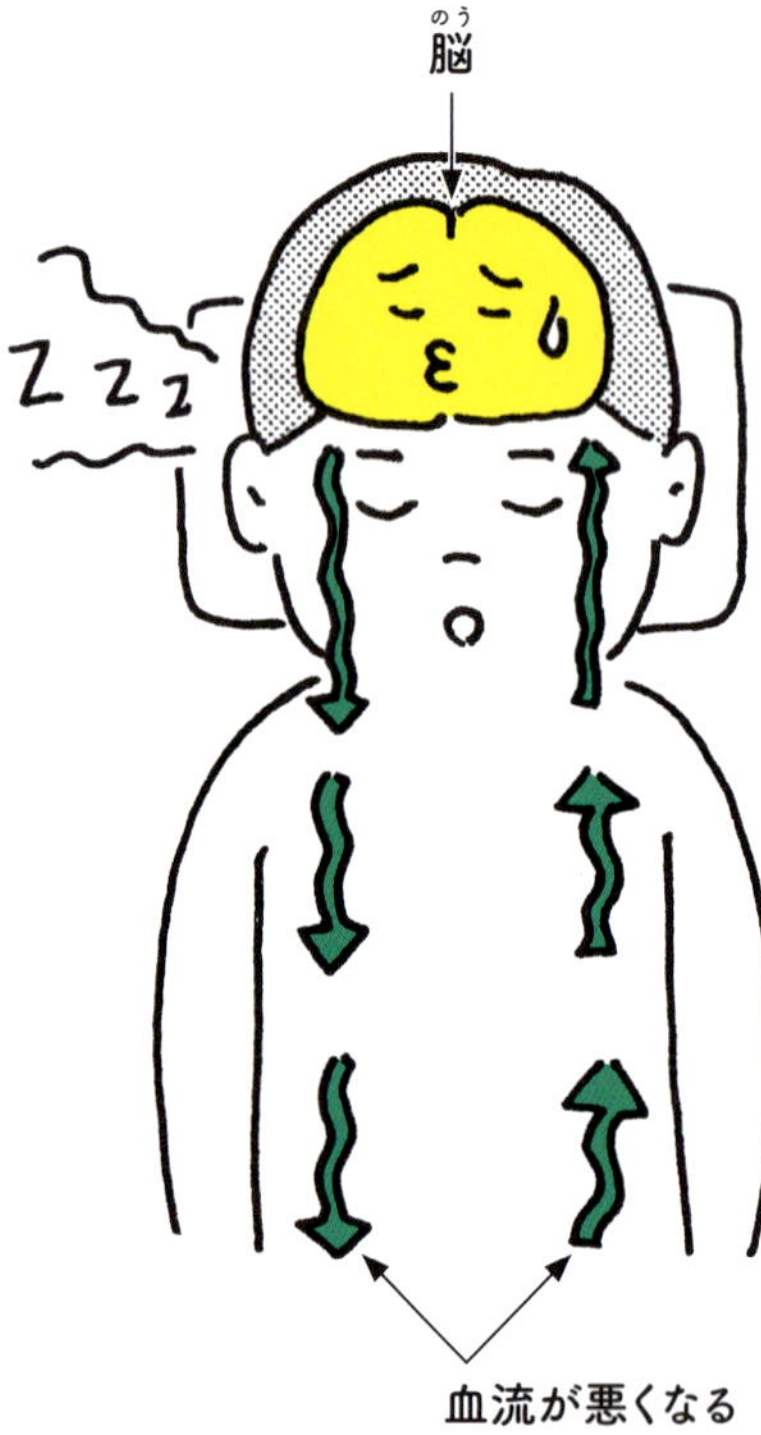
脳《のう》
血流が悪くなる

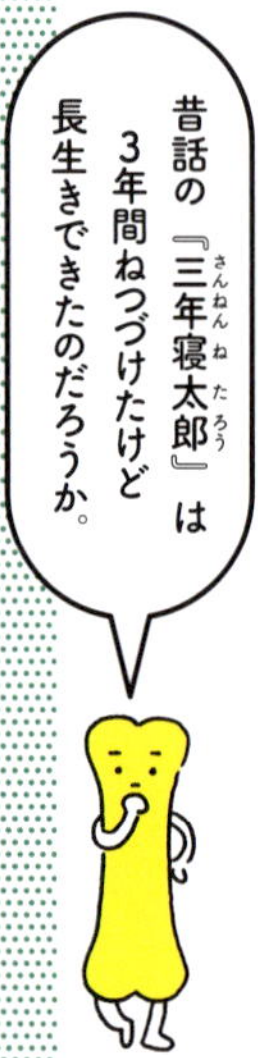
昔話の『三年寝太郎《さんねんねたろう》』は3年間ねつづけたけど長生きできたのだろうか。

寝《ね》不足《ぶそく》よりは、たっぷりねたほうが体にいい！　とはいえ、何ごともやりすぎはよくないように、10時間以上《いじょう》ねちゃうと、健康《けんこう》に悪いし死亡《しぼう》率《りつ》が上がってしまうのだ。

日本人の睡眠時間《すいみんじかん》の調査《ちょうさ》によれば、睡眠時間《すいみんじかん》が約《やく》7時間だと死亡率《しぼうりつ》はもっとも低《ひく》く、明らかに寝不足《ねぶそく》な4時間以《い》下《か》では死亡率《しぼうりつ》は1・6倍。ぎゃくに、寝《ね》すぎの10時間以上《いじょう》だと1・7〜1・9倍だった！

その理由としては、ねすぎると脳《のう》がつかれてしまうこと、長時間横になると体の血行が悪くなり、脳《のう》に十分な酸《さん》素《そ》と栄養《えいよう》がいかなくなること、そのため脳機能《のうきのう》が低下することなどが考えられているよ。ちなみに天才科学者アインシュタインは1日に10時間ねていたそう。個人差《こじんさ》はあるんだろうね。

毎日いすにすわる時間が長いと死亡率《しぼうりつ》が高くなる

ざんねん度
★★★★☆

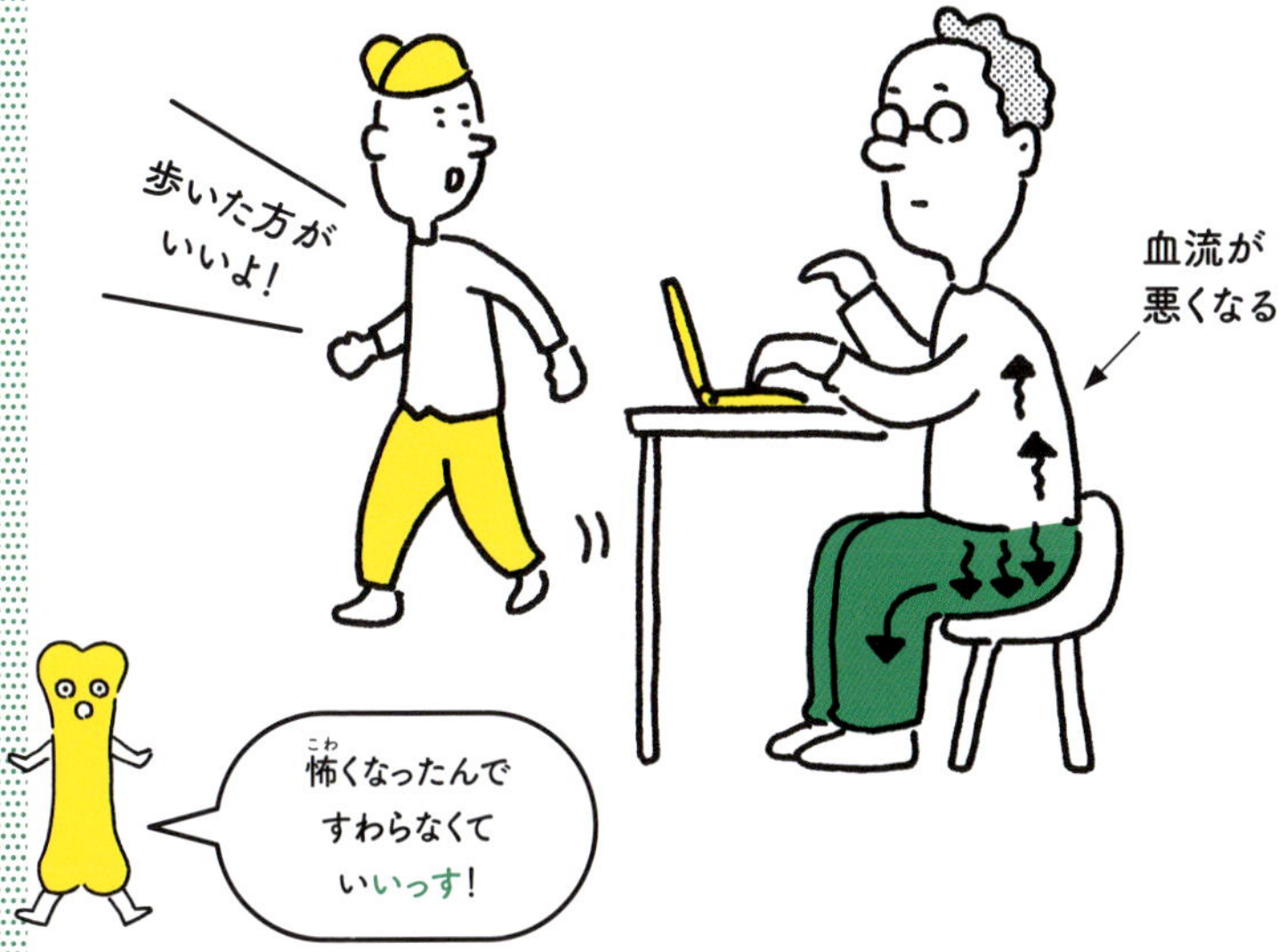
歩いた方がいいよ！
血流が悪くなる
怖《こわ》くなったんですわらなくていいっす！

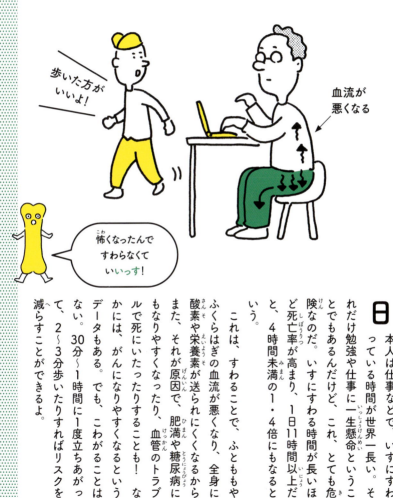

日本人は仕事などで、いすにすわっている時間が世界一長い。それだけ勉強や仕事に一生懸命《いっしょうけんめい》ということでもあるんだけど、これ、とても危《き》険《けん》なのだ。いすにすわる時間が長いほど死亡率《しぼうりつ》が高まり、1日11時間以上《いじょう》だと、4時間未満《みまん》の1・4倍にもなるという。

これは、すわることで、ふとももやふくらはぎの血流が悪くなり、全身に酸素《さんそ》や栄養素《えいようそ》が送られにくくなるから。また、それが原因《げんいん》で、肥満《ひまん》や糖尿病《とうにょうびょう》にもなりやすくなったり、血管《けっかん》のトラブルで死にいたったりすることも！なかには、がんになりやすくなるというデータもある。でも、こわがることはない。30分〜1時間に1度立ちあがって、2〜3分歩いたりすればリスクを減《へ》らすことができるよ。

ざんねん度
★★★★★

人間はいくら健康《けんこう》に気をつけても寿命《じゅみょう》には限界《げんかい》がある!

テレビなどで「人生100年時代」なんて言葉を聞くよね。これは、人間が100歳《さい》をこえて生きるようになれば、これまでの生き方を見なおす必要《ひつよう》があるということ。

ただ、日本は世界一長生きな国だけど、それでも男性《だんせい》は81歳《さい》、女性《じょせい》は87歳《さい》が寿命《じゅみょう》の平均《へいきん》。人生100年時代なんて大げさにも思えそうだけど……じつはもっと生きられる可能性《かのうせい》は十分あるのだ。

人間の体は、細胞《さいぼう》からできている。この細胞《さいぼう》が古くなるたびにわかれて、新しい細胞《さいぼう》がつくられ、入れかわることで健康《けんこう》に生きられる。その回数は一生の間でおよそ60回(120年)。それ以上《いじょう》は細胞《さいぼう》がわかれることはなくなってしまう。つまり、人間は理論上《りろんじょう》、120歳《さい》くらいまでは生きられるということなんだ。それを裏《うら》づけるように、これまで世界最長寿《せかいさいちょうじゅ》だった人が亡《な》くなったのは122歳《さい》だ。

今の平均寿命《へいきんじゅみょう》からすれば、120歳《さい》はかなり長い。そこまで生きられれば最高《さいこう》かもしれない。

でも、ぎゃくにいえば、人間は、どんなに病気やけがに気をつけて、健康《けんこう》的《てき》で規則《きそく》正しい生活を送っていても、120歳《さい》くらいしか生きることができないということでもあるのだ!

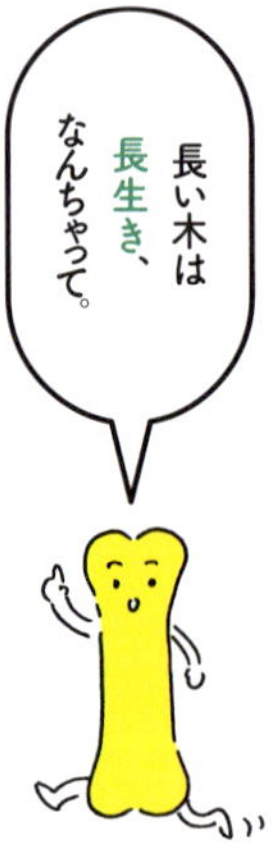
長い木は
長生き、
なんちゃって。

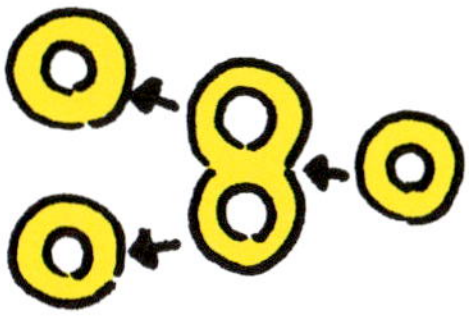

細胞分裂《さいぼうぶんれつ》およそ60回で120年！

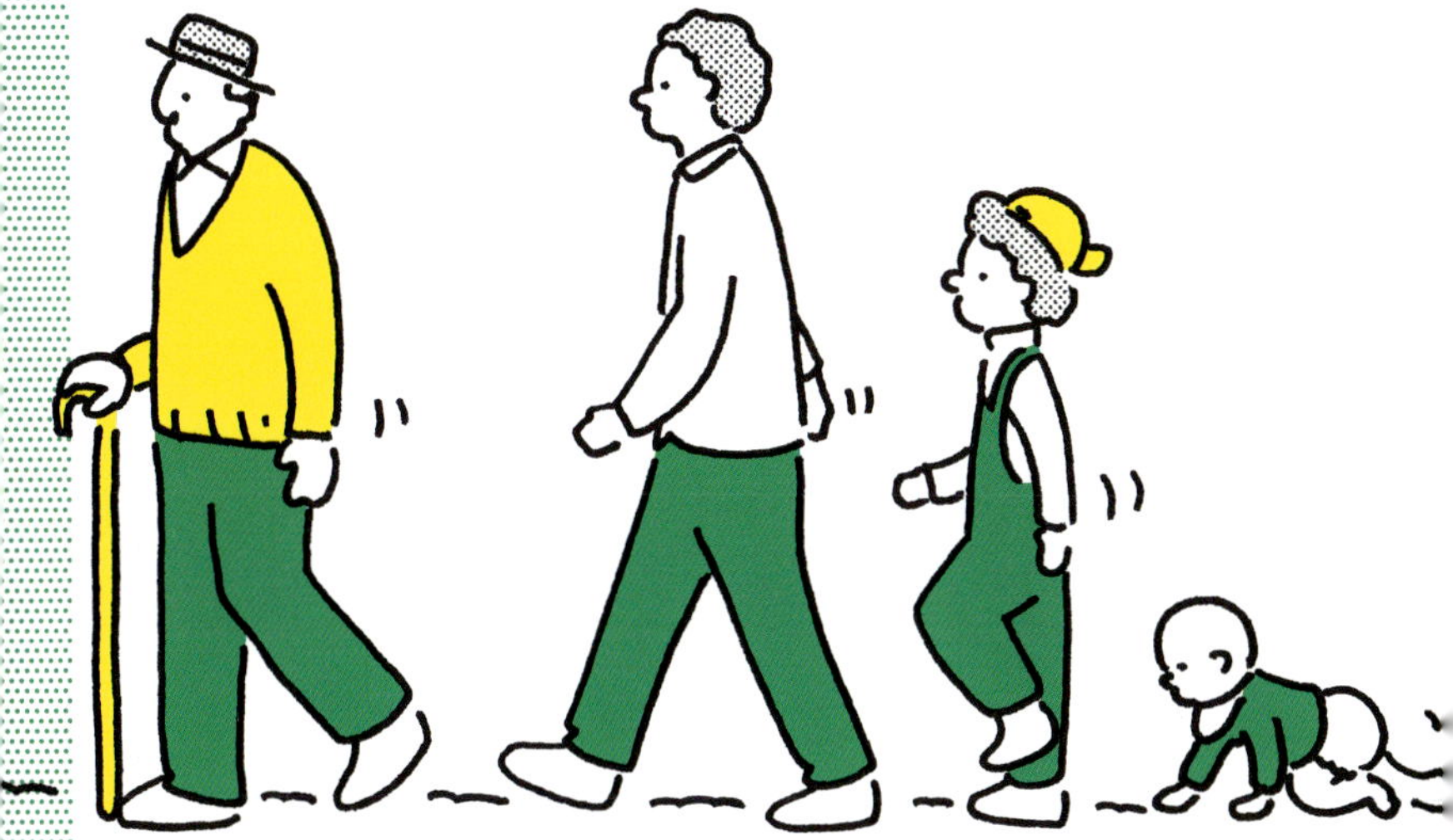

不老不死《ふろうふし》のクラゲがいる！

地球上には、なんと寿命《じゅみょう》がない……つまり不老不死《ふろうふし》ともいえる生き物もいる。それがベニクラゲというクラゲだ。ベニクラゲは卵《たまご》からかえり、大人《おとな》のクラゲになってあるていど年をとると、赤ちゃんのような状態《じょうたい》にもどり、再《ふたた》び成長《せいちょう》するんだ。ただし、ほかの生き物に食べられれば死ぬよ。

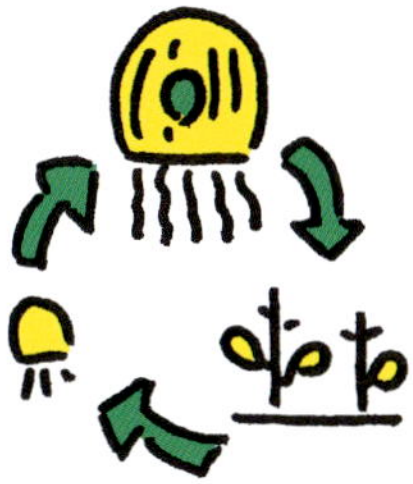

\ひと休みコラム /

人体のいろいろなナンバー1《ワン》！

身長ナンバー1《ワン》は272センチ

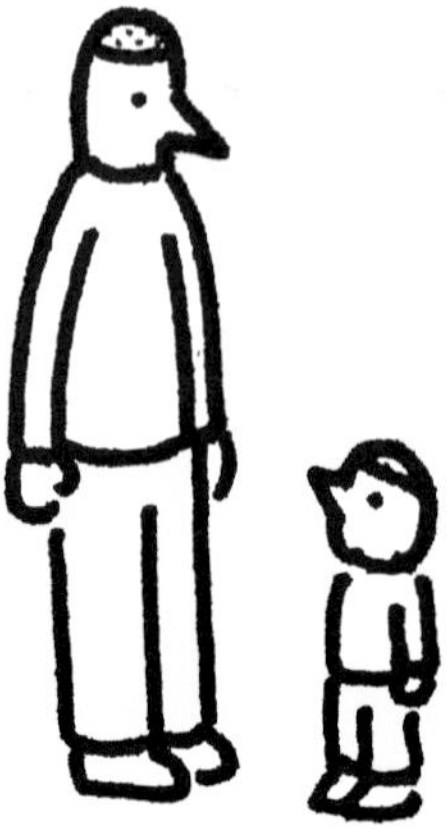

もっとも背《せ》が高かった人は、アメリカのロバート・ワドローで272センチ。ぎゃくにもっとも背《せ》が低《ひく》かった人は、ネパールのチャンドラ・バハドゥール・ダンギで54.6センチ。ちなみに世界の平均身長《へいきんしんちょう》は167センチ。

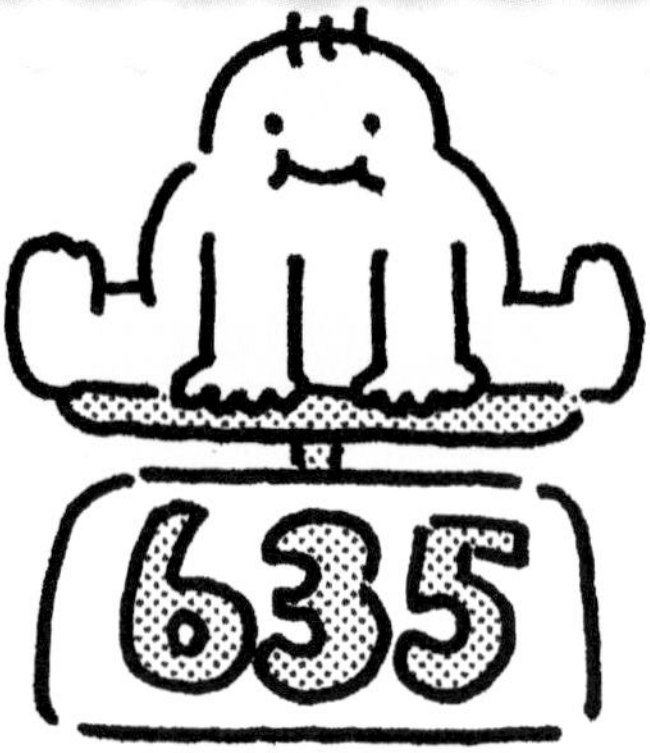

体重ナンバー1は635キロ

アメリカのジョン・ミノックが生前、一番重かったときは、なんと635キロもあった。今、生きている人でナンバー1《ワン》記録《きろく》はメキシコのフアン・ペドロで549.8キロだけど、現在《げんざい》は減量中《げんりょうちゅう》なんだって。

鼻の長さナンバー1は8.8センチ

世界一長い鼻の持ち主は、トルコのメフメット・オズレック。鼻すじから鼻の頭までの長さが、8.8センチだ。

舌《した》の長さナンバー1は10.1センチ

アメリカのニック・ストーベルの舌《した》は10.1センチ！　その長い舌《した》で、自分の鼻だけでなくあごまでなめることができるそうだ。

髪《かみ》の長さナンバー1《ワン》は562センチ

世界一長い髪《かみ》をもつのは、中国の女性《じょせい》シェ・チョウピンで562センチ。これは2004年に計測《けいそく》されたときの長さなので、今はもっとのびているかもしれない。

足の長さナンバー1《ワン》は132センチ以上《いじょう》

足の長さ（おしりの上からかかとまで）世界一の女性《じょせい》は、ロシアのエカテリーナ・リシナ。左が132.8センチ、右が132.2センチ。身長も205.16センチあるよ。

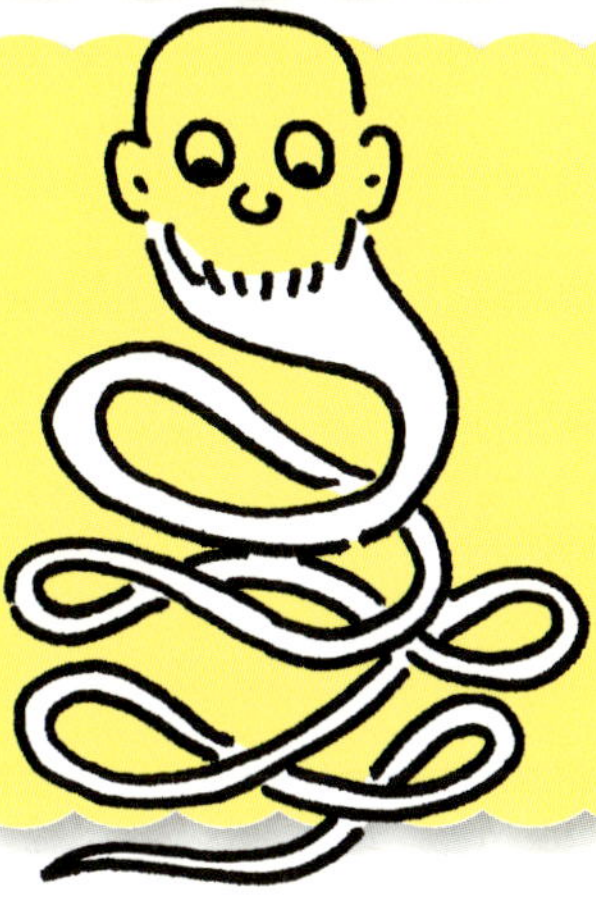

ひげの長さナンバー1《ワン》は550センチ

もっとも長くのばしたひげの記《き》録《ろく》は、インドのラム・シン・チャウハンで、およそ550センチ。10代のころから40年以上《いじょう》たった現在《げんざい》ものばしつづけているので、今後、記録《きろく》が更新《こうしん》されることもありそうだ。

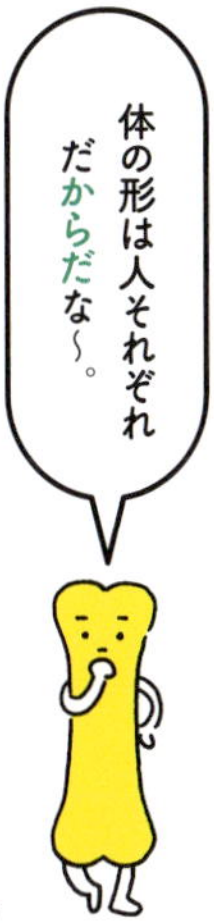
体の形は人それぞれ
だからだな〜。

つめの長さナンバー1は985センチ

両手指のつめをのばした長さの合計が一番長いのが、アメリカのメルビン・ブースで985センチ。かた手（左手）だけだと、インドのスリドハー・チラルが909.6センチを記録《きろく》。

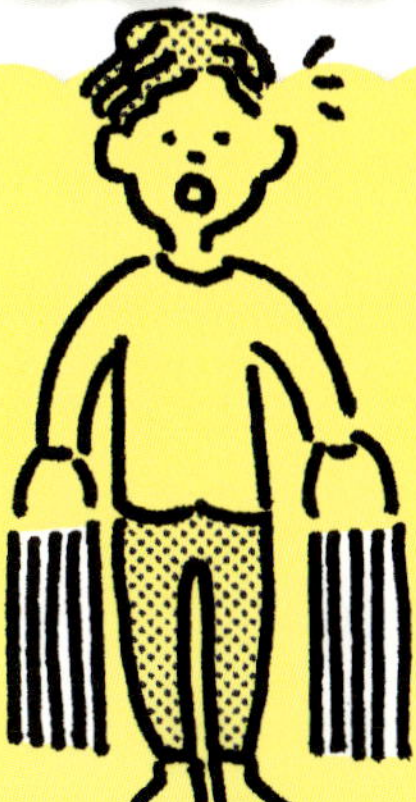

人間は食べた物がのどにつまりがち

ざんねん度 ★★★★☆

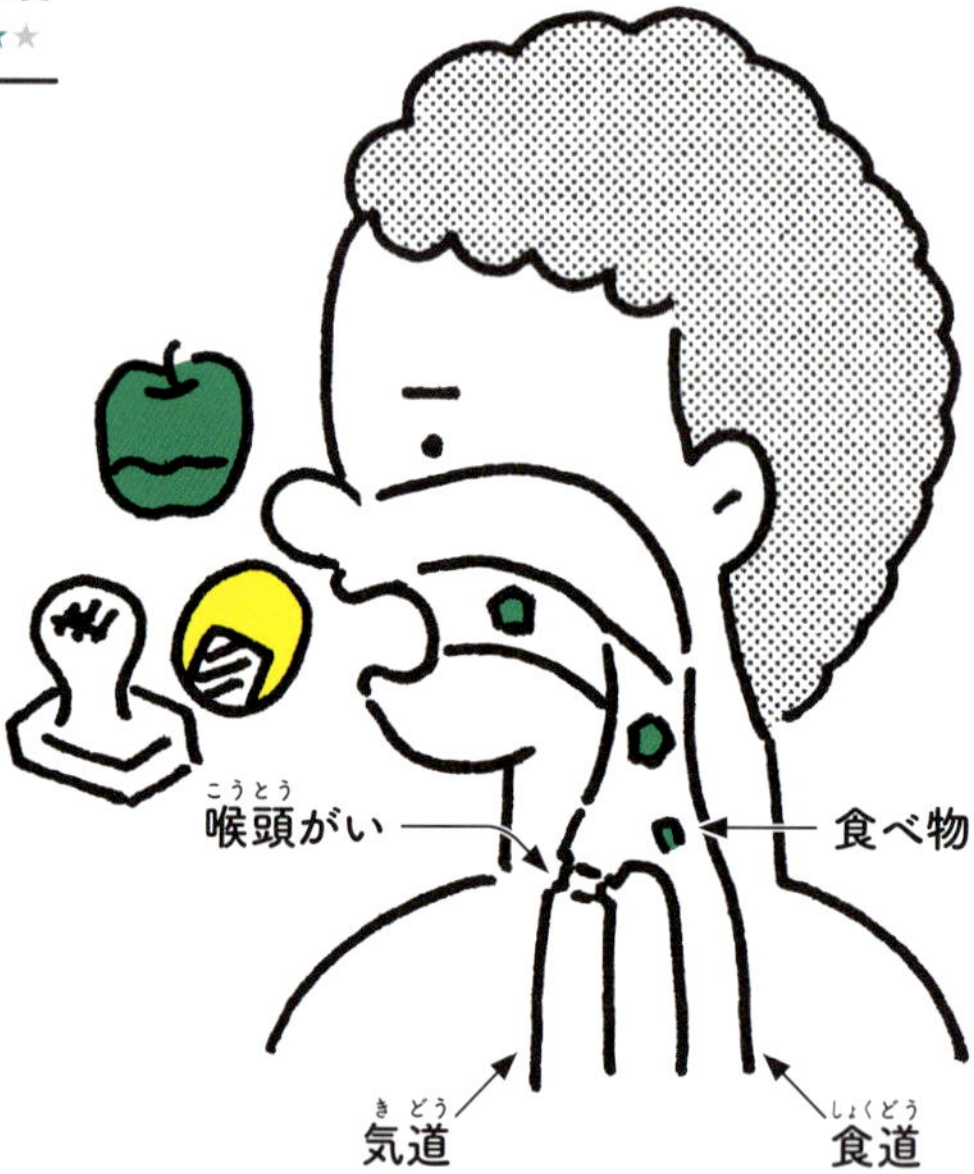
喉頭《こうとう》がい
食べ物
気道《きどう》
食道《しょくどう》

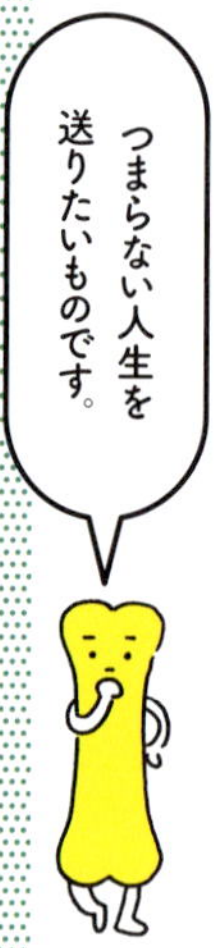
つまらない人生を送りたいものです。

おなかが空《す》きすぎて食べ物を急いでゴクリ。その瞬間《しゅんかん》、のどにつまって、苦しい思いをしたことはないかな？ これは人間ならだれにでも起こりがちなことで、のどのおくのつくりのせいなんだ。

のどのおくは、気道《きどう》という空気の通り道と、食道《しょくどう》という食べ物の通り道がある。また、気道《きどう》の入り口には、喉頭《こうとう》がいというふたがある。このふたは空気を吸《す》うときは開き、物を飲みこむときは閉《と》じる。

ところが、急いで食べたりして、喉《こう》頭《とう》がいが閉《し》まるタイミングがズレたりすると、食べ物が気道《きどう》に入ってしまう。そのため、のどにつまって、むせたりしてしまうのだ。食事をするときは、おちついてね。

体を洗《あら》いすぎると ぎゃくにくさくなる

ざんねん度

★★★☆☆

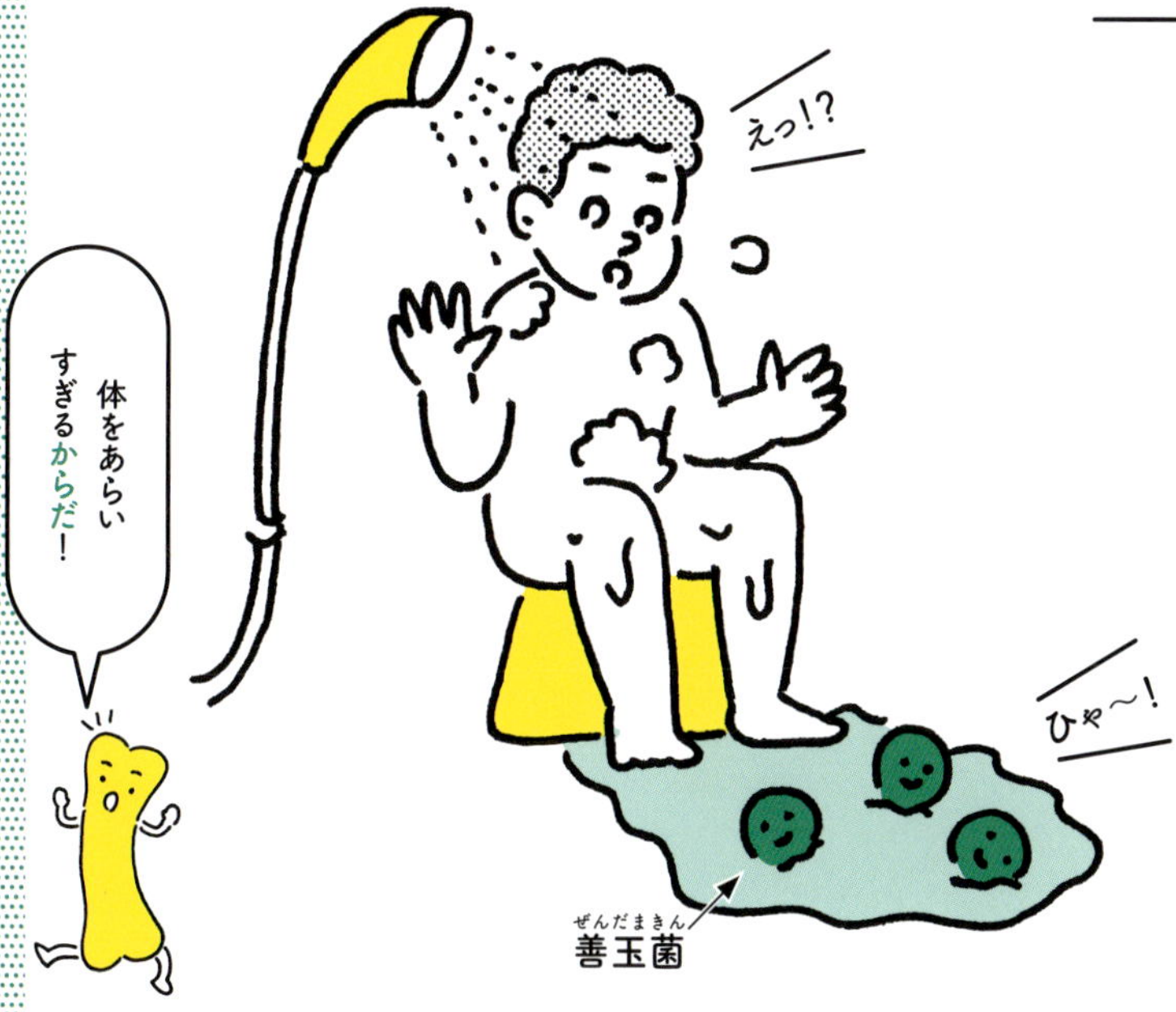

体がくさいのはいやだよね。だから、おふろで体を念入《ねんい》りに洗《あら》えばいい……。これ、ざんねんながらまちがい。洗《あら》いすぎると、体はくさくなるんだ。

人間の皮ふには、いいにおいをつくる善玉菌《ぜんだまきん》と、くさいにおいをつくる悪《あく》玉菌《だまきん》という微生物《びせいぶつ》がいる。ふつうは善《ぜん》玉菌《だまきん》のほうが多く、皮ふを健康《けんこう》な状態《じょうたい》にたもち、悪玉菌《あくだまきん》がふえるのをおさえている。

でも、善玉菌《ぜんだまきん》は、おふろに入るだけで9割《わり》が流されてしまう。1割《わり》でものこっていれば、少しずつふえて24時間後には元の数にもどるけど、体を洗《あら》いすぎると、善玉菌《ぜんだまきん》が少なくなってしまう。その結果《けっか》、悪玉菌《あくだまきん》がふえるのをおさえられなくなり、せっかく洗《あら》った体がくさくなってしまうのだ。

右の鼻毛をぬけば右目から涙《なみだ》が出る

ざんねん度 ★★★★☆

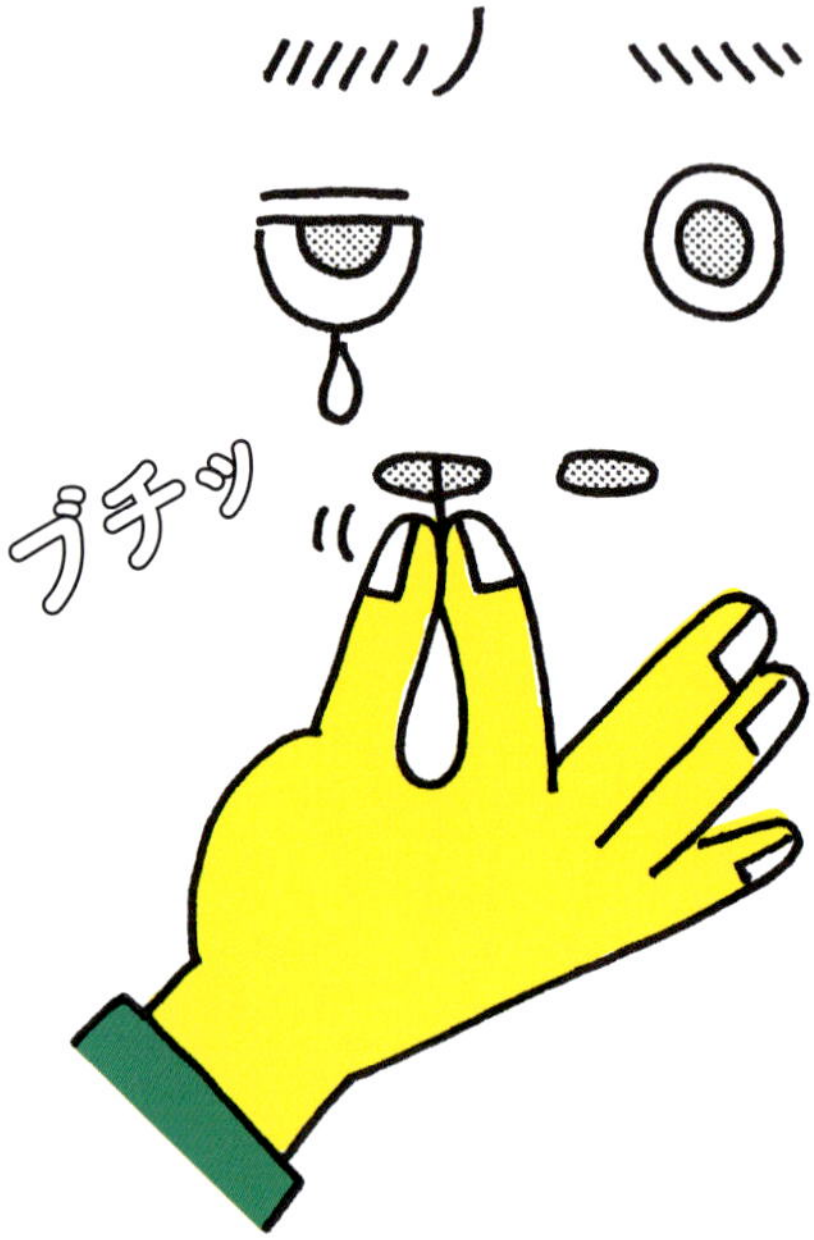
ブチッ

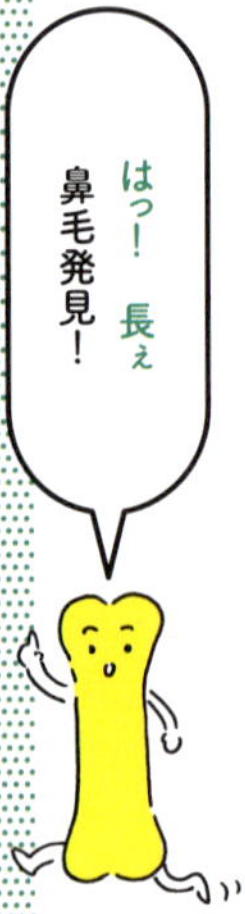
はっ！ 長ぇ
鼻毛発見！

鼻毛をぬくと、あまり痛《いた》くなくても涙《なみだ》が出るって知ってた？ しかも、右の鼻のあなの鼻毛をぬけば右目から、左の鼻のあなの鼻毛をぬけば左目から涙《なみだ》が出る！

もちろん理由がある。鼻のおくには、いろいろな神経《しんけい》が集まった神経節《しんけいせつ》がある。ここには、鼻の中の刺激《しげき》を感じる神経《しんけい》や、涙《なみだ》を出す神経《しんけい》がとなり合うようにあるので、鼻毛《はなげ》をぬいた刺激《しげき》がすぐに涙《なみだ》を出す神経《しんけい》に伝《つた》わるのだ。だから、さほど痛《いた》くないのに涙《なみだ》が出るんだよ。また、神経節《しんけいせつ》は左右べつべつに分かれているため、鼻毛をぬいた側《がわ》の目から涙《なみだ》が流れる、というわけ。

ただ、試《ため》すのはあまりおすすめできない。鼻毛をぬくと、ぬいた毛あなに雑菌《ざっきん》が入り、炎症《えんしょう》を起こしてしまうこともあるからね。

ふたつの鼻のあなは交代でサボっている

ざんねん度
★★★★☆

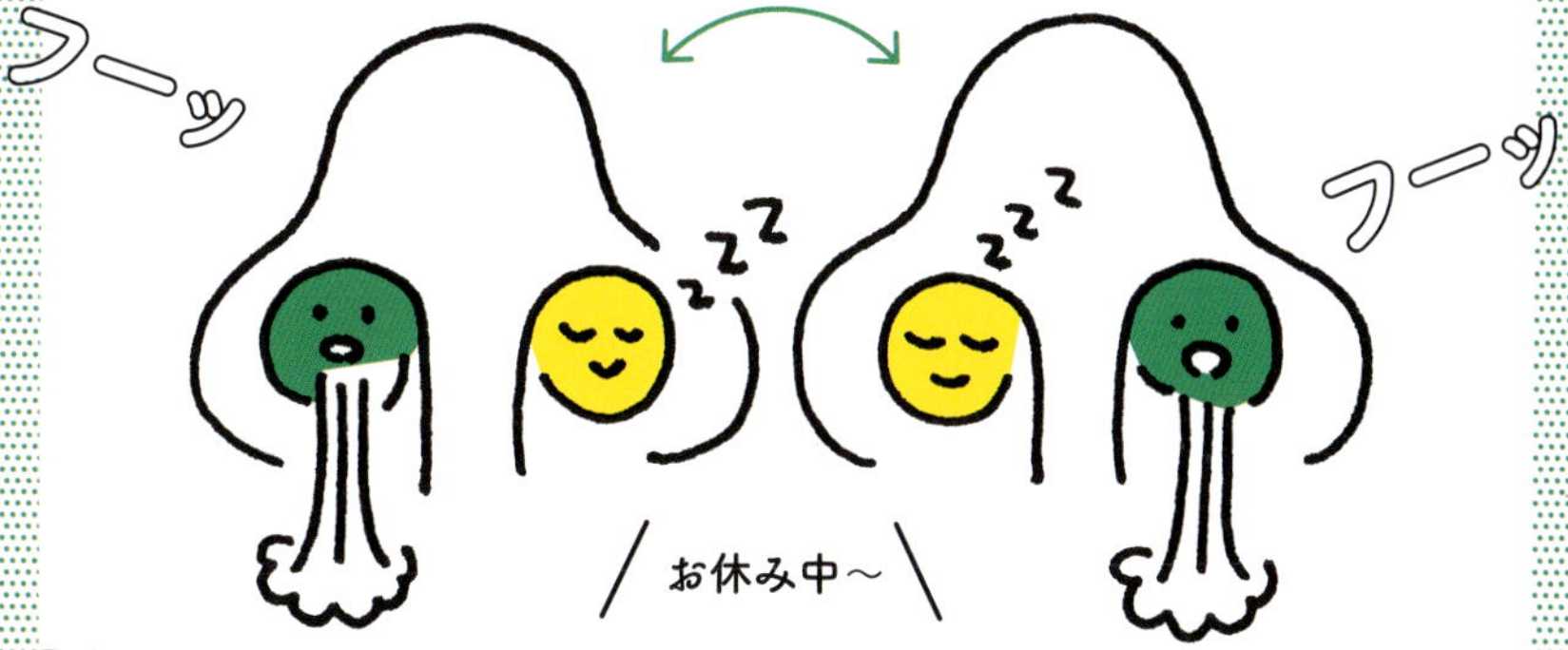

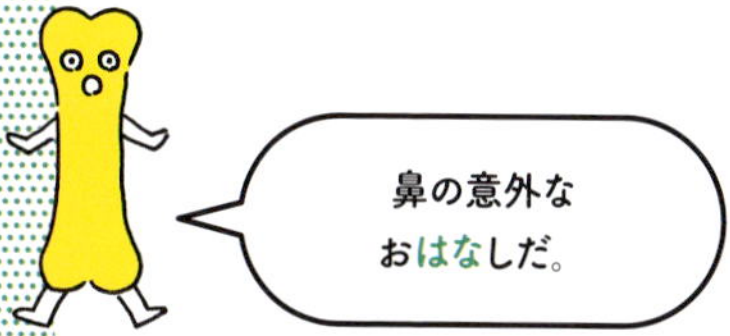

まずは、鼻で大きく息を吸《す》ってみよう。きみのふたつの鼻のあなに、空気が入ってくるような気がしない？ ところが、このときじっさいには、ひとつの鼻のあなしか使われていない。つまり、かたほうはサボり中なんだ。ちょっとびっくりでしょ。

ふたつの鼻のあなのおくには、それぞれ、鼻甲介《びこうかい》という粘膜《ねんまく》でできたひだがある。そして、ふだんは1〜2時間ごとにかた方の鼻甲介《びこうかい》がふくらみ、あなをふさいでしまうんだよ。そのおかげで、効率《こうりつ》よく呼吸《こきゅう》ができるし、鼻の中の粘膜《ねんまく》やにおいを感じる神経《しんけい》を交代で休ませることができるのだ。

つまり、鼻はただサボっているのではなく、自分がはたらく番がきたときのために、活力をやしなっていたのだ！

熱《あつ》い物を食べると鼻水が出る

ざんねん度
★★★★★

ハフ
ハフ

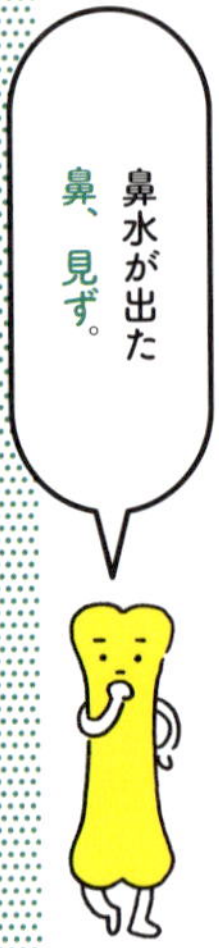
鼻水が出た
鼻、見ず。

寒い冬、熱《あつ》あつのなべ料理《りょうり》は最高《さいこう》だね。でも、食べているとき、かぜをひいていなくても、なぜか鼻水がズルズルと出てしまいがち。

どうしてそんなことになるのかというと、鼻には、体に入ってくる空気の温度を調整する機能《きのう》があるからなんだ。

なべから出る湯気など、熱《あつ》い空気を熱《あつ》いまま吸《す》いこんでしまうと、肺《はい》がダメージを受けてしまう。そこで、鼻のおくでは熱《あつ》い空気が入ってきたのを感じると、ネバネバした粘液《ねんえき》をたくさん出し、空気の熱《ねつ》を冷ますのだ。これが、熱《あつ》い物を食べたときに出てくる鼻水の正体だ。

ぎゃくに、暖《あたた》かい所から急に寒い所に出たときも、冷《つめ》たい空気を温めて温度調整するために、鼻水が出るよ。

鼻をつまむと味が感じられなくなる

ざんねん度 ★★☆☆☆

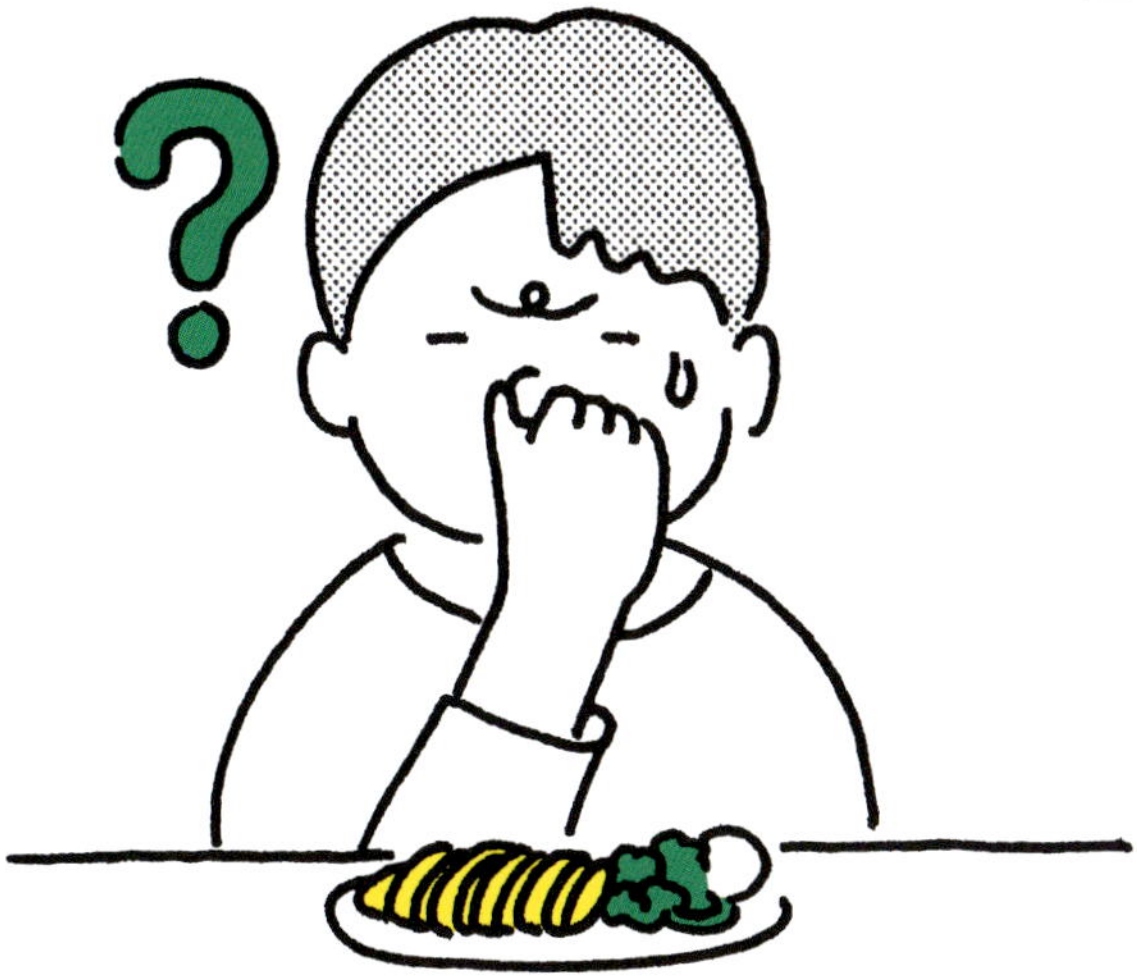

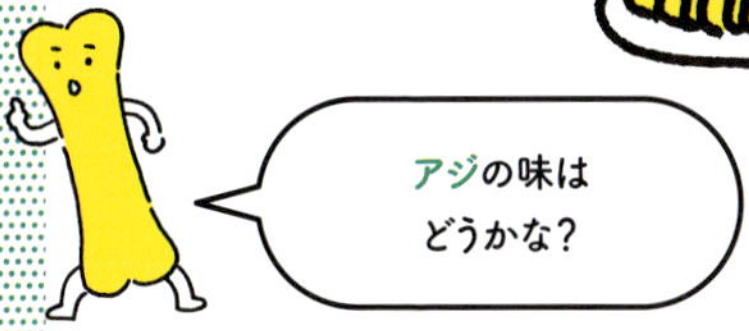

かぜをひいて鼻がつまっていると、大好物《だいこうぶつ》を食べてもあまりおいしくない、なんてことがある。その理由には体調が悪いこともあるだろう。でも、それ以上《いじょう》に、鼻がつまってにおいがわからなくなったのが大きな原因《げんいん》だ！

味といえば舌《した》で感じるものだと思うよね。たしかにあまいとか、しょっぱいとかはわかる。でも、正しく味を感じるにはほかにも、食べ物の舌《した》への刺《し》激《げき》と、鼻（におい）への刺激《しげき》、このふたつが合わさらないといけないんだ。だから、においが感じられないと、正しく味を感じとることができなくなってしまうんだよ。

ほかにも味は、目で見ることが影響《えいきょう》する。料理《りょうり》の見た目が悪いと、それだけでまずく感じるでしょ。

大人《おとな》になると苦い物がおいしく感じるのは舌《した》の感覚《かんかく》がにぶるから！

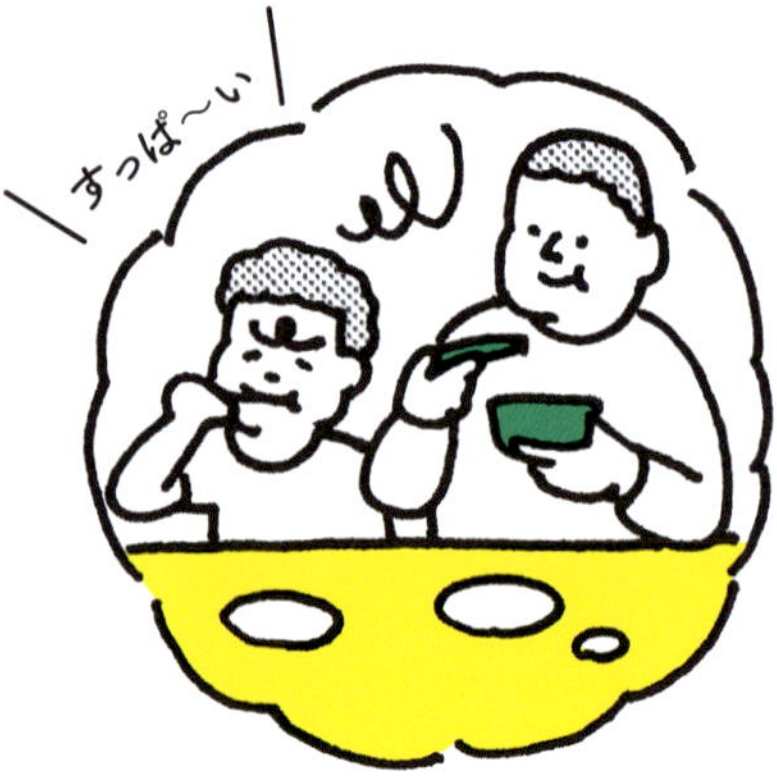
すっぱ〜い

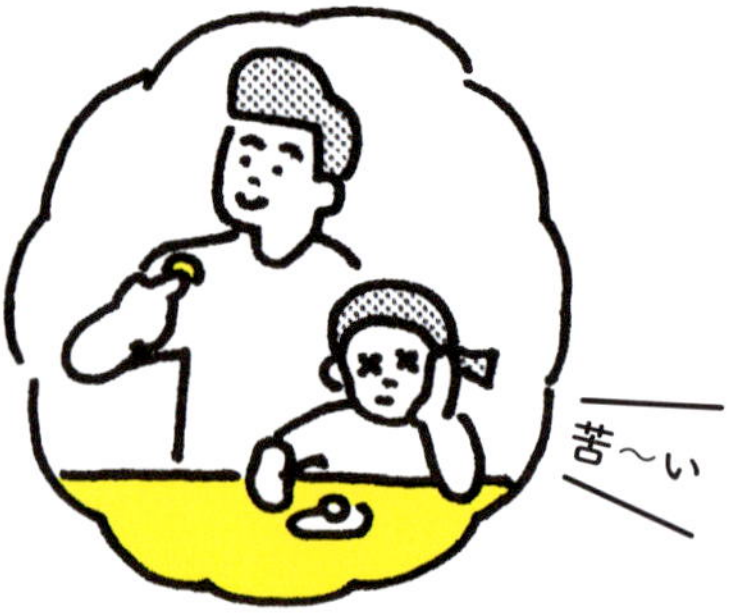
苦〜い

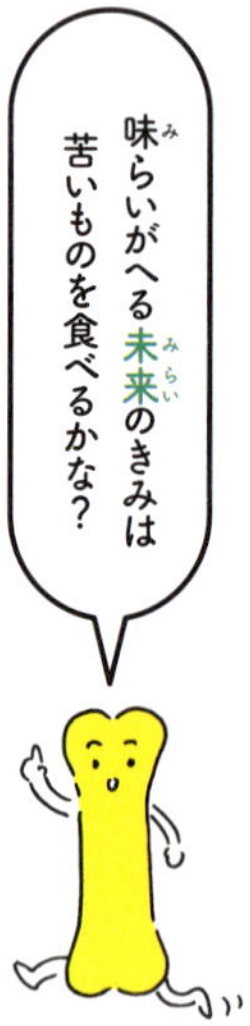
味《み》らいがへる未来《みらい》のきみは苦いものを食べるかな？

本日の夕飯《ゆうはん》のおかずは、ニガウリのいため物にもずく酢《す》……。苦い、すっぱい物なんて食べられないよ〜！　だけど、大人《おとな》は好《この》んで食べたりするよね。それは、きみたち子どもよりも、舌《した》がどん感になっているからなんだ。

そもそも、自然にある苦い物には毒《どく》があることが多く、すっぱい物はくさっていることがある。あまい物は食べても安全な物が多い。このように人間は、舌《した》にある味《み》らいという部分で味を感じとって危険《きけん》そうな物はさけ、安全そうな物だけを食べて生きてきた。

とくに子どもは、この〝危険《きけん》な食べ物センサー〟である味《み》らいの数が多く、味に敏感《びんかん》。だから、苦い＆《アンド》すっぱい物がおいしく感じられず、あまい物が好《す》きなのだ。

ざんねん度
★★★★★

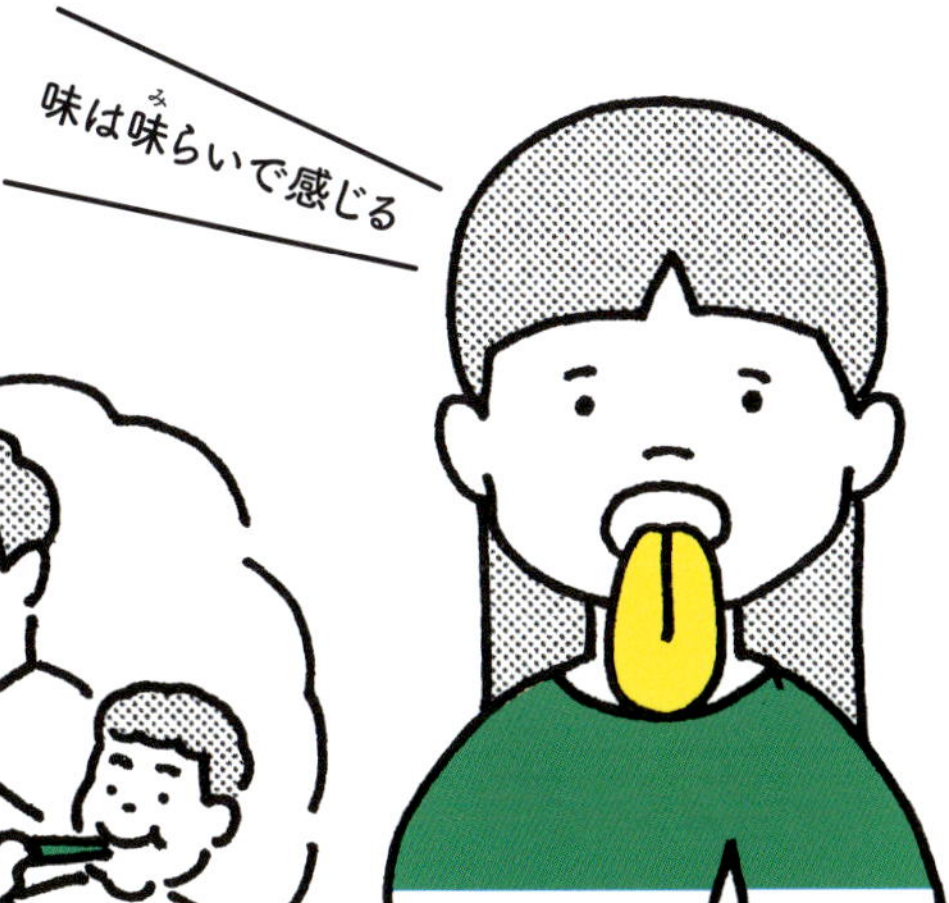

味は味《み》らいで感じる

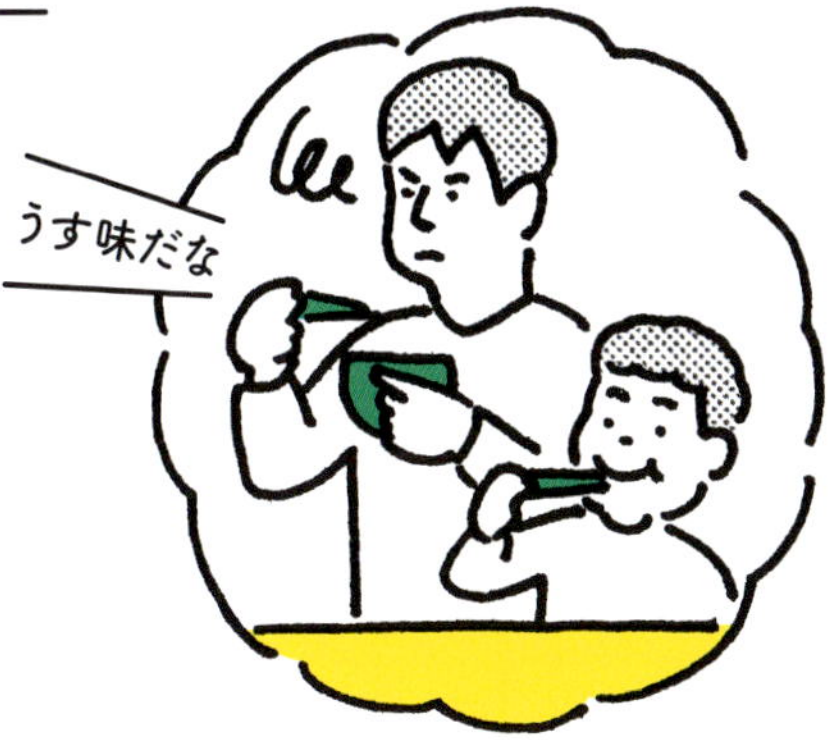

うす味だな

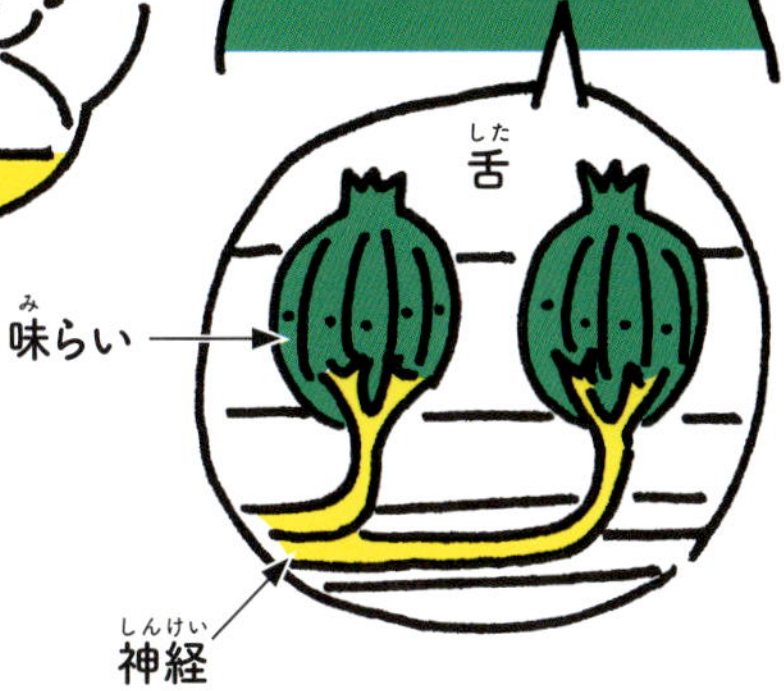

舌《した》
味《み》らい
神経《しんけい》

でも、大人《おとな》になると、味《み》らいの数が減《へ》っていく。そして、苦い味やすっぱい味の感じ方が弱まり、それらの味にもなれ、おいしく感じるようになる。もちろん、食べて危険《きけん》かどうかも経験《けいけん》でよくわかっている。だから、食べられるようになるのだ。

また、大人《おとな》がうす味よりこい味が好《す》きなのも、味《み》らいが減《へ》って、うす味を感じとれなくなるからだ。

からさは痛《いた》みで感じる

味の種類《しゅるい》には、苦さ、しょっぱさ、あまさ、すっぱさ、うまみという5つがある。でも、からさもあるよね。これはじつは、味ではなく痛《いた》みなんだ。舌《した》の味《み》らいではなく、痛《いた》みを感じる部分に刺《し》激《げき》として伝《つた》わり、においとまざることで、味のように感じるだけなんだよ。

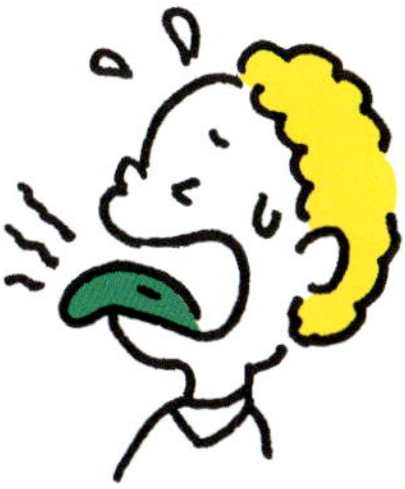

暗い所で本を読んでも目は悪くならないがゲーム画面の見すぎは悪くなる

ざんねん度
★★★★★

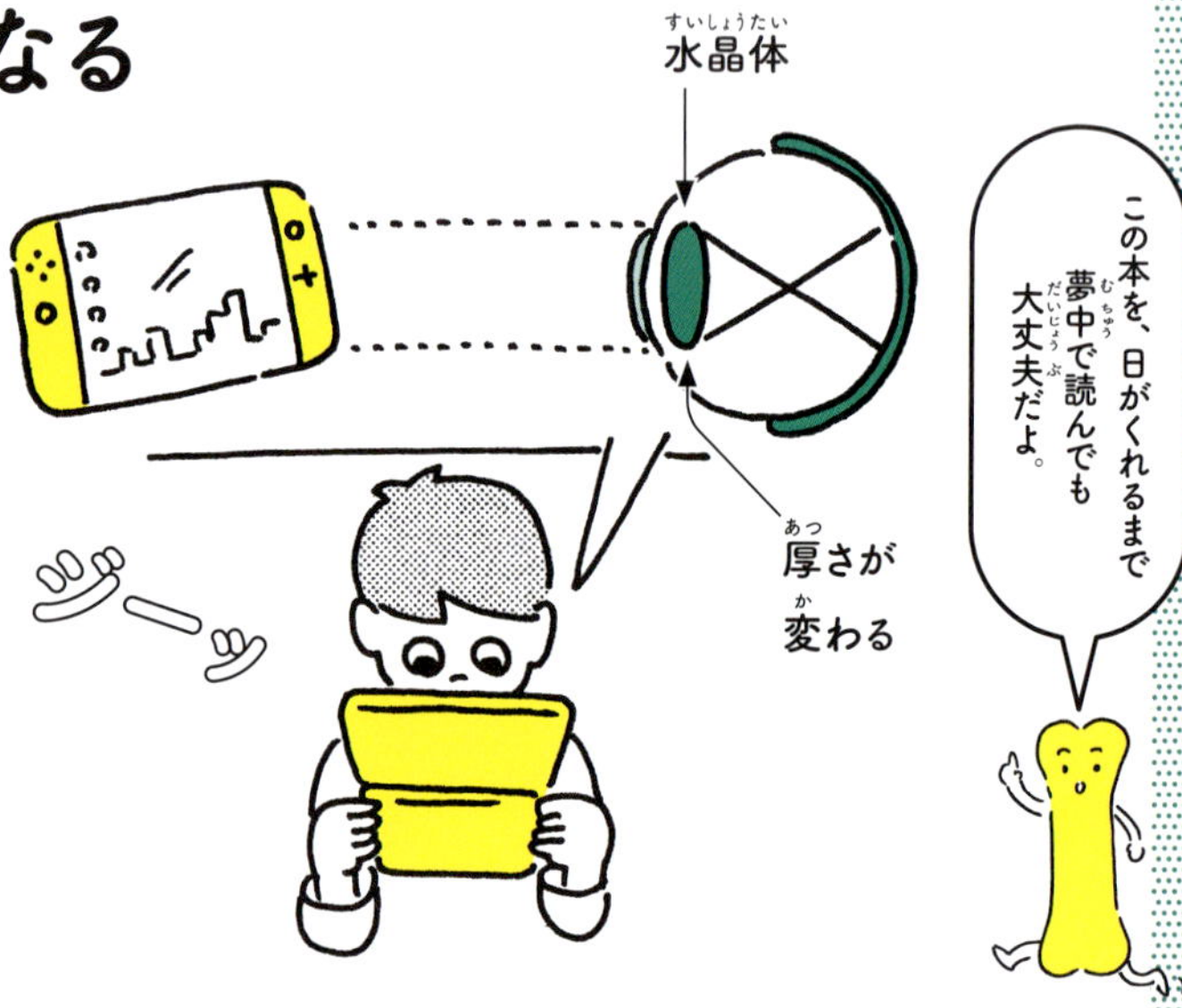
水晶体《すいしょうたい》
厚《あつ》さが
変《か》わる
ジーッ
この本を、日がくれるまで夢中《むちゅう》で読んでも大丈夫《だいじょうぶ》だよ。

暗い部屋で本を読むと、目が悪くなる、なんて注意されたことはないかな？　たしかに、昔は、そう考えられていた。でも、今はそんなことで視力《しりょく》は落ちないことがわかってきたよ。ただし、ゲームのしすぎは目に悪いから要注意《ようちゅうい》。それはなぜか。

まず、目は物を見るとき、水晶体《すいしょうたい》というレンズでピントを合わせている。近い物を見るときは水晶体《すいしょうたい》を厚《あつ》くし、遠くの物を見るときはうすくして調《ちょう》節《せつ》するんだ。暗い所で物を見ることは、このピント調節《ちょうせつ》とは関係《かんけい》がない。だから目は悪くならない。

一方、ゲームは、同じ画面を見つづけ、その間、ピント調節《ちょうせつ》をしなくなる。そのため、水晶体《すいしょうたい》の厚《あつ》さを変《か》えるはたらきがにぶくなり、目が悪くなってしまうのだ。

目を開けたまま くしゃみをすると 目が飛《と》びだしかねない

ざんねん度
★★★★☆

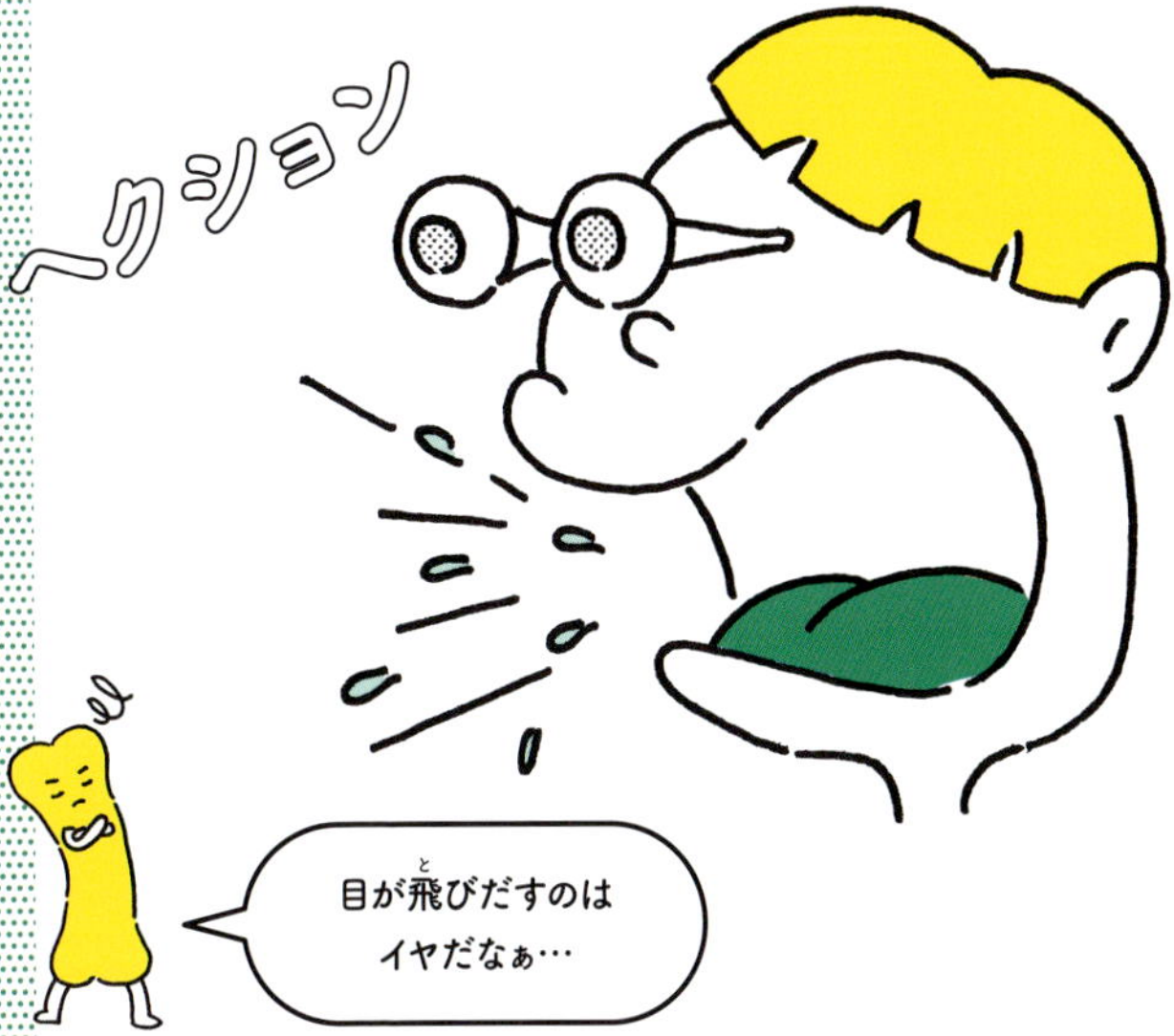

ホコリなどが多い場所では、くしゃみが止まらなくなる。これは、鼻から入ってきたホコリが鼻の粘膜《ねんまく》の中にある神経《しんけい》を刺激《しげき》して起こる、体を守るための反応《はんのう》なんだ。粘膜《ねんまく》についたホコリを外に出すために、思いきり息をはきだすのが、くしゃみの正体なのだ。

ところできみは、くしゃみをするとき、必《かなら》ず目をつぶってしまうというのに気がついていた？　これは、くしゃみをするとき、ほほの筋肉《きんにく》が緊張《きんちょう》して上へ引っぱられてしまうからなんだ。

もちろん、無理《むり》をすれば目を開けたままくしゃみはできるかもしれない。でも、やらないほうがいい。なぜなら、くしゃみの圧力《あつりょく》で、最悪《さいあく》の場合、目が飛《と》びだしてしまうかもしれないからだ。

ざんねん度

★★★★☆

年をとると高い音から聞こえなくなる

お年よりといっしょにテレビを見ているとき、音量《おんりょう》が大きいなと感じたことはない？　また、話しかけても聞こえていない、なんてことは？

　これ、年をとって耳の機能《きのう》がおとろえてしまうことが原因《げんいん》だ。とくに、高い音が聞こえにくくなってしまう。でも、どうしてそうなってしまうのだろう。ちょっとややこしいので、図を見ながら次の説明《せつめい》を読んでほしい。

　そもそも音の正体は空気のふるえ。これが耳のおくにある鼓膜《こまく》という膜《まく》をふるわせる。そして、鼓膜《こまく》のふるえが耳小骨《じしょうこつ》という骨《ほね》を伝《つた》わり、カタツムリのような形をした蝸牛《かぎゅう》に届《とど》く。さらに、蝸牛《かぎゅう》の中にある有毛細胞《ゆうもうさいぼう》という細胞《さいぼう》が、伝《つた》わってきた音のふるえを受けとると、その情報《じょうほう》を電気信号《でんきしんごう》に変《か》え、神《しん》経《けい》を通じて脳《のう》に送ることで、音として聞こえるのだ。

　ところが、年をとると、耳の入り口に近い所から有毛細胞《ゆうもうさいぼう》が、少しずつうしなわれていく。そして、有毛細胞《ゆうもうさいぼう》は入り口に近いほど高い音を感じとるのだ。そのため、年齢《ねんれい》を重ねていくごとに、女性《じょせい》や子どもの声のような高い音から聞こえにくくなってくる。もちろん個人差《こじんさ》もあるので、耳が遠くなるようになる早さも人それぞれだよ。

耳が聞こえるしくみ

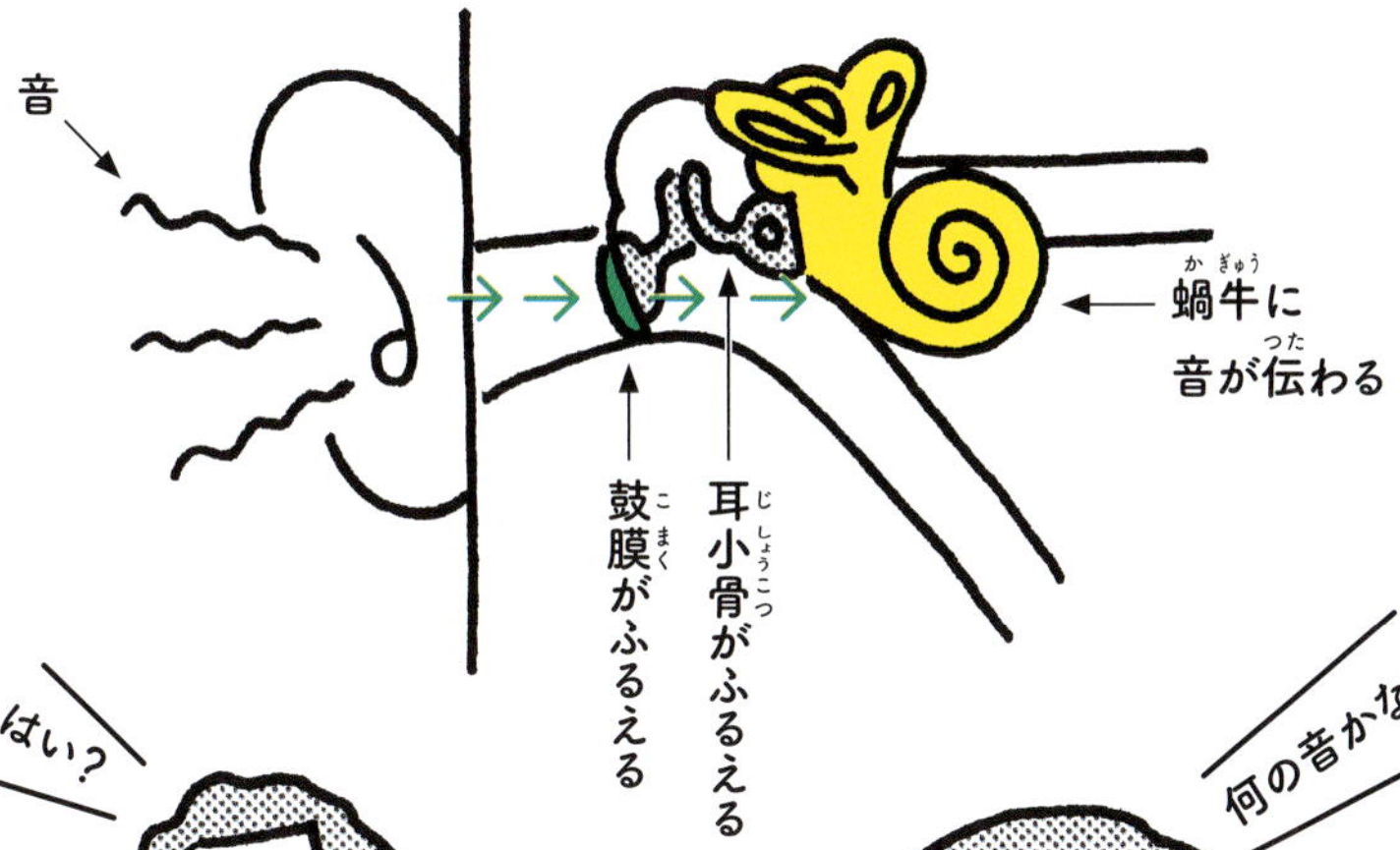
音
蝸牛《かぎゅう》に
音が伝《つた》わる
鼓膜《こまく》がふるえる
耳小骨《じしょうこつ》がふるえる

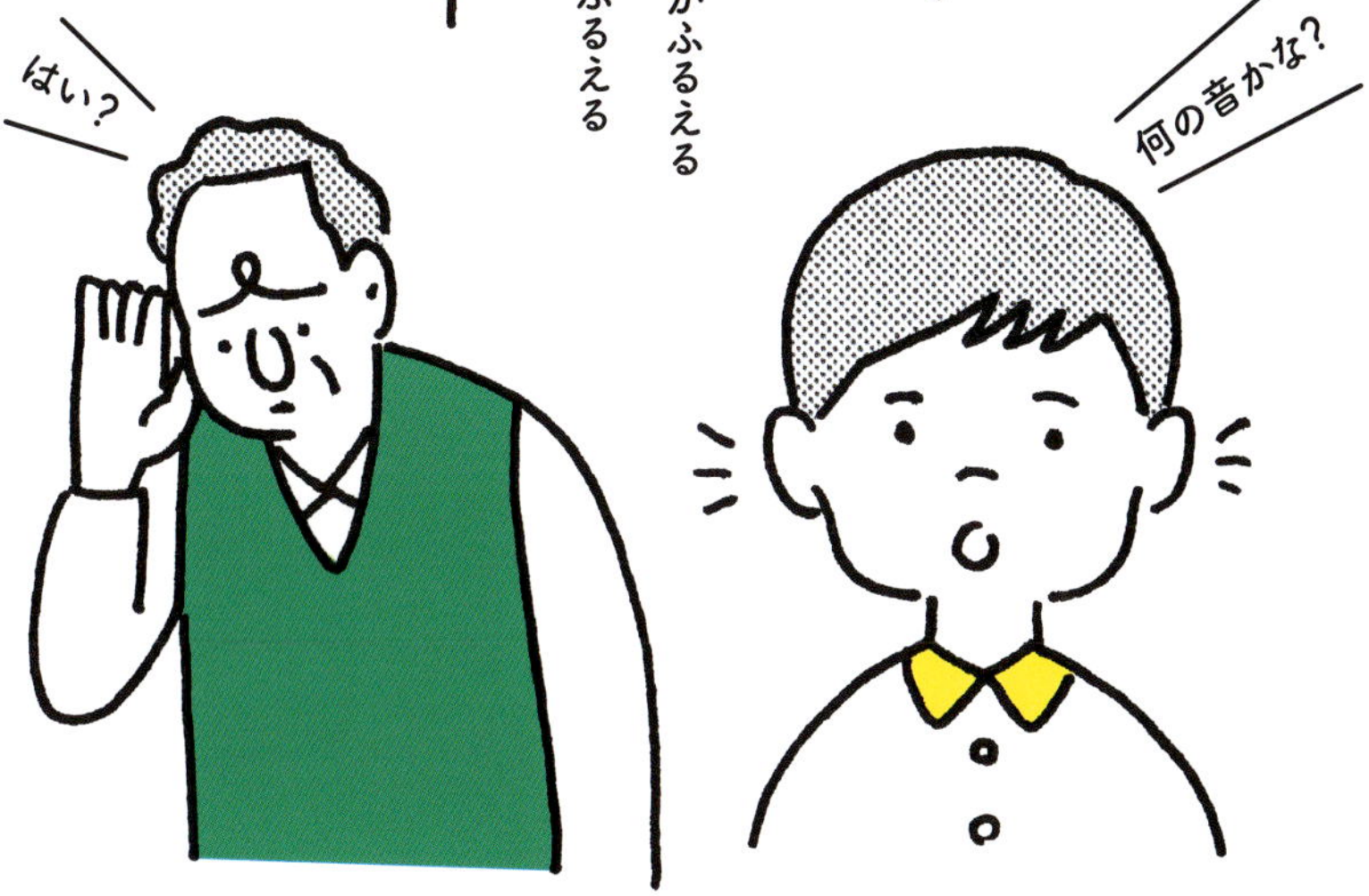
はい？
何の音かな？

若者《わかもの》にしか聞こえない音で、さわぐ若者《わかもの》を撃退《げきたい》

年をとると高い音が聞こえない。これは、ぎゃくにいえば、若い人には高い音が聞こえるということだ。そこで、東京《とうきょう》都足立区《とあだちく》では、深夜《しんや》の公園に集まって大さわぎする迷惑《めいわく》な若者《わかもの》を追いだすため、若者《わかもの》にしか聞こえない、高くてイヤな音を公園に流すことを、試験的《しけんてき》におこなったよ。

?

指をポキポキ鳴らすと太くなる

ざんねん度 ★★★★☆

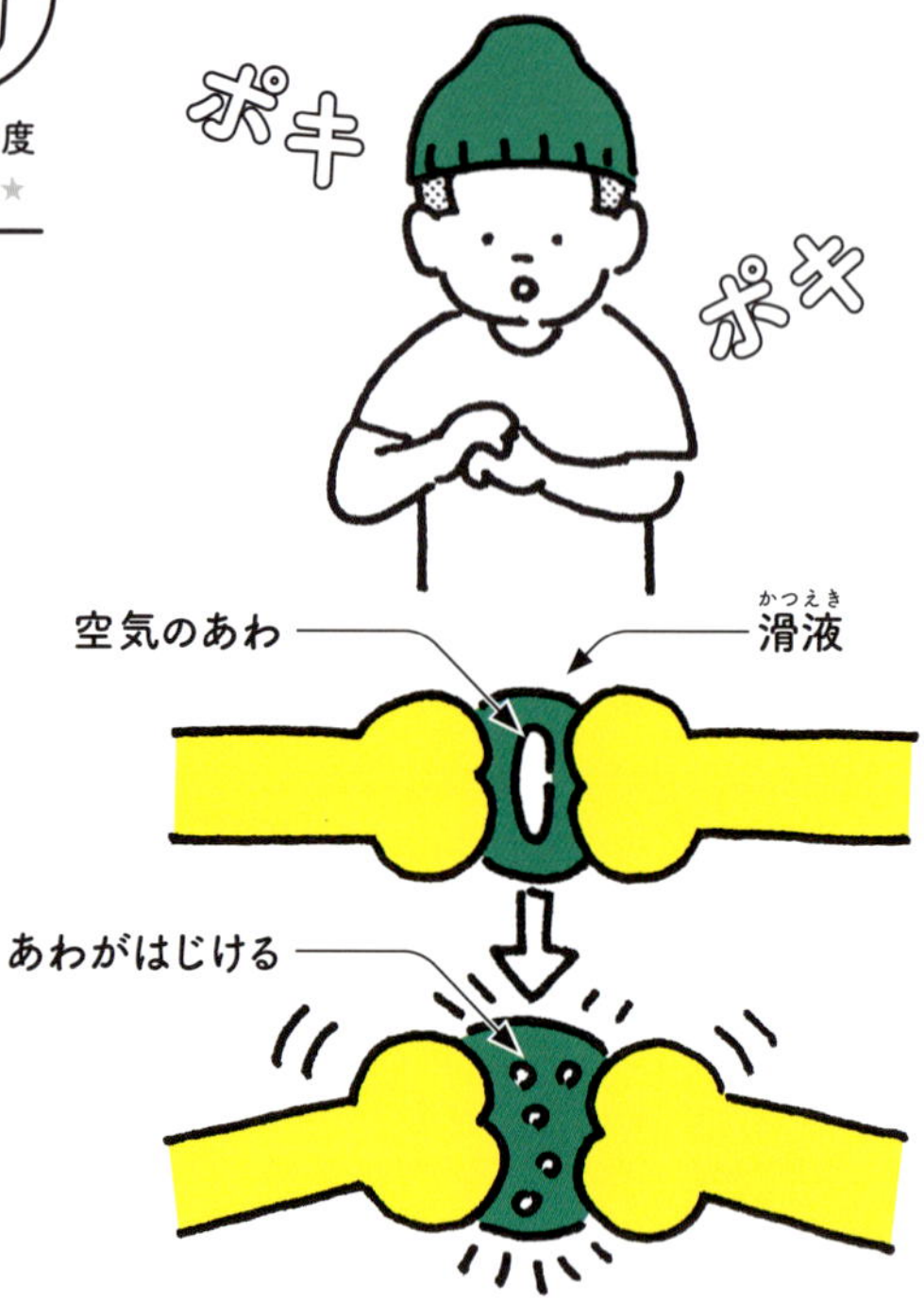
ポキ
ポキ
空気のあわ
滑液《かつえき》
あわがはじける

関節《かんせつ》を鳴らすと
いけないのか！
ん〜せつない！

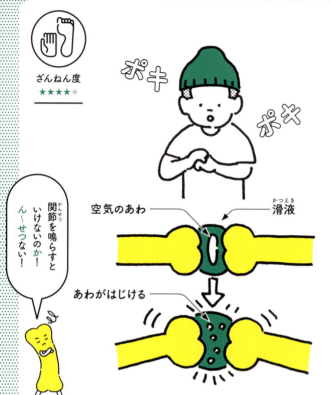

指の関節《かんせつ》をポキポキと鳴らすことが、クセになっちゃっている人はいないかな？　でもこれ、やりすぎると指が太くなるって知ってた？

ただ太くなるだけなら、まだいい。しかし、ポキポキ鳴らすことで、関節《かんせつ》が炎症《えんしょう》を起こしてしまうし、やりつづけるとだんだんと関節《かんせつ》を痛《いた》めてしまう。だから、クセになっているようなら、やめたほうがいいだろう。

ところで、あのポキポキ音は、骨《ほね》と骨《ほね》がこすれる音だと思っているかもしれないけど、じつはちがう。骨《ほね》と骨《ほね》の間は、関節《かんせつ》をなめらかに動かすための滑液《かつえき》という液体《えきたい》で満《み》たされている。関《かん》節《せつ》を動かすと、この液体《えきたい》の中に空気のあわができ、それがはじける衝撃《しょうげき》が骨《ほね》に伝《つた》わって、音が鳴るんだよ。

小指だけを曲げようとしても薬指も曲がってしまう

ざんねん度
★★★★☆

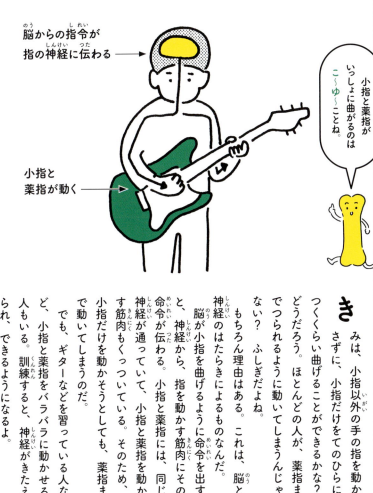

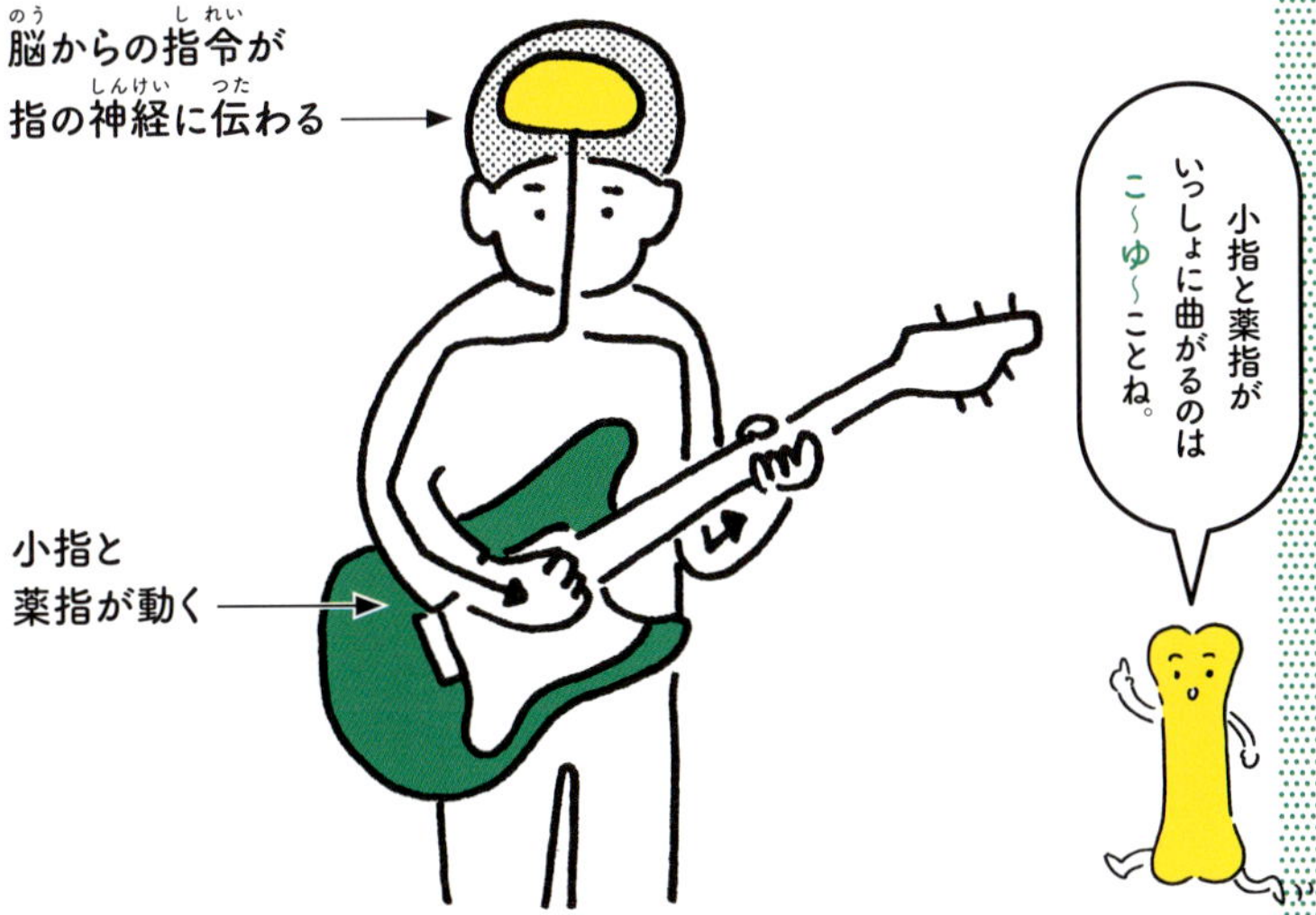

脳《のう》からの指令《しれい》が
指の神経《しんけい》に伝《つた》わる
小指と
薬指が動く
小指と薬指が
いっしょに曲がるのは
こ～ゆ～ことね。

きみは、小指以外《いがい》の手の指を動かさずに、小指だけをてのひらにつくくらい曲げることができるかな？　どうだろう。ほとんどの人が、薬指までつられるように動いてしまうんじゃない？　ふしぎだよね。

もちろん理由はある。これは、脳《のう》と神経《しんけい》のはたらきによるものなんだ。

脳《のう》が小指を曲げるように命令《めいれい》を出すと、神経《しんけい》から、指を動かす筋肉《きんにく》にその命令《めいれい》が伝《つた》わる。小指と薬指には、同じ神経《しんけい》が通っていて、小指と薬指を動かす筋肉《きんにく》もくっついている。そのため、小指だけを動かそうとしても、薬指まで動いてしまうのだ。

でも、ギターなどを習っている人など、小指と薬指をバラバラに動かせる人もいる。訓練《くんれん》すると、神経《しんけい》がきたえられ、できるようになるよ。

ざんねん度 ★★☆☆☆

手のつめがなければ物をつかむことができない

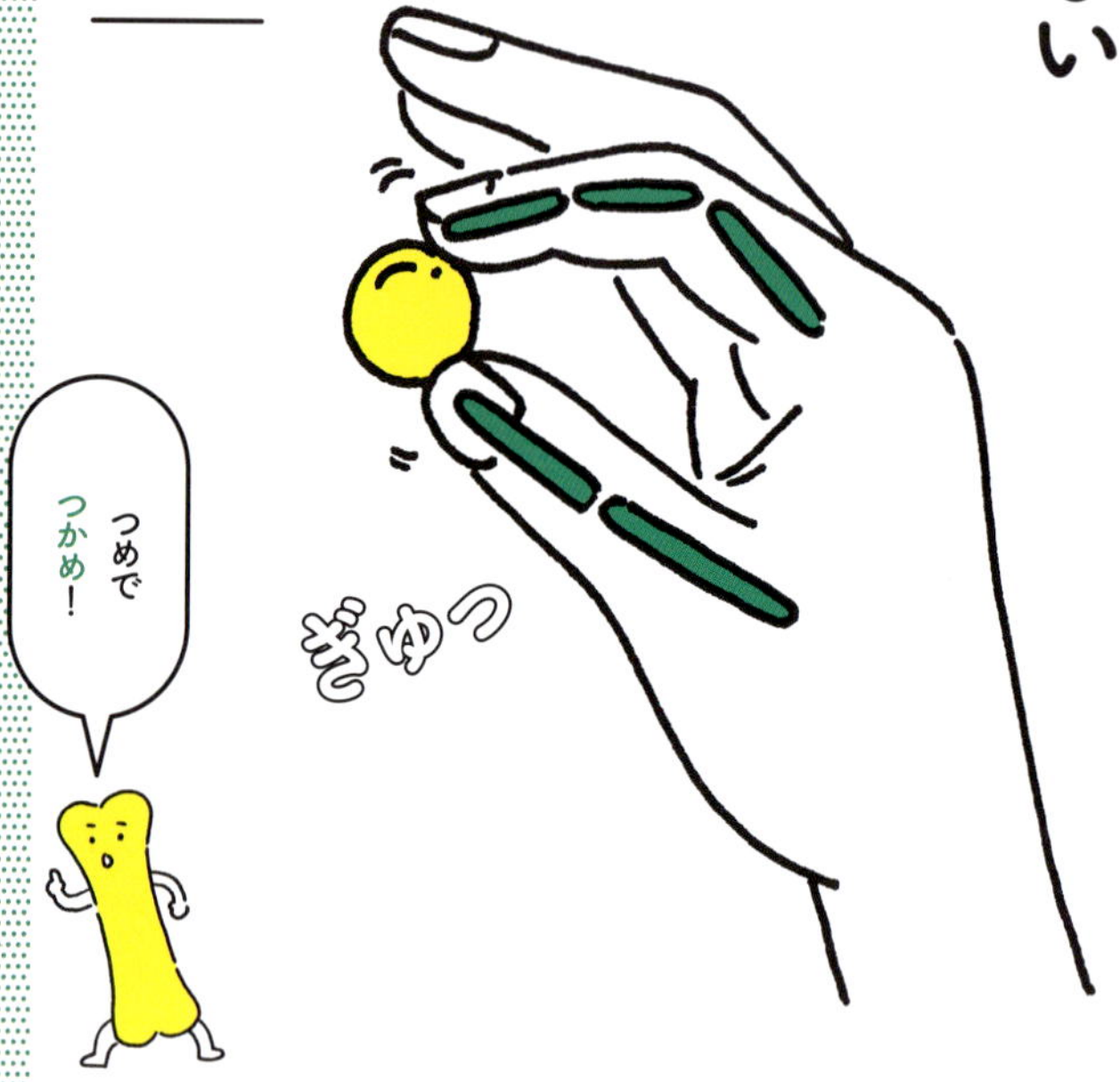

手の指先にあるつめ。当たり前のようにあるので、何の役に立っているのかピンとこないかもしれないけど、じつはこれがないと、物をつかむことができなくなってしまうんだ。

指先の内側《うちがわ》には骨《ほね》が届《とど》いていない。だから、指だけでは物をつかもうとしても、その力を受け止められない。固《かた》いつめが指先にあることで、そこが支《ささ》えとなって、指先に力をこめることができるんだよ。また、手の指先には神《しん》経《けい》がたくさん集まっている。つめには、敏感《びんかん》な指先を守る役割《やくわり》もあるんだ。

では、足のつめにはどんな役割《やくわり》があるかというと、体を支《ささ》えたり、歩くときに、つま先にしっかりと力が入る助けをしているんだ。つめがないとしっかり立つことも、歩くこともできなくなってしまうよ。

＼ひと休みコラム／

人間はうそをつけない!?

うそ発見器《はっけんき》がうそを見やぶる

うそ発見器《はっけんき》を知ってる？　その名のとおり、うそをついているかどうかがわかる機械《きかい》で、ポリグラフという。

うそ発見器《はっけんき》では、いろいろな質問《しつもん》をして、その答えによって変化《へんか》する血《けつ》圧《あつ》、呼吸《こきゅう》の数、心臓《しんぞう》がドキドキする回数、汗《あせ》の量《りょう》それぞれを調べる。もし、質問《しつもん》に対してうそをつけば、バレる心配からドキドキしたり呼吸《こきゅう》の回数がふえたりするんだ。

ただ、体調が悪かったり、自分の気持ちをコントロールできる人もいるので、100パーセント正確《せいかく》ではないよ。

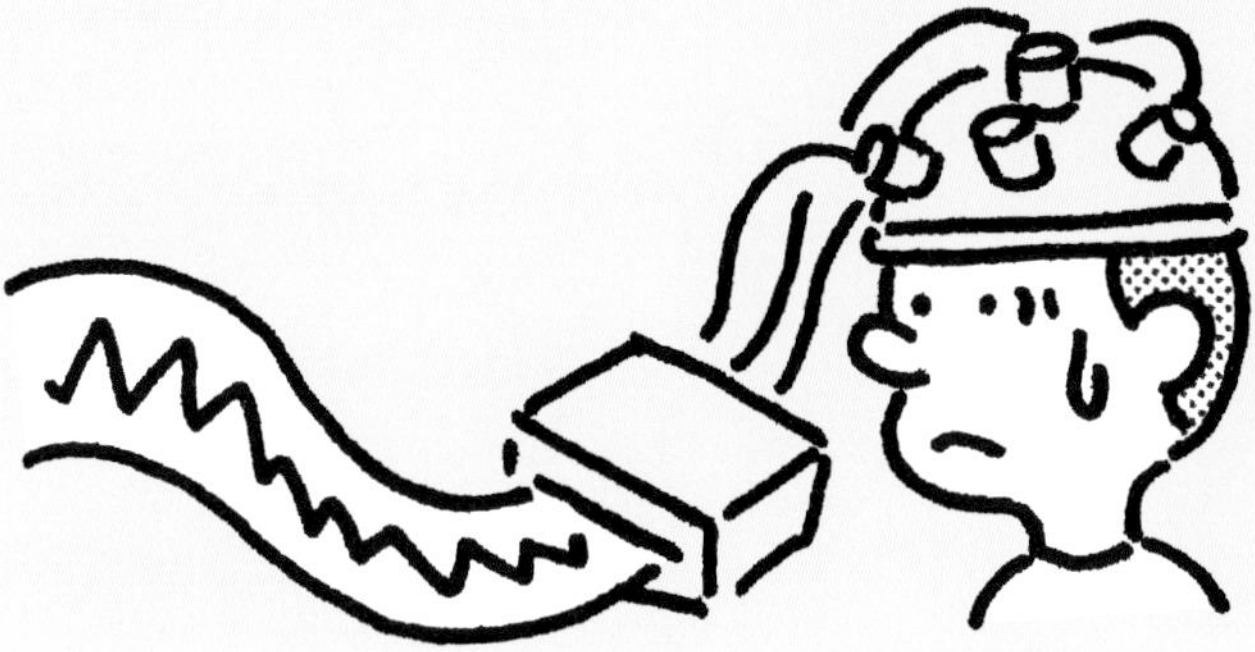

態度《たいど》でもうそがわかる!?

じつはうそ発見器《はっけんき》を使わなくても、うそを見ぬくことはできる。

たとえば、うそをつくとき、つい右上へ視線《しせん》を動かすことが多いんだ。また、まばたきの回数が、ふつう、約《やく》1分間で15～20回のところ、それよりふえるというデータもある。

さらに、うそをつくと鼻のまわりの温度が上がるため、つい鼻にさわる回数もふえるそうだ。

人間の体は、けっこう正直者なのだ。

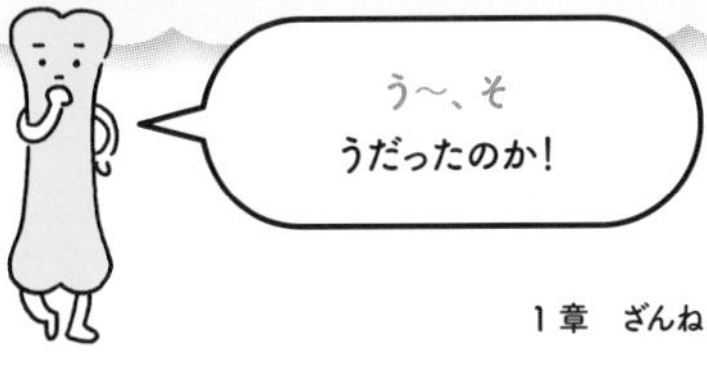

脳《のう》の重さは知能《ちのう》の高さとは関係《かんけい》ない

ざんねん度 ★★☆☆☆

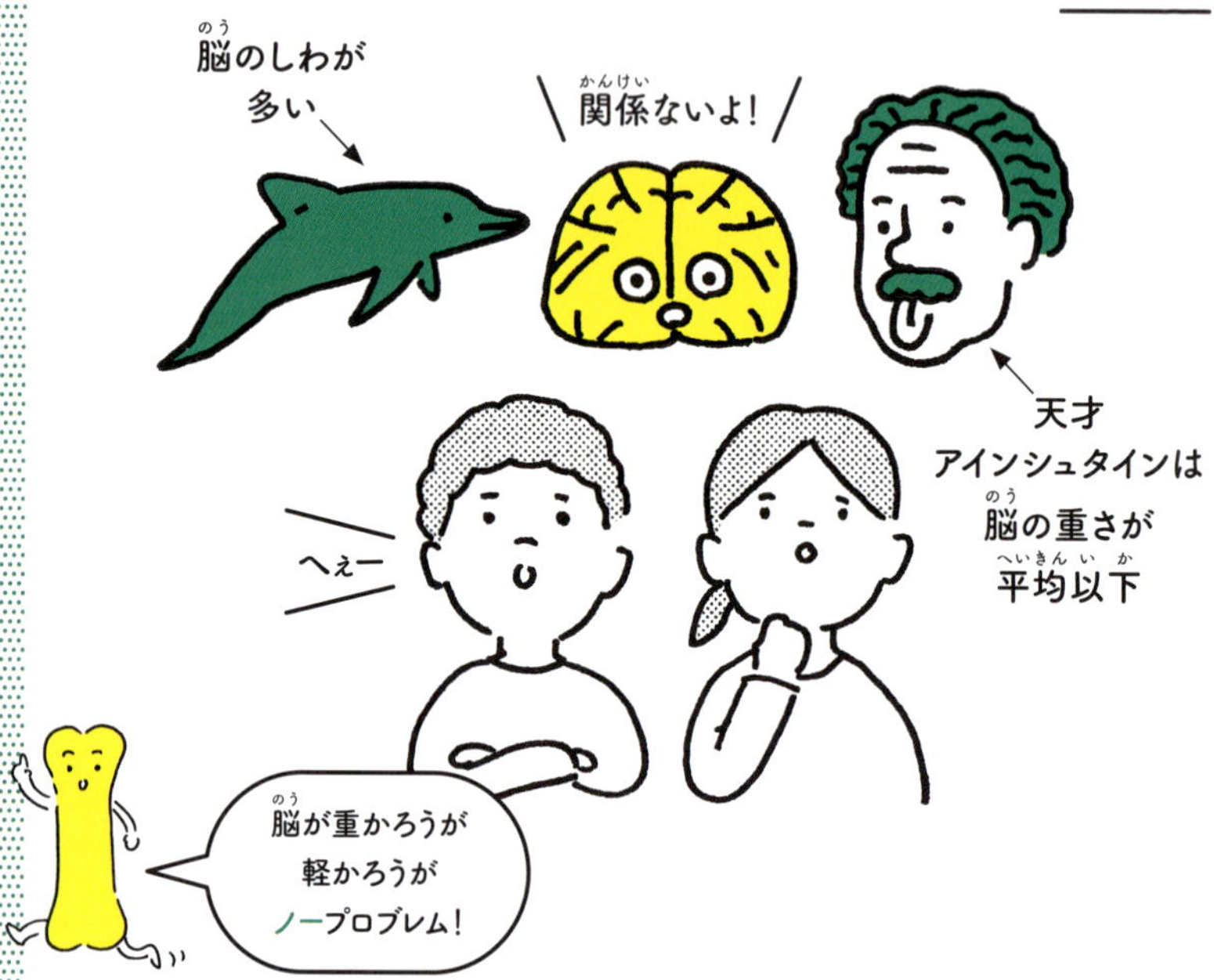

脳《のう》のしわが多い
関係《かんけい》ないよ!
天才アインシュタインは脳《のう》の重さが平均以下《へいきんいか》
へぇー
脳《のう》が重かろうが軽かろうがノープロブレム!

脳《のう》が重ければ重いほど、脳《のう》みそがつまっているから、頭がいいと思えそうだよね。ところが脳《のう》の重さと知能《ちのう》の高さは関係《かんけい》がないんだ。

人間の男性《だんせい》の脳《のう》の平均的《へいきんてき》な重さは約《やく》1400グラム。ところが、天才科学者アインシュタインの脳《のう》は、1230グラムで、平均以下《へいきんいか》なのだ。

また、男性《だんせい》のほうが女性《じょせい》より脳《のう》は重いけれど、男性《だんせい》のほうが女性《じょせい》より知能が高いなんてことはないよね。

また、脳《のう》のしわが多いほうが知能《ちのう》が高い、なんて話もよく聞く。たしかに知能《ちのう》が高いイルカやイヌなどの動物ほど、脳《のう》のしわが多い。そういう意味では、しわと知能《ちのう》は何らかの関係《かんけい》はあるかもしれない。だけど、人間どうしでくらべれば、しわが多い人のほうがかしこい、という事実はないんだ。

梅《うめ》干《ぼ》しを見るとだ液《えき》が出るのは脳《のう》の早とちり

ざんねん度 ★★☆☆☆

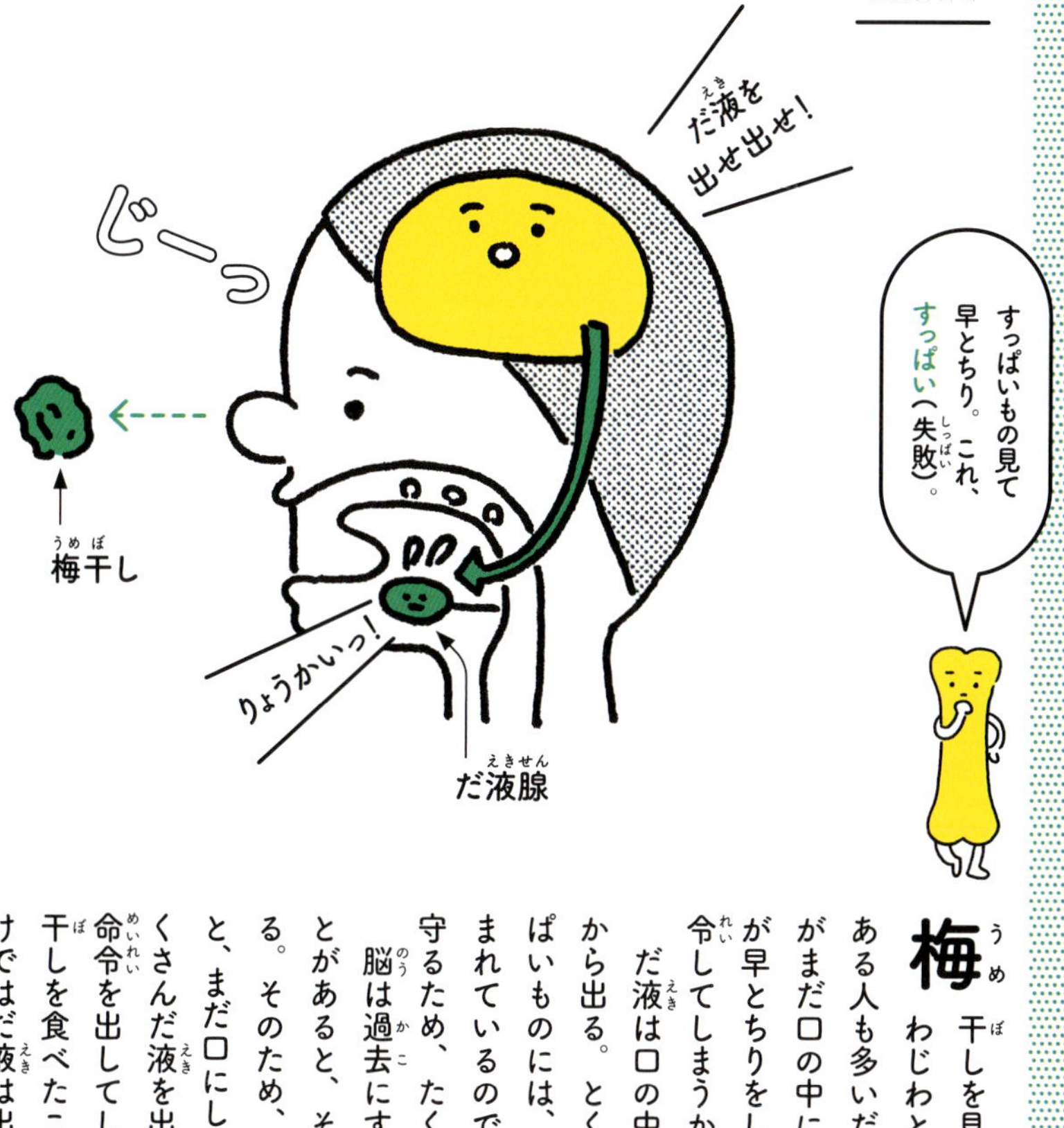

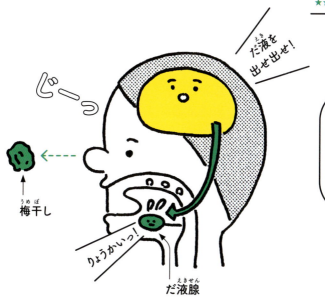

だ液《えき》を出せ出せ！
じーっ
梅干《うめぼ》し
りょうかいっ！
だ液腺《えきせん》
すっぱいもの見て早とちり。これ、すっぱい（失敗《しっぱい》）。

梅《うめ》干《ぼ》しを見ただけで、口の中にじわじわとだ液《えき》が出てきたことがある人も多いだろう。これは、梅干《うめぼ》しがまだ口の中に入っていないのに、脳《のう》が早とちりをしてだ液《えき》を出すよう、命《めい》令《れい》してしまうからだ。

だ液《えき》は口の中のだ液腺《えきせん》というところから出る。とくに、梅干《うめぼ》しなどのすっぱいものには、歯をとかす成分《せいぶん》がふくまれているので、それをうすめて歯を守るため、たくさんのだ液《えき》が出る。

脳《のう》は過去《かこ》にすっぱい味を経験《けいけん》したことがあると、そのことを強く覚《おぼ》えている。そのため、次に梅干《うめぼ》しなどを見ると、まだ口にしていなくても、脳《のう》は「たくさんだ液《えき》を出さなきゃ」とだ液腺《えきせん》に命令《めいれい》を出してしまうのだ。だから、梅《うめ》干《ぼ》しを食べたことがない人は、見ただけではだ液《えき》は出ないよ。

脳《のう》の海馬《かいば》には覚《おぼ》えたことが一時的《いちじてき》にしか記憶《きおく》されない

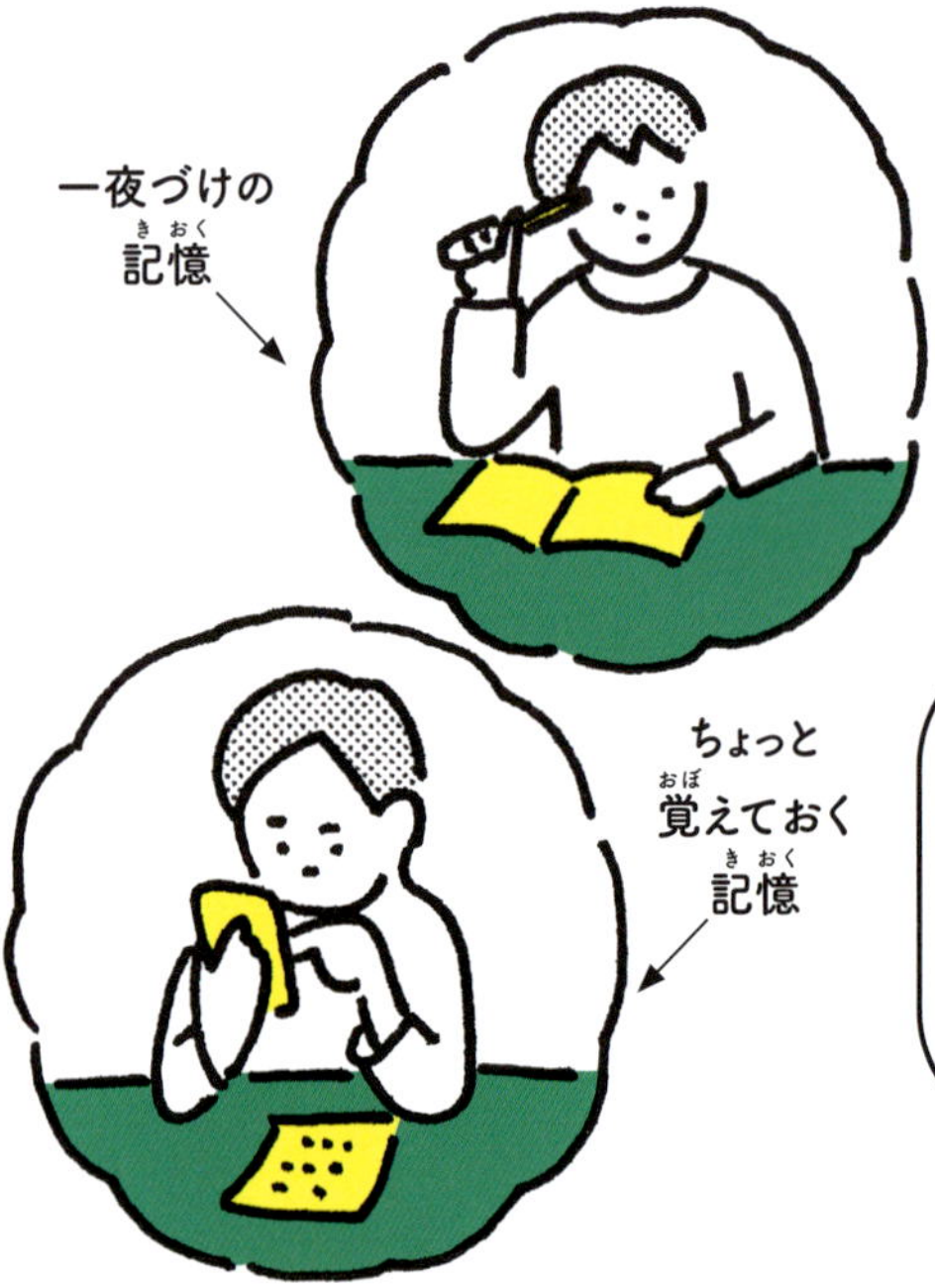
一夜づけの記憶《きおく》
ちょっと覚《おぼ》えておく記憶《きおく》

海馬《かいば》での記憶《きおく》は一時的《いちじてき》

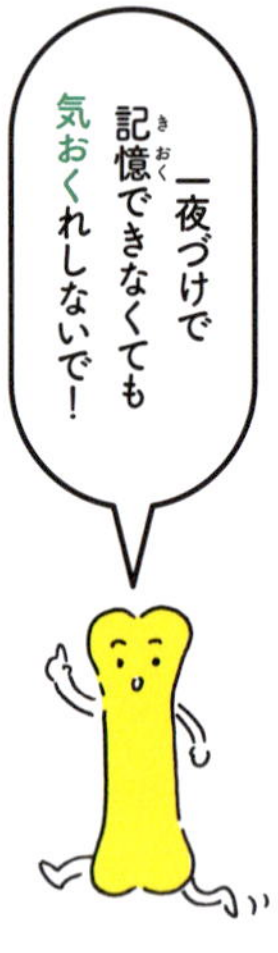
一夜づけで記憶《きおく》できなくても気おくれしないで！

テストの前の日、必死《ひっし》に勉強して覚《おぼ》えたはずなのに、いざテスト本番で思いだそうとしても、けっこうわすれている、なんて体験《たいけん》をしたことはないかな？　そんなとき、自分の記《き》憶力《おくりょく》に自信《じしん》をなくしてしまいそうだが、ご安心を。だれでも、その場しのぎで覚《おぼ》えたようなことは、わすれてしまうのだ。

人間の記憶《きおく》には、その日の予定など短い期間しか覚《おぼ》えていられない短期記《たんきき》憶《おく》と、学校までの道順《みちじゅん》や家族のたん生日など、ちょっとやそっとじゃわすれない長期記憶《ちょうききおく》がある。その場しのぎで覚《おぼ》えたようなことは、短期記憶《たんききおく》として、脳《のう》の海馬《かいば》という部分に保存《ほぞん》される。でも一時的《いちじてき》なものなので、数秒から数日しか覚《おぼ》えておけないんだ。

それなら、長期記憶《ちょうききおく》がどうやったら

ざんねん度
★★★★★

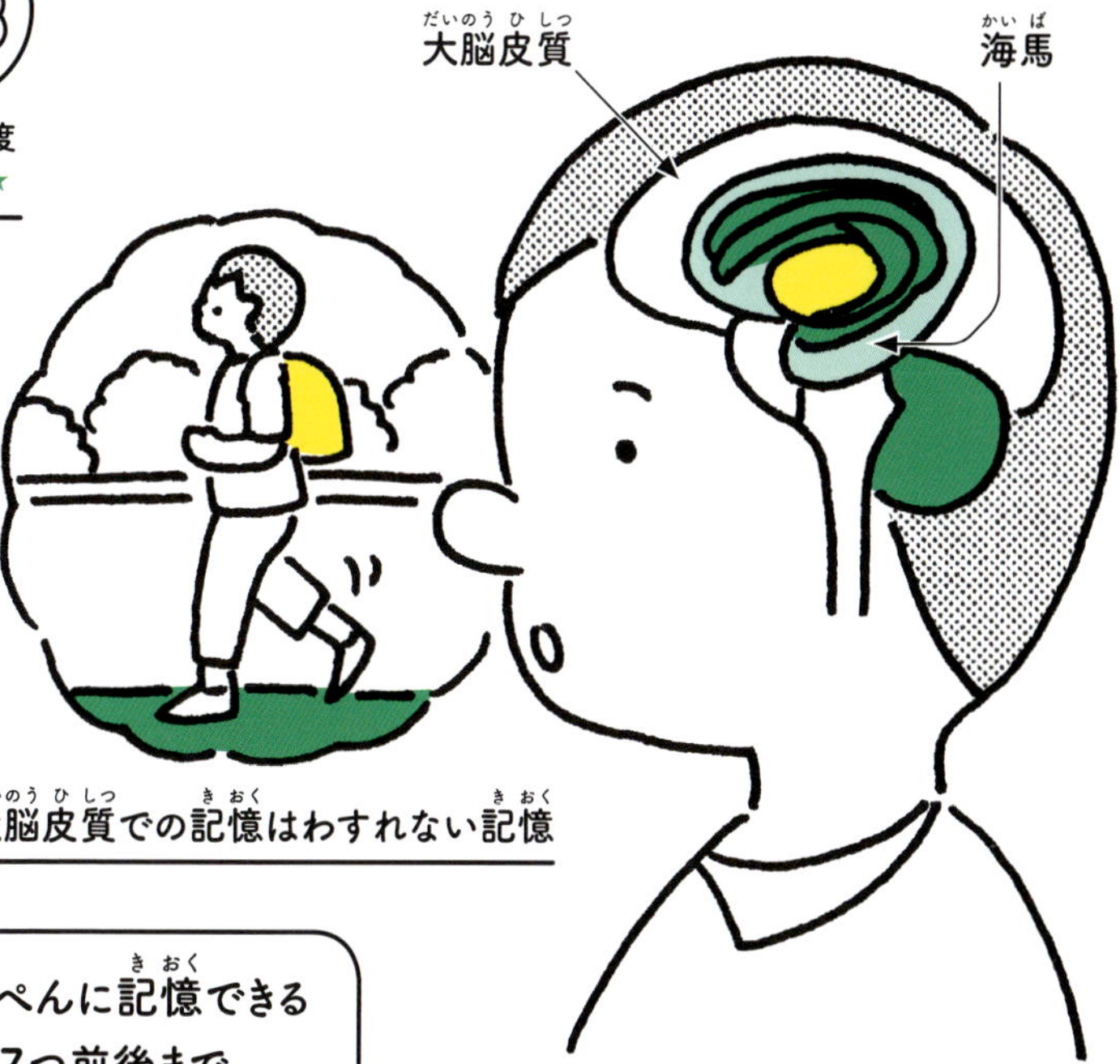

大脳皮質《だいのうひしつ》での記憶《きおく》はわすれない記憶《きおく》

できるのか疑問《ぎもん》だよね。こっちの記憶《きおく》は脳《のう》の大脳皮質《だいのうひしつ》という部分で保存《ほぞん》される。しっかりと大脳皮質《だいのうひしつ》に記憶《きおく》しておくためには、海馬《かいば》で一時的《いちじてき》に保存《ほぞん》された記憶《きおく》を、何度も何度もくり返し思いだす必要《ひつよう》があるんだ。それによって、海馬《かいば》の情報《じょうほう》が大脳皮質《だいのうひしつ》にたくわえられて、長期記憶《ちょうききおく》になるというわけ。

やはり、勉強は毎日毎日の積《つ》みかさねが大事なのだ。

いっぺんに記憶《きおく》できるのは7つ前後まで

短期記憶《たんききおく》で、一度にどれくらいのことを覚《おぼ》えられるのかといえば、わずか7つ前後という説《せつ》がある。つまり、目の前に10種《しゅ》類《るい》の野菜《やさい》があったとき、7種類《しゅるい》くらいまでしか覚《おぼ》えられないのだ。とはいえ、毎日その野菜《やさい》をくり返し見れば、長期記憶《ちょうききおく》となり、全部覚《おぼ》えることは可能《かのう》だよ。

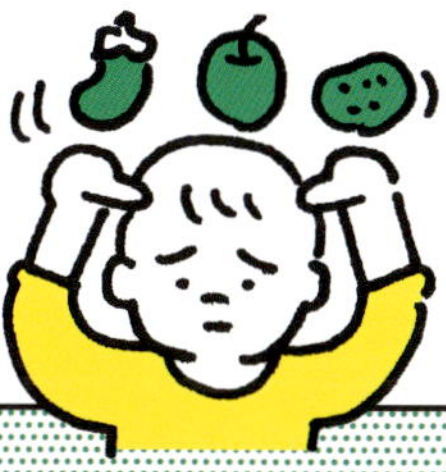

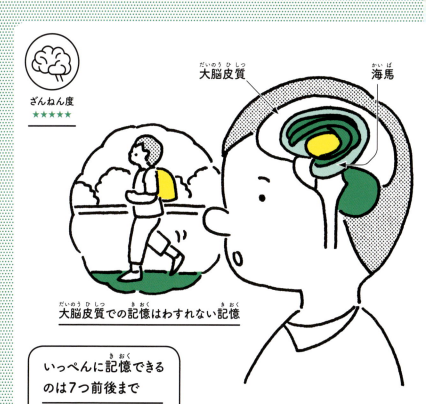

ないはずのものが見えることがある

ざんねん度
★★★★★

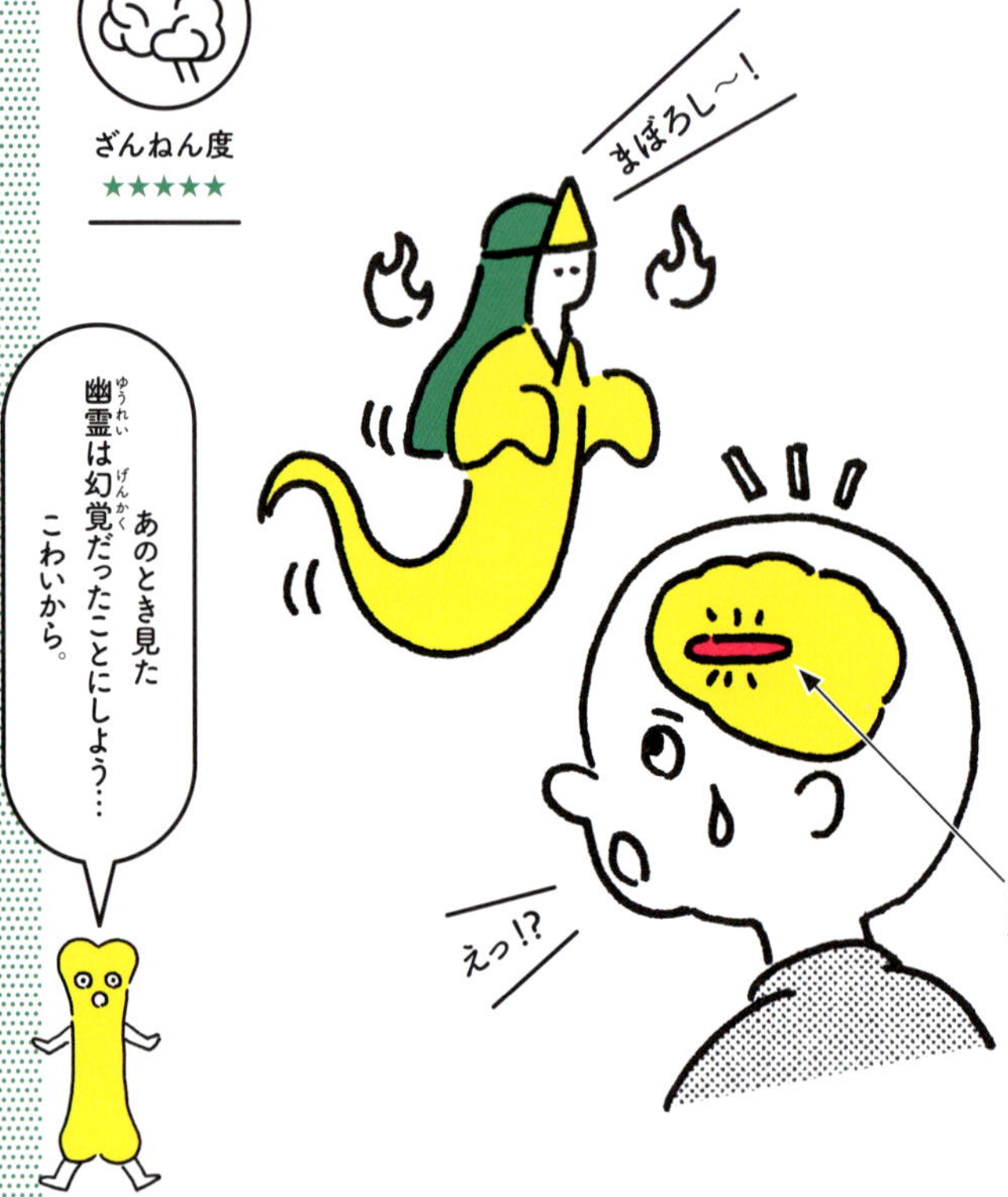
まぼろし～！
あのとき見た
幽霊《ゆうれい》は幻覚《げんかく》だったことにしよう…
こわいから。
紡錘状回《ぼうすいじょうかい》
えっ!?

人間は、幽霊《ゆうれい》のように、そこにないはずのものが見えてしまうことがある。これを幻覚《げんかく》といって、ほかにも、ないはずの音が聞こえたり、においが感じられたりすることもいう。

その多くの原因《げんいん》は、脳《のう》の不具合によるようだ。脳《のう》の中の、人の顔や体を見わける紡錘状回《ぼうすいじょうかい》という部分に問題が起こると、そこにいないはずの人の顔が見えてしまうことがある。また、脳《のう》の病気によって、人がいないのに、声が聞こえたりする。

また、思いこみによって見えてしまうこともある。木目《もくめ》やしみなどをぼんやり見ていると、頭では木目《もくめ》やしみとわかっていても、人の顔のように見えることがあるよね。そして、一度そう感じると、人の顔にしか見えなくなってしまうのだ。

人間は光っている！
とくに病気のとき……

ざんねん度
★★★★☆

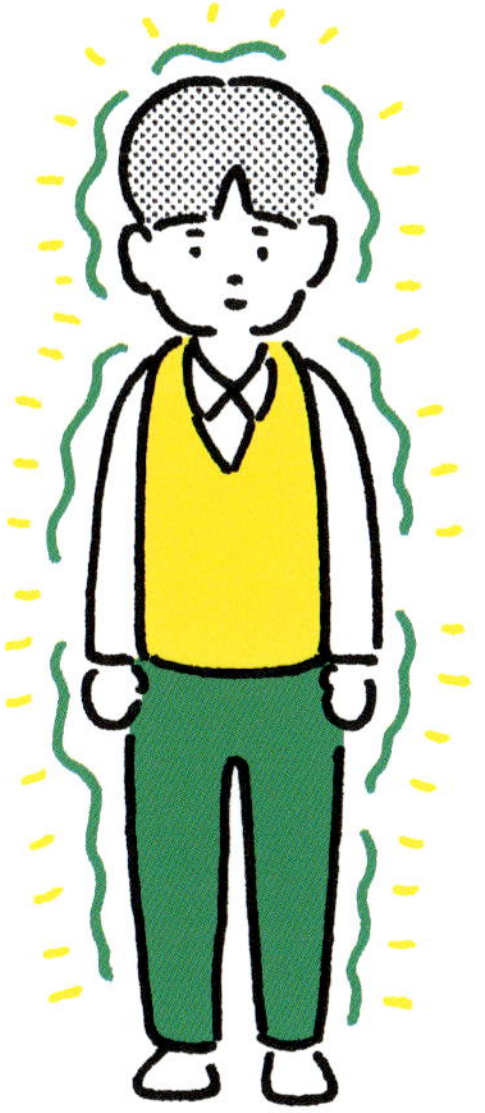

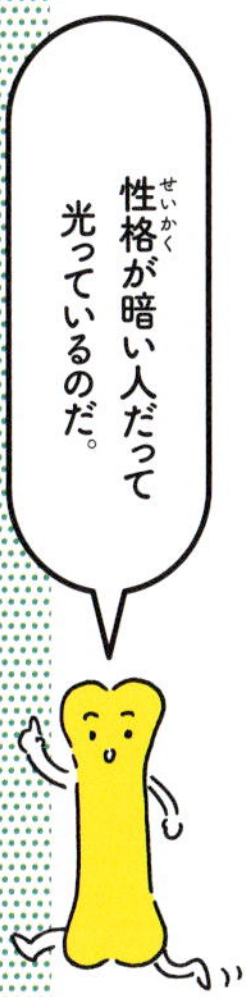
性格《せいかく》が暗い人だって
光っているのだ。

ホタルのように、人間の体も光っていると聞いたら、きみはおどろくんじゃない？　これ、本当なんだ。

人間の体をつくっている細胞《さいぼう》は、ふだんから光を発している。これはバイオフォトンとよばれるものだ。細胞《さいぼう》の活動が活発になると、より強く発光することがわかっている。

とくにもっとも光を放つのは、がんという細胞《さいぼう》の病気にかかっているとき。がん細胞《さいぼう》がどんどんふえているとき、バイオフォトンは強まる。また、体がストレスにさらされているときも光が強まるというデータもある。

ただし、発光するといっても、目には見えないほど弱く、まっ暗な部屋でわずかな光をとらえる機械《きかい》などを使わないと見ることはできない。また、なぜ光るのか、原因《げんいん》は解明《かいめい》されていない。

てのひらを太陽にすかして見ても真っ赤な血潮《ちしお》は見えない

ざんねん度
★★☆☆☆

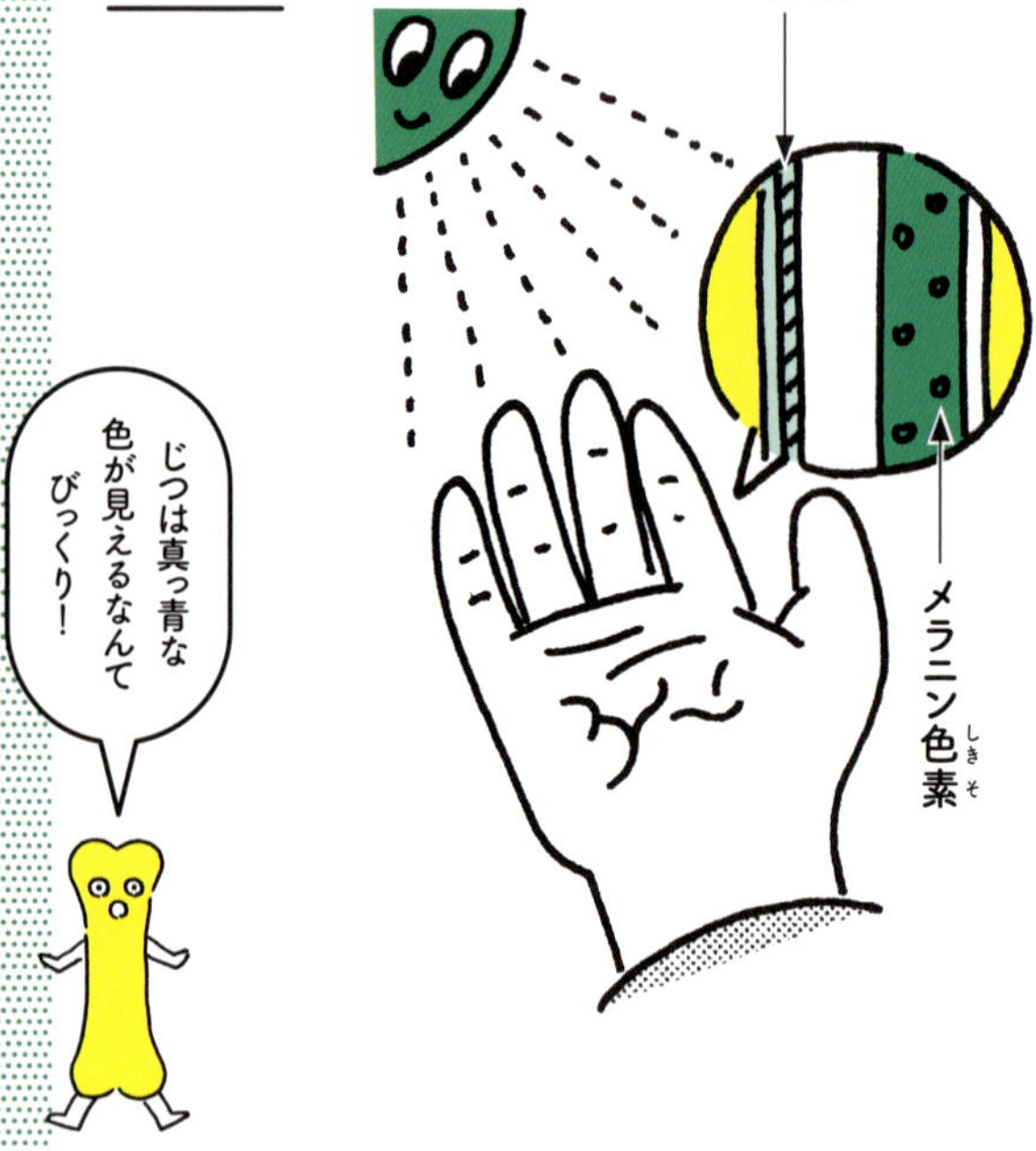
静脈《じょうみゃく》
メラニン色素《しきそ》
じつは真っ青な色が見えるなんてびっくり！

童《どう》謡《よう》の『手のひらを太陽に』を、きみも歌ったことがあるかな。歌のなかで、てのひらを太陽にすかすと、真っ赤に流れる血潮《ちしお》（流れる血）が見えるというような歌詞《かし》があるんだけど、実際《じっさい》は真っ赤には見えないんだ。

というのも、体の中を通る血管《けっかん》には、酸素《さんそ》が多いため赤くなる血液《けつえき》が流れる動脈《どうみゃく》と、酸素《さんそ》が少ないため赤黒い血液《けつえき》が流れる静脈《じょうみゃく》がある。このうち、皮ふを通して見える血管《けっかん》の多くは静脈《じょうみゃく》だ。

さらに、皮ふにはメラニン色素《しきそ》という、皮ふを日焼《ひや》けから守る黒い細胞《さいぼう》がある。皮ふを通して静脈《じょうみゃく》を見るとき、このメラニン色素《しきそ》の色と静脈《じょうみゃく》を流れる赤黒い血管《けっかん》の色がまざる。そのため、きみたちがてのひらを太陽にすかしたときに見えるのは、青く見える血管《けっかん》というわけ。

ストレスはあってもなくても病気にかかりやすい

ざんねん度
★★★★★

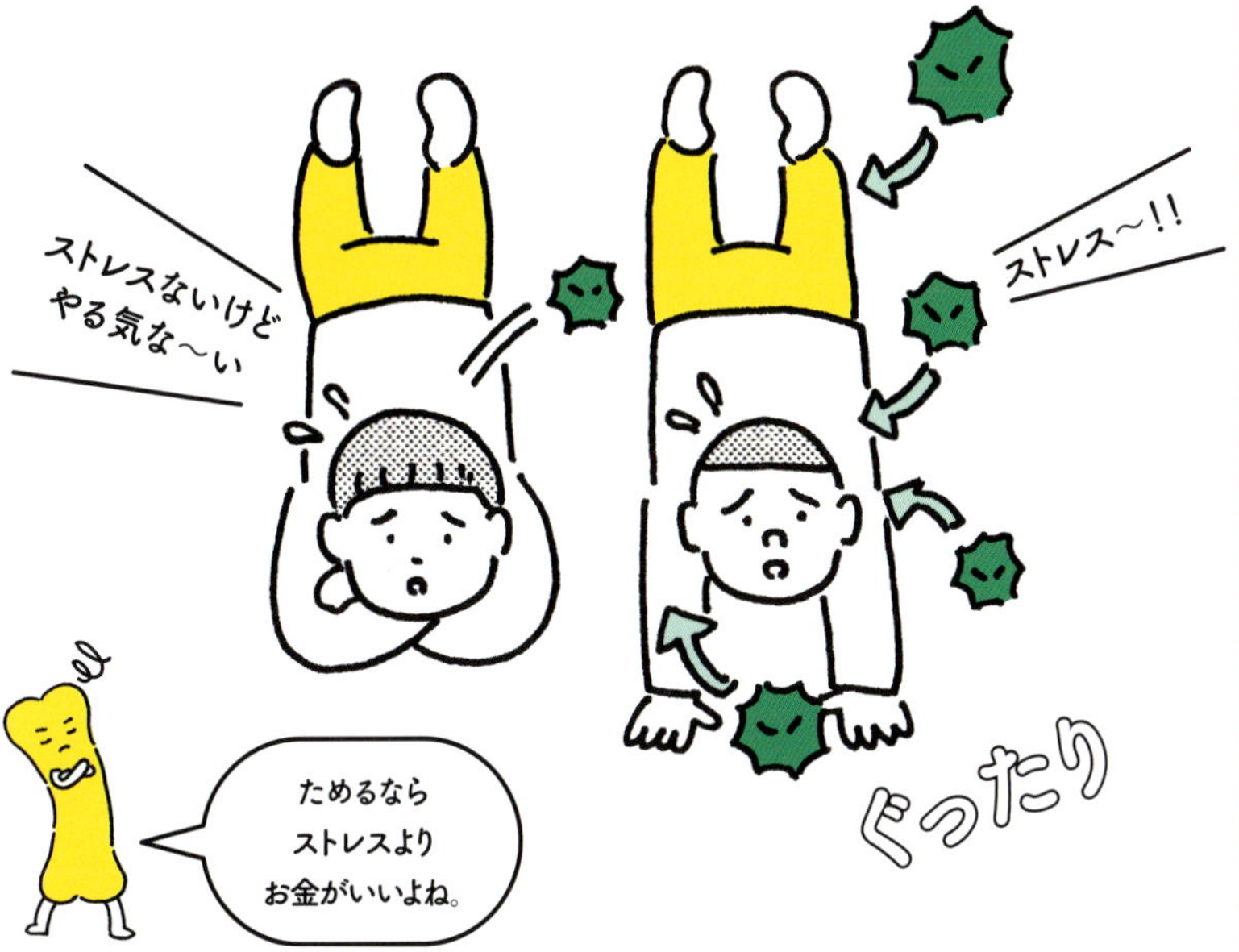
ストレスないけど
やる気な〜い
ストレス〜!!
ぐったり
ためるなら
ストレスより
お金がいいよね。

ストレスは、暑さや寒さ、悩《なや》みごとや緊張《きんちょう》することなど、さまざまな刺激《しげき》によって、心と体が変化《へんか》しようとする反応《はんのう》のことだ。

イヤな友だちがクラスにいる、大きらいな宿題をしないといけないなどのストレスにさらされつづけると、頭痛《ずつう》や腹痛《ふくつう》などが起きたりする。ねむれなくなったり、何もしたくなくなったりと、心にもよくない。早い話、いろいろな病気の原因《げんいん》になってしまう。

だから、ストレスがないほうがいいと考えるのは当然《とうぜん》だ。でも、だれともつきあわず何もしないような、ストレスのない生活をすると、それはそれで活力がなくなり、心にも体に悪いのだ。

ストレスが適度《てきど》にあり、それを気分《きぶん》転換《てんかん》しながら解消《かいしょう》して、刺激《しげき》を受けながらくらすのが一番だ。

ざんねん度
★★★★★

免疫《めんえき》は、はたらきすぎてしまうことがある

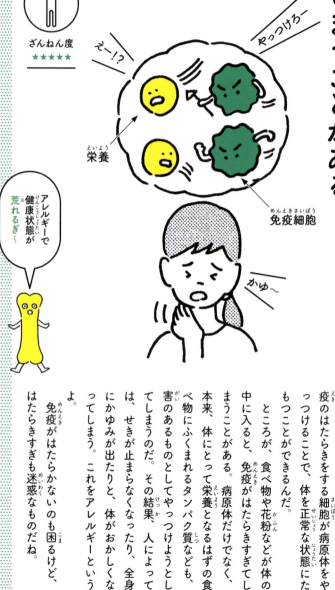

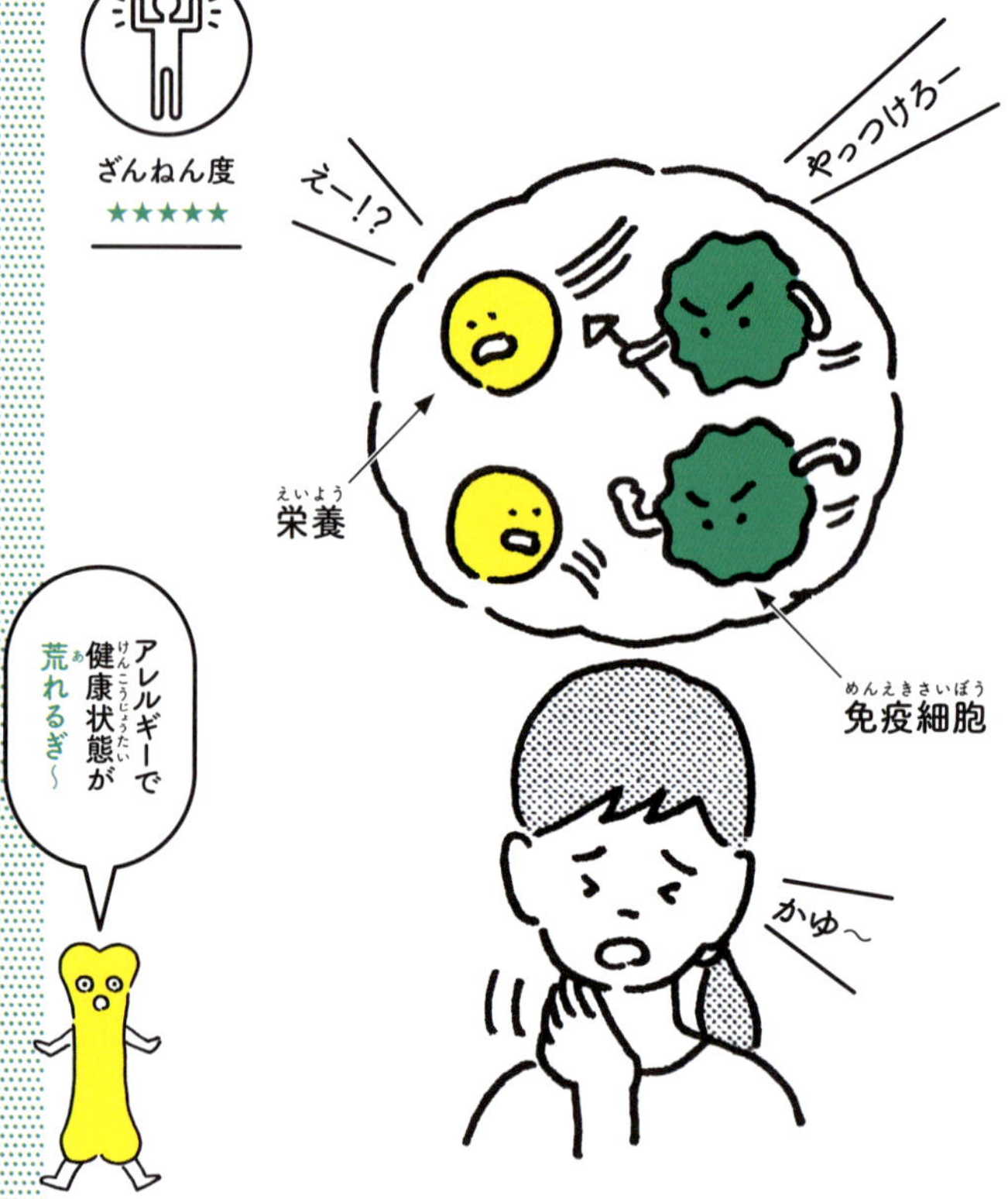
やっつけろー
えー!?
栄養《えいよう》
免疫細胞《めんえきさいぼう》
かゆ〜
アレルギーで健康状態《けんこうじょうたい》が荒《あ》れるぎ〜

免《めん》疫《えき》とは、体の中に入ってきた細《さい》菌《きん》やウイルスなど、害《がい》になる病原体から体を守るはたらきのこと。免《めん》疫《えき》のはたらきをする細胞《さいぼう》が病原体をやっつけることで、体を正常《せいじょう》な状態《じょうたい》にたもつことができるんだ。

ところが、食べ物や花粉《かふん》などが体の中に入ると、免疫《めんえき》がはたらきすぎてしまうことがある。病原体だけでなく、本来、体にとって栄養《えいよう》となるはずの食べ物にふくまれるタンパク質《しつ》なども、害《がい》のあるものとしてやっつけようとしてしまうのだ。その結果《けっか》、人によっては、せきが止まらなくなったり、全身にかゆみが出たりと、体がおかしくなってしまう。これをアレルギーというよ。

免疫《めんえき》がはたらかないのも困《こま》るけど、はたらきすぎも迷惑《めいわく》なものだね。

化粧《けしょう》は見た目はよくなるが細菌《さいきん》がふえる原因《げんいん》にもなる

ざんねん度 ★★★★☆

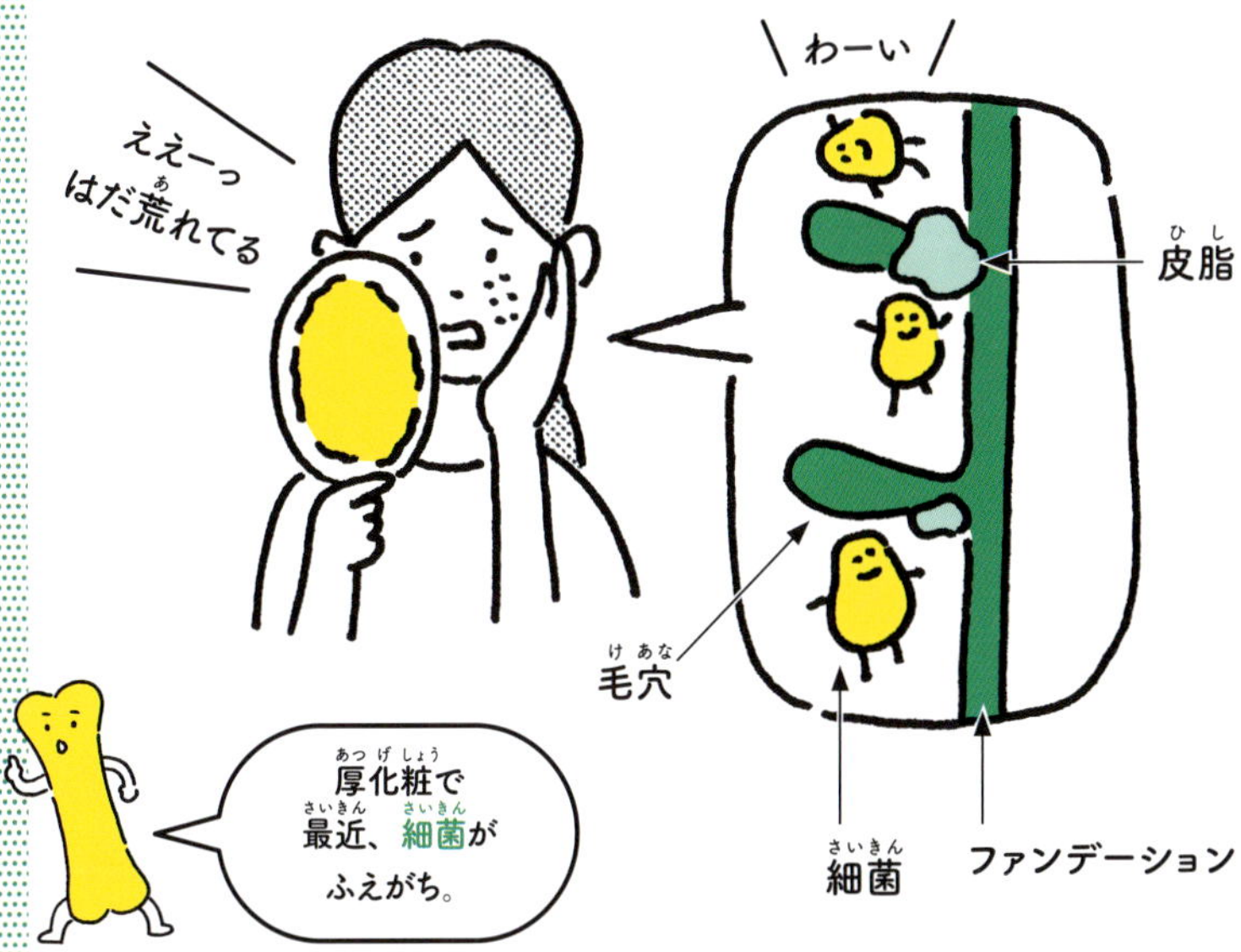

女《じょ》性《せい》はもとより、最近《さいきん》では男性《だんせい》でもすることがある化粧《けしょう》。

どうして大人《おとな》はそんなことをするのかといえば、しみやしわをかくし、はだをきれいに、若《わか》わかしく見せるためだ。でも、見た目をよくするための化《け》粧《しょう》のはずが、長時間、化粧《けしょう》をしたままでいると、皮ふや毛穴《けあな》に細菌《さいきん》がふえる原因《げんいん》になり、はだが荒《あ》れてしまうことにもなりかねないのだ！

たとえば、はだにぬるファンデーションは、毛穴《けあな》をふさいでしまう。だから、毛穴《けあな》から出る皮脂《ひし》というあぶらを外に出せなくなる。すると、皮脂《ひし》を栄《えい》養《よう》にする細菌《さいきん》がふえる。これが、はだ荒《あ》れやにきびなどを起こすのだ。

それを防《ふせ》ぐためには、なるべくうす化粧《げしょう》にして、化粧《けしょう》を放置《ほうち》しないことが大切なんだ。

二本足で立ったから体にいろいろ無理《むり》が出てきた

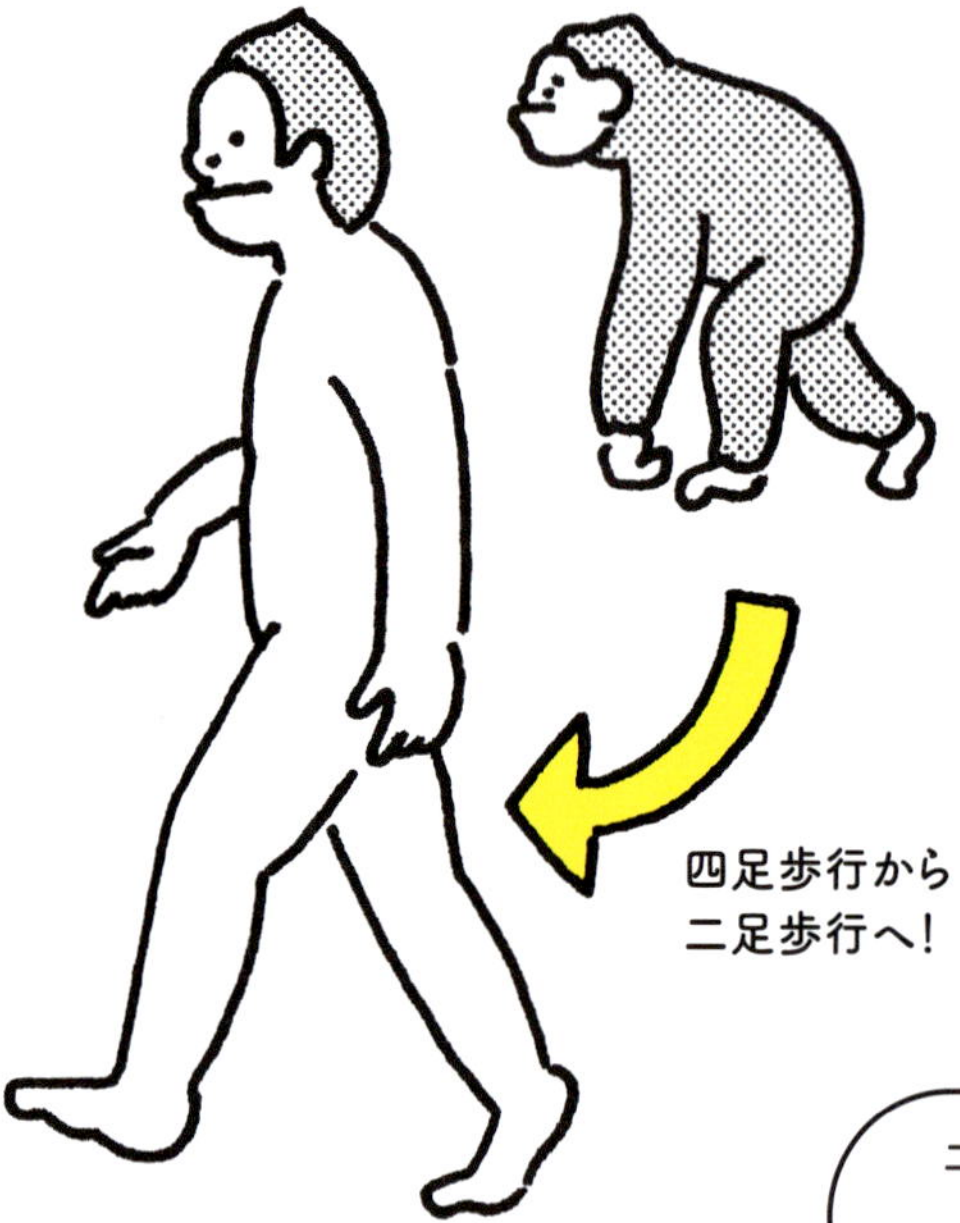
四足歩行から
二足歩行へ!

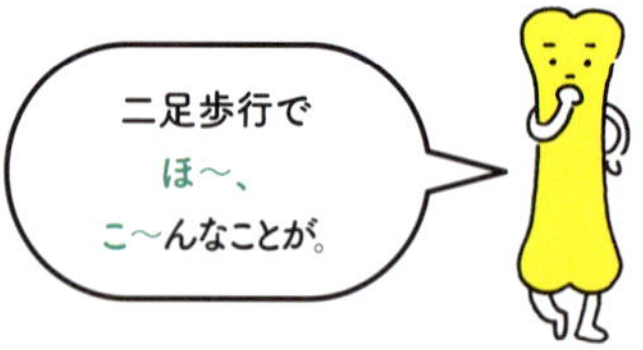
二足歩行で
ほ～、
こ～んなことが。

地球上にいる生き物のなかで、完《かん》全《ぜん》に二本足で立って歩くのは、われわれ人間しかいない。人間は、四足歩行から2本の足で立って歩くように進化をとげたことで、ほかの生き物とは大きくことなる生活をし、文明を築《きず》くことができるようになったのだ。

しかし、そのことで、体にはいろいろな無理《むり》が出てきてしまった……。たとえば、胃下垂《いかすい》。これは、胃《い》が体の本来ある位置《いち》よりも下がってきてしまうというもの。もともとは四足歩行で体が前かがみだったのに、立ちあがったことで、胃《い》が下がりやすくなってしまった。特《とく》に病気ではないけど、体が細くなったり、体力不足《たいりょくぶそく》を感じやすくなったりするんだ。

同じように、立ちあがったことで腰《よう》痛《つう》にもなりやすくなった。これも人間

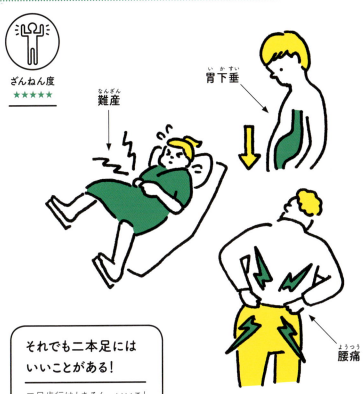

ざんねん度
★★★★★

特有《とくゆう》の不具合《ふぐあい》で、腰《こし》（腰椎《ようつい》）に上半身の重さがすべてかかるようになったことで、負担《ふたん》となり、痛《いた》みやすくなった。肩《かた》こりもそう。腕《うで》の重さが肩《かた》から首にすべてかかるために起こる。

出産も大変《たいへん》になった。赤ちゃんの通り道となる骨盤《こつばん》が、二足歩行の影響《えいきょう》で細くなったため、人間は難産《なんざん》になりがちなのだ。

進化もいいことばかりではない。

それでも二本足にはいいことがある！

二足歩行はもちろん、いいこともあった。まず、人間はのどのおくの空間を広げることができた。そのため、いろいろな声（音）を出し、言葉を使えるようになったのだ。また、四足歩行よりも歩くときのエネルギーを節約《せつやく》でき、両手を使えるので、道具を使えることにもつながったのだ。

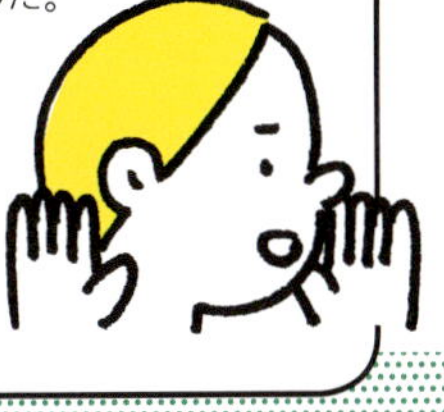

＼ひと休みコラム／

その対処法《たいしょほう》、じつはちがうかも!?

魚の小骨《こぼね》がのどに引っかかってもご飯《はん》を飲みこんでとっちゃダメ

焼《や》き魚を食べていて小骨《こぼね》がのどに引っかかることは、ときどきあるよね。

そんなとき、ご飯をゴクリと飲みこめばとれるなんてよく言うけど、そのせいで、小骨《こぼね》がのどに深くささってしまうことも。自然《しぜん》にとれることが多いのでようすをみよう。

また、太い骨《ほね》の場合はとれにくく危険《きけん》なので、2日くらいようすをみて、それでもとれなければ病院へ行こう。

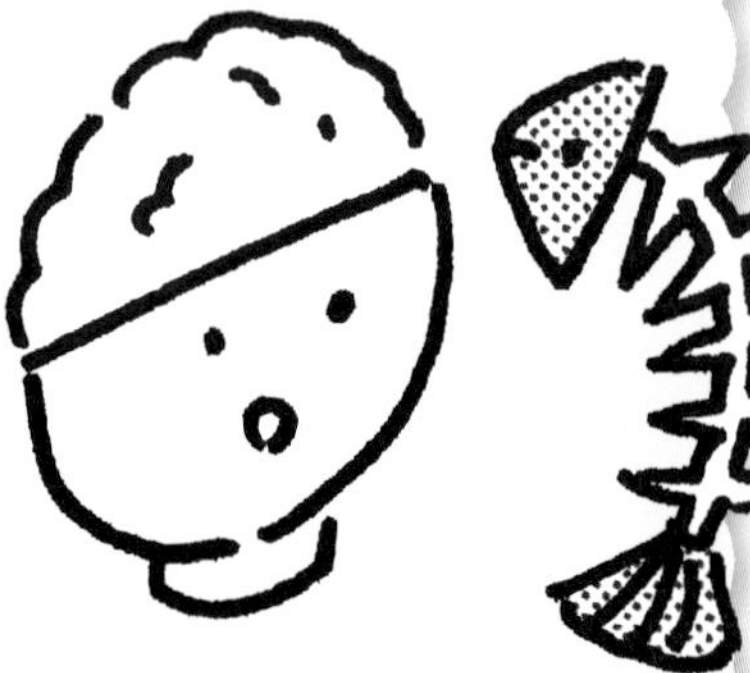

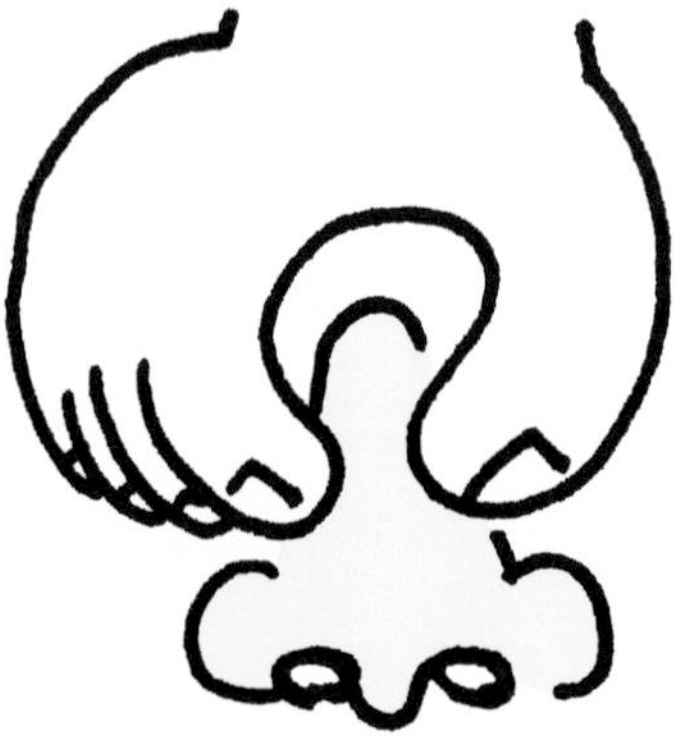

鼻血が出たときティッシュを鼻のあなにつめちゃダメ

鼻血の多くは、鼻をほじったり、鼻を強くかみすぎたりして、鼻の中の粘《ねん》膜《まく》の血管《けっかん》がやぶれることが原因《げんいん》。

出血をおさえるために、ティッシュをつめる人も多いけど、よけいに鼻の粘《ねん》膜《まく》を傷《きず》つけることになる。また、上を向いて首の後ろをたたくのも、血がのどに流れてくるので、ダメだ。

正しい止血法《しけつほう》は、いすにすわって下を向き、小鼻を強めに指でつまむこと。止まらなければ病院へ行こう。

プールのあと水道の水で目は洗《あら》わない

プールで泳いだあとは、水道の水で目を洗《あら》わないほうがいい。というのも、細菌《さいきん》などから目を守るムチンという粘液《ねんえき》が水で流されてしまうかもしれないからだ。また、涙《なみだ》にはふつう、よごれを洗《あら》い流す力があるので、目を洗《あら》わなくても特《とく》に問題はない。

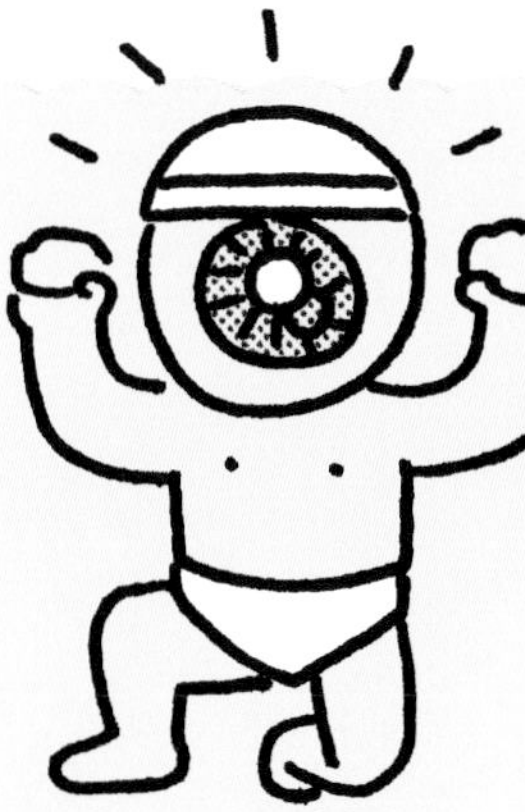

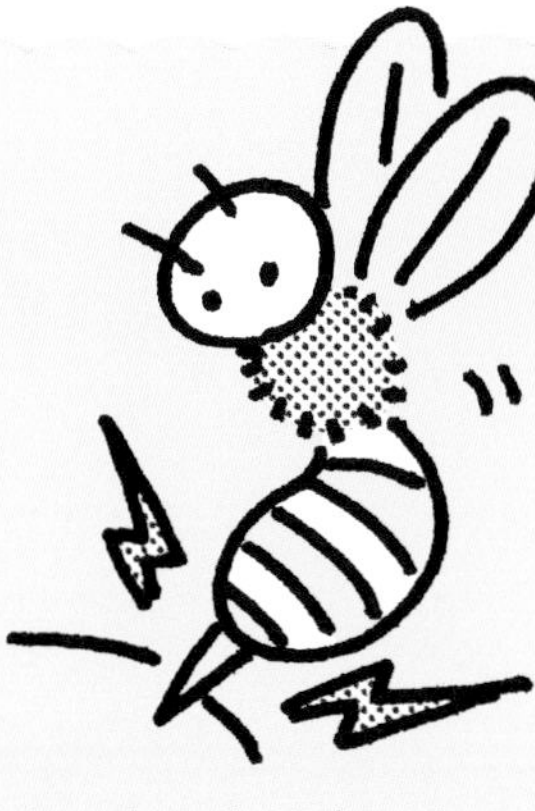

ハチにさされたときおしっこをかけるのはNG《エヌジー》

ハチにさされたとき、昔はおしっこをかければ大丈夫《だいじょうぶ》、なんていわれてきた。でも、これは意味がない。さされたら、そこを強くつねって毒《どく》を出し、針《はり》があったらとりのぞいてから、水で洗《あら》い流す。スズメバチなどにさされた場合は、すぐに病院に行くこと。

つき指をしたら、指を引っぱるのは大まちがい

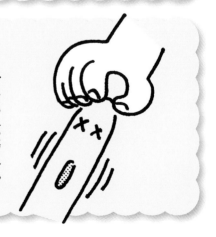

つき指は、指先に物が当たって起こるけがだ。指を引っぱって治《なお》そうとする人もいるけど、それはよけい悪化させてしまう。指の筋《すじ》と骨《ほね》をつなぐ腱《けん》が傷《きず》ついていたり、骨折《こっせつ》しているかもしれないからだ。つき指をしたら、まず冷《ひ》やし、動かさないように固定《こてい》しよう。

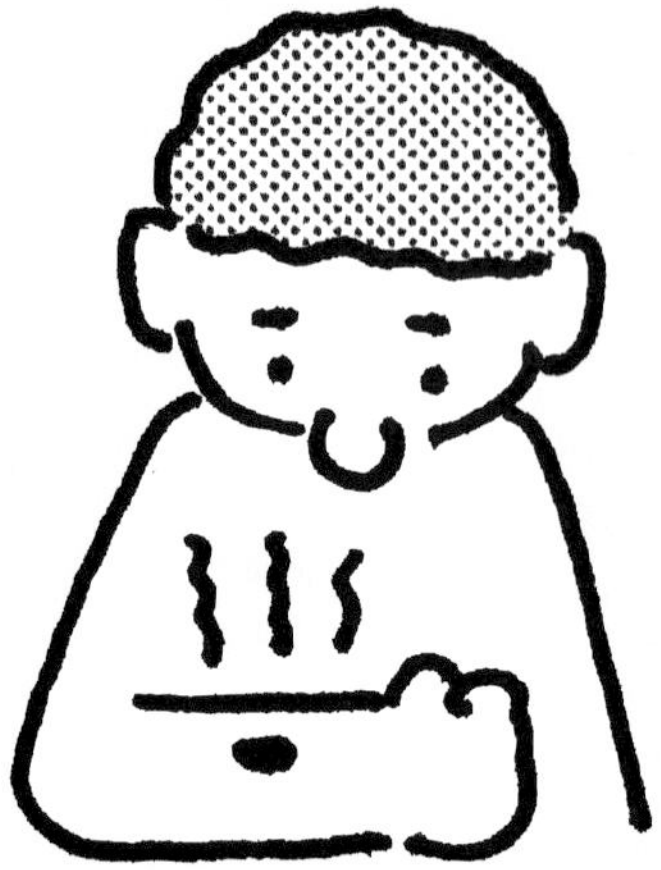

傷《きず》は乾燥《かんそう》させず うるおいをたもたせて治《なお》す

転んだりして、傷《きず》ができてしまったとき、消毒《しょうどく》をして乾《かわ》かし、かさぶたをつくって治《なお》す人も多いだろう。でも、これがよくないことが近年わかった。消毒《しょうどく》すると、傷《きず》を治《なお》す皮ふの細胞《さいぼう》まで殺《ころ》してしまうからだ。

また、傷《きず》から液《えき》が出てジュクジュクになるけど、これが傷《きず》をきれいに治《なお》す力をもつ。そのため、皮ふを乾燥《かんそう》させないほうがいいんだ。

今は、傷《きず》にうるおいをもたせておけるばんそうこうもあるので、そういうものを使おう。

熱《ねつ》が出たらひたいを冷《ひ》やしても気持ちいいだけ

熱《ねつ》が出たとき、ひたいに冷却《れいきゃく》ジェルシートなどを当てて、熱《ねつ》を下げようとするよね。ところがこれは、ただ気持ちがいいだけで、あまり解熱効果《げねつこうか》がない。冷《ひ》やすといいのは、首やわきの下、太もものつけ根あたり。熱《ねつ》のあるときは血液《けつえき》の温度が上がっているので、血液《けつえき》が皮ふの近くを通る場所を冷《ひ》やすといいんだ。

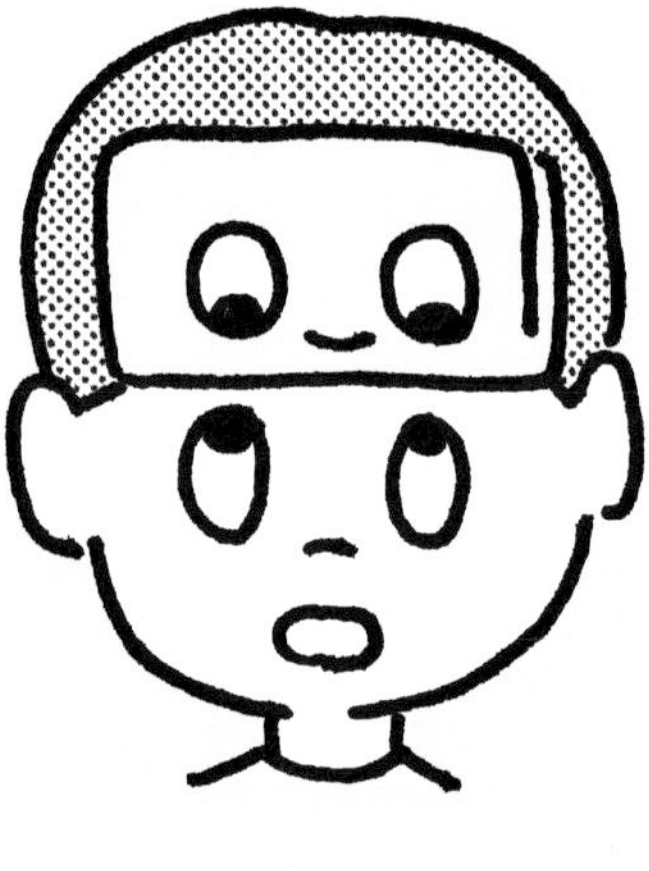

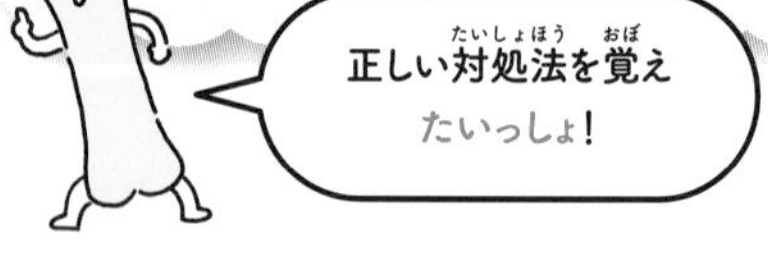
正しい対処法《たいしょほう》を覚《おぼ》え
たいっしょ!

2章 びっくりなからだ

Chapter

2

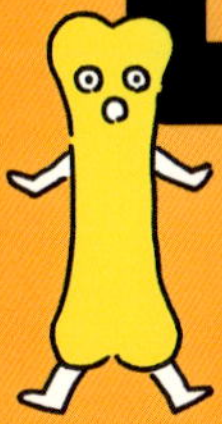

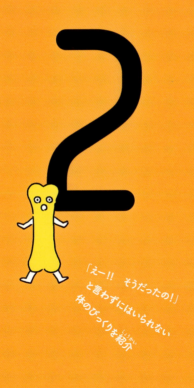

「えー!!　そうだったの!」
と言わずにはいられない
体のびっくりを紹介《しょうかい》

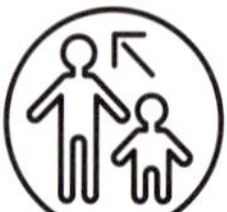

びっくり度
★★★★★

昨日《きのう》と今日《きょう》ではまったく同じ体ではない

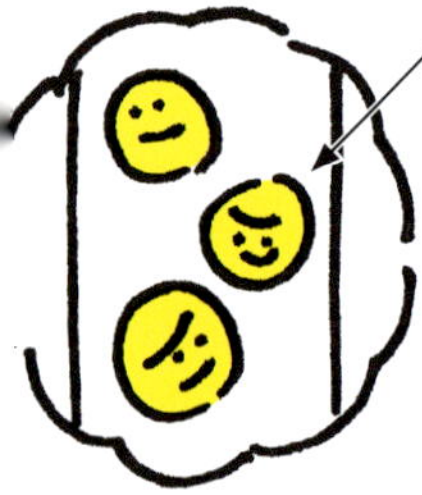

血液中《けつえきちゅう》の赤血球《せっけっきゅう》
4か月

きみがきみであるかぎり、同じ人間なのだから、体だっていつも同じだと思うかもしれない。しかし、昨日《きのう》のきみと今日《きょう》のきみの体は、まったく同じというわけではない！

人間の体は、約《やく》37兆個《ちょうこ》のいろいろな細胞《さいぼう》からできていて、ひとつひとつが生きている。そして、ほとんどの細胞《さいぼう》は、日夜、少しずつ生まれかわっているのだ。これは、それぞれの細胞《さいぼう》に寿《じゅ》命《みょう》があるから。もし、新しい細胞《さいぼう》に生まれかわり、死んだ細胞《さいぼう》と入れかわっていかなければ、細胞《さいぼう》がどんどん減《へ》っていく。そうなっては、健康《けんこう》ではいられないし、生きていけないからね。

また、細胞《さいぼう》が入れかわるスピードは、体の場所によってちがう。いろいろな説《せつ》があるけど、いちばん早いのは胃《い》や腸《ちょう》の内側表面《うちがわひょうめん》の細胞《さいぼう》で、わずか数日間で入れかわるという。皮ふだと3週間から1か月、血液《けつえき》の中の赤血球《せっけっきゅう》などの細胞《さいぼう》は4か月、骨《ほね》は5か月ほどだそうだ。そして、数年ほどで、体の細胞《さいぼう》のほとんどが入れかわる。つまり、数年で新しい体になっているのだ。

では、なぜ、体が新しくなっても、自分のままでいられるのか。これは、脳《のう》や神経《しんけい》などの細胞は、例外的《れいがいてき》に入れかわらないから。脳《のう》が変《か》わらないので、きみはきみでいられるんだよ。

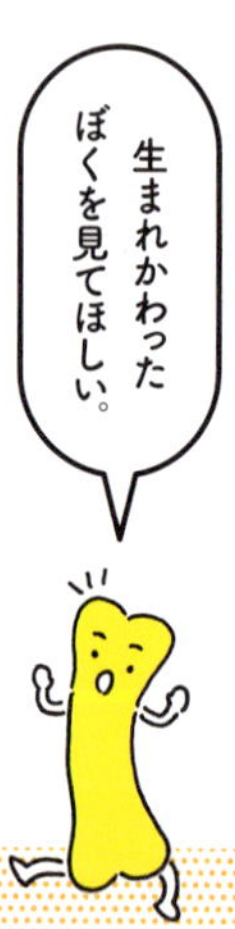

生まれかわったぼくを見てほしい。

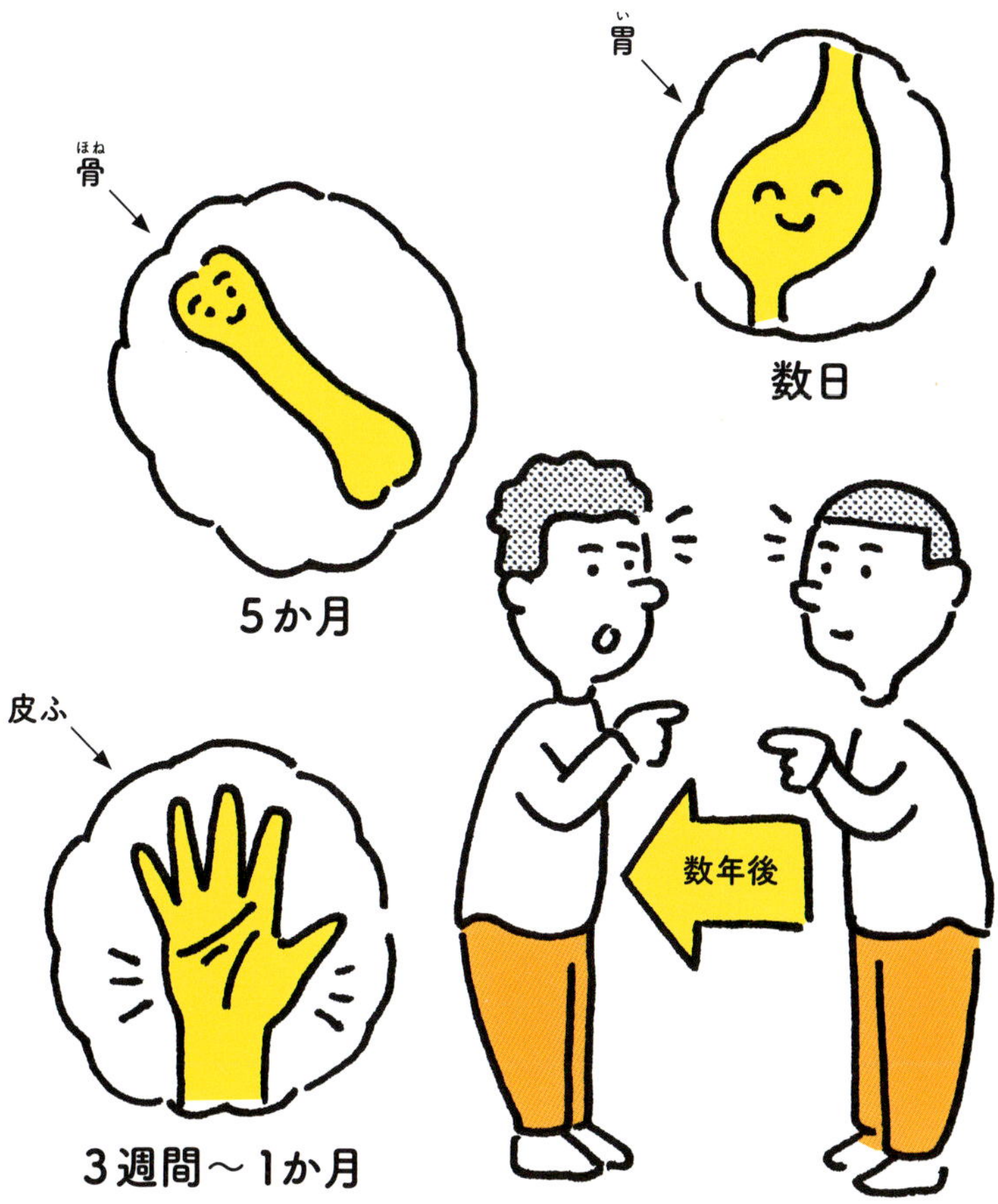

体をつくっているのは毎日の食事

きみの体は細胞《さいぼう》からできているけど、細胞《さいぼう》は何によってつくられているのかといえば、それは毎日の食事だ。食べた物によって、新しい細胞《さいぼう》が生まれ、古い細胞《さいぼう》と入れかわることができる。だから、健康的《けんこうてき》な細胞《さいぼう》をつくるためにも、栄《えい》養《よう》のバランスがいい食生活を心がけようね。

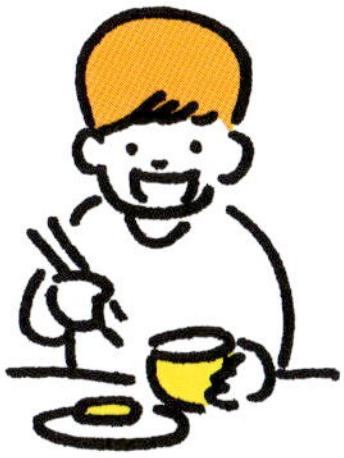

びっくり度
★★★☆☆

かみの毛は1日0・2〜0・3ミリのびる

かみの毛
のびろ〜
かみの毛の細胞《さいぼう》
毛根《もうこん》
皮ふ
前がみがのびすぎて
前が見えなくなる
前に切ろう！
のびたな〜

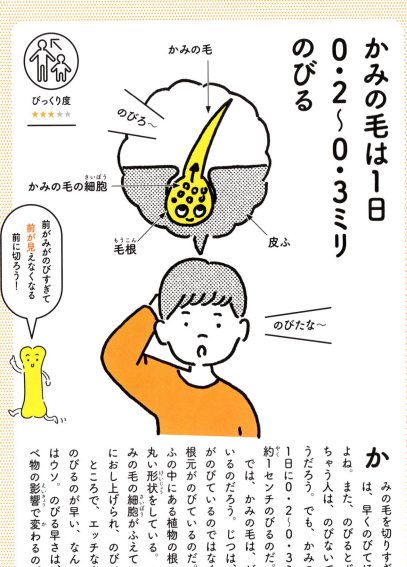

かみの毛を切りすぎちゃったときは、早くのびてほしいって思うよね。また、のびるとボサボサになっちゃう人は、のびないでほしいって思うだろう。でも、かみの毛はのびる。1日に0・2〜0・3ミリ、1か月で約《やく》1センチのびるのだ。

では、かみの毛は、どこからのびているのだろう。じつは、かみの毛の先がのびているのではなく、毛根《もうこん》という根元がのびているのだ。毛根《もうこん》は頭の皮ふの中にある植物の根のような部分で、丸い形状《けいじょう》をしている。ここで新しいかみの毛の細胞《さいぼう》がふえていき、皮ふの上におし上げられ、のびていくのだ。

ところで、エッチな人はかみの毛がのびるのが早い、なんていうけどこれはウソ。のびる早さは、生活習慣《せいかつしゅうかん》や食べ物の影響《えいきょう》で変《か》わるのだ。

血液《けつえき》は骨《ほね》（骨髄《こつずい》）でつくられる

びっくり度
★★★★★

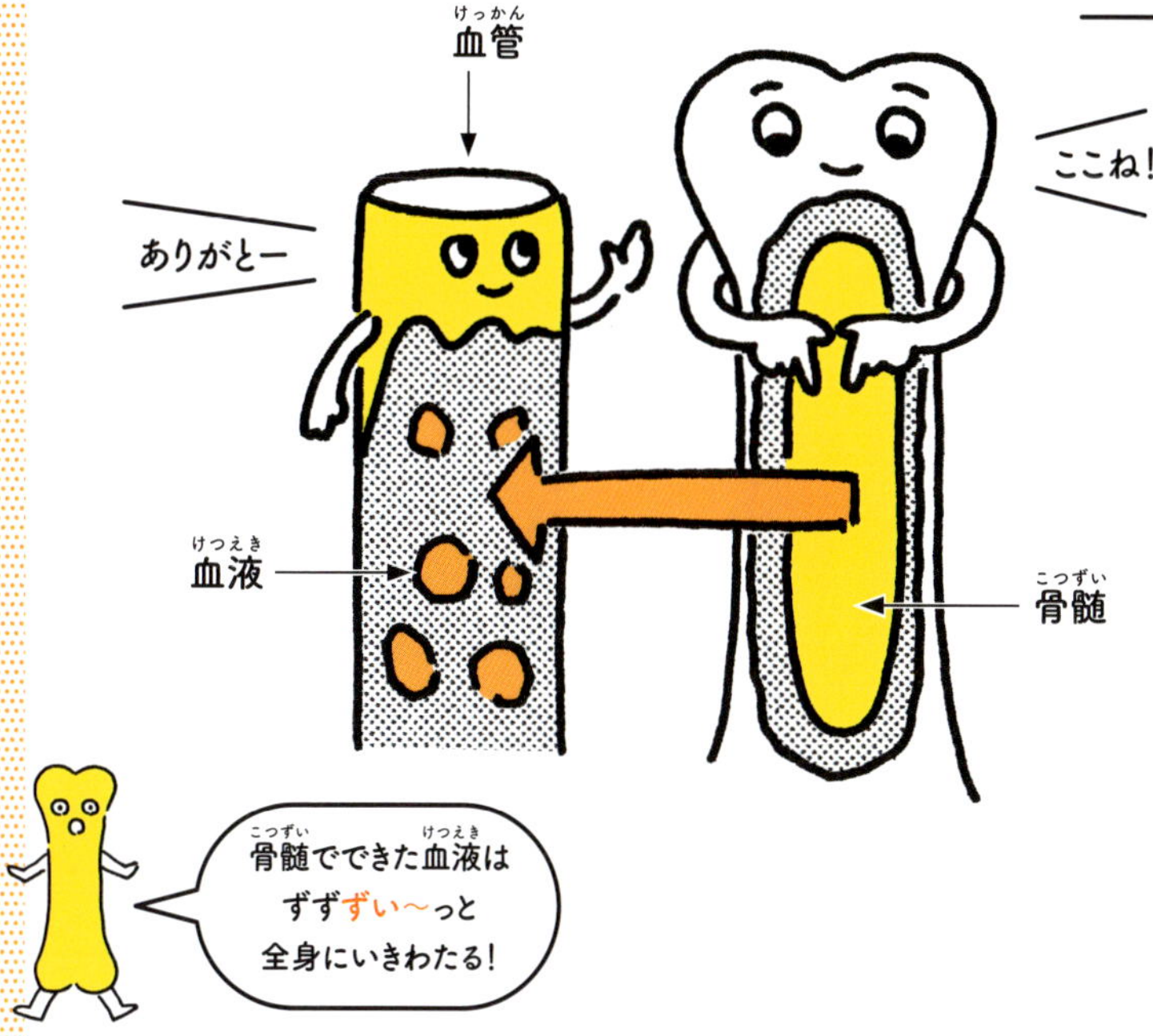
血管《けっかん》
ありがとー
ここね！
血液《けつえき》
骨髄《こつずい》
骨髄《こつずい》でできた血液《けつえき》は
ずずずい～っと
全身にいきわたる！

血《けっ》液《えき》は、全身をめぐって、酸素《さんそ》や二酸化炭素《にさんかたんそ》、栄養《えいよう》などを運ぶ。さらにけがをしたら止血したり、菌《きん》などの悪いものから体を守ったりと、生きるためにかかせないものだ。この血《けつ》液《えき》、いったい体のどこでつくられているのかといえば、なんと骨《ほね》なんだ。

心臓《しんぞう》などの内臓《ないぞう》でつくられていそうなイメージだから、意外な感じがするよね。でも、命にもかかわる重要《じゅうよう》な血《けつ》液《えき》だからこそ、固《かた》い骨《ほね》、いってみれば体の中で一番安全な場所でつくられるのだ。また、すべての骨《ほね》で血液《けつえき》がつくられるのではない。頭や背中など、骨《ほね》の中に骨髄《こつずい》というやわらかいスポンジ状《じょう》の組織《そしき》がある場所で、血液《けつえき》は休まずにつくられている。そして、骨《ほね》の中を通っている血管《けっかん》から、全身の血管《けっかん》へと流れていくんだ。

赤ちゃんは大人《おとな》より骨《ほね》の数が多い

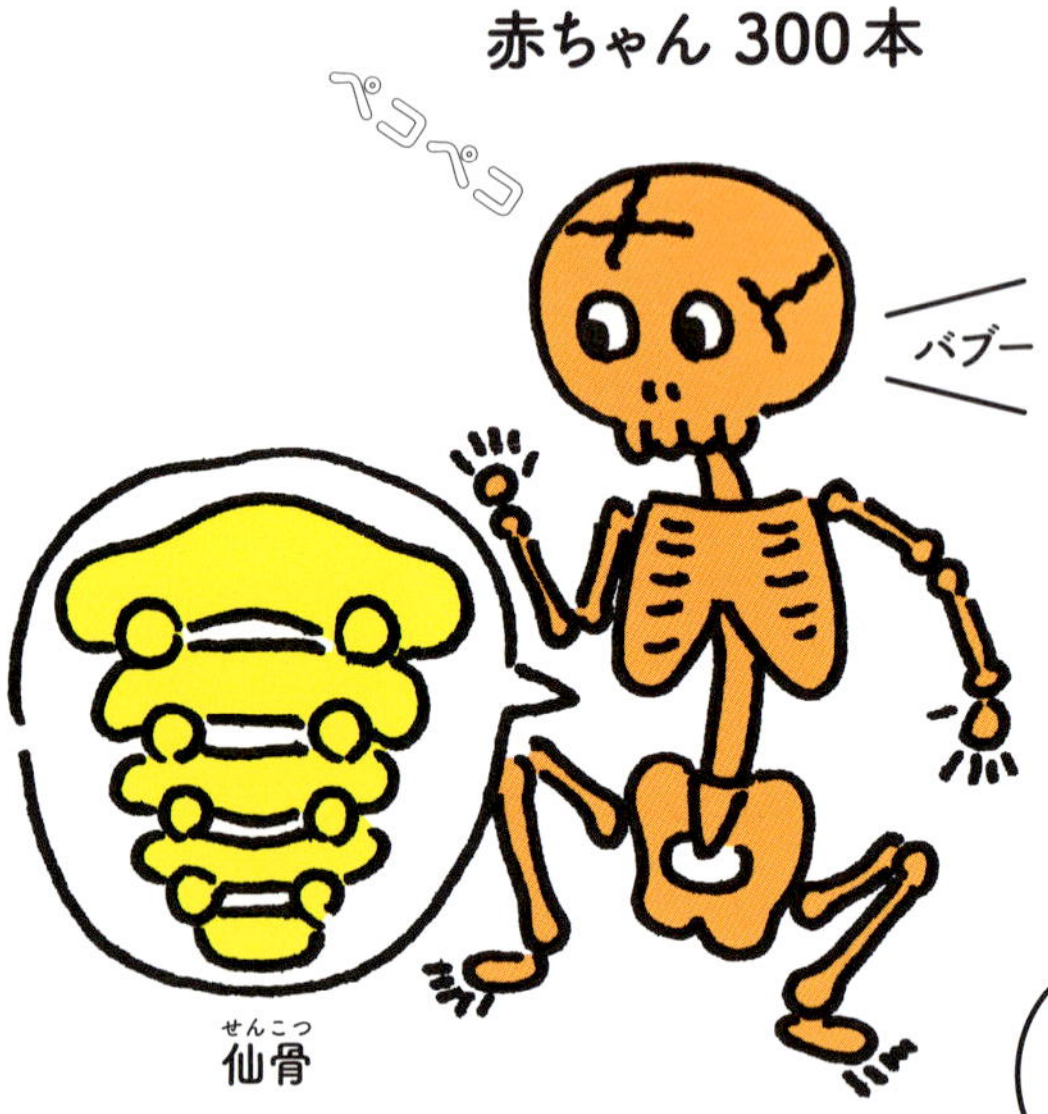
赤ちゃん 300本
ペコペコ
バブー
仙骨《せんこつ》

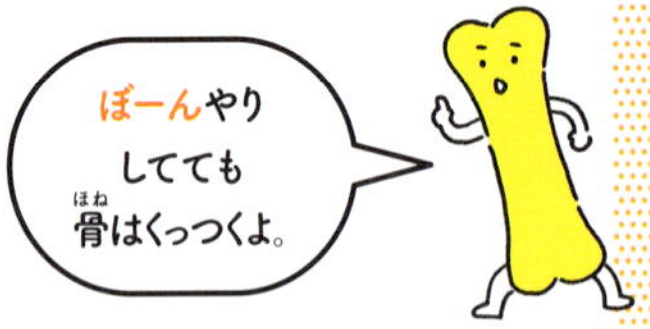
ぼーんやり
してても
骨《ほね》はくっつくよ。

赤ちゃんの体には、骨《ほね》が300本以上《いじょう》ある。ところが、大人《おとな》の骨《ほね》は、200本ほどしかない。そう、大人《おとな》よりも体がはるかに小さい赤ちゃんのほうが、100本も骨《ほね》の数が多いのだ。

こう書くと、赤ちゃんから子ども、大人《おとな》へと成長《せいちょう》していくなかで、100本もの骨《ほね》がどこかへ消えてしまうのだろうか……なんて思えちゃうかな。でも、そうじゃないんだ。一部の骨《ほね》同士が、くっついて、数が減《へ》っていくのだ。

たとえば、生まれたての赤ちゃんのおでこの上あたりは、さわるとぺこぺこする（強くさわっちゃダメだよ）。ここには骨《ほね》がない。でも、まわりにある4枚の骨《ほね》が、だんだん大きく成長《せいちょう》しながらくっついていって、ひとつになることですきまがふさがるんだ。きみ

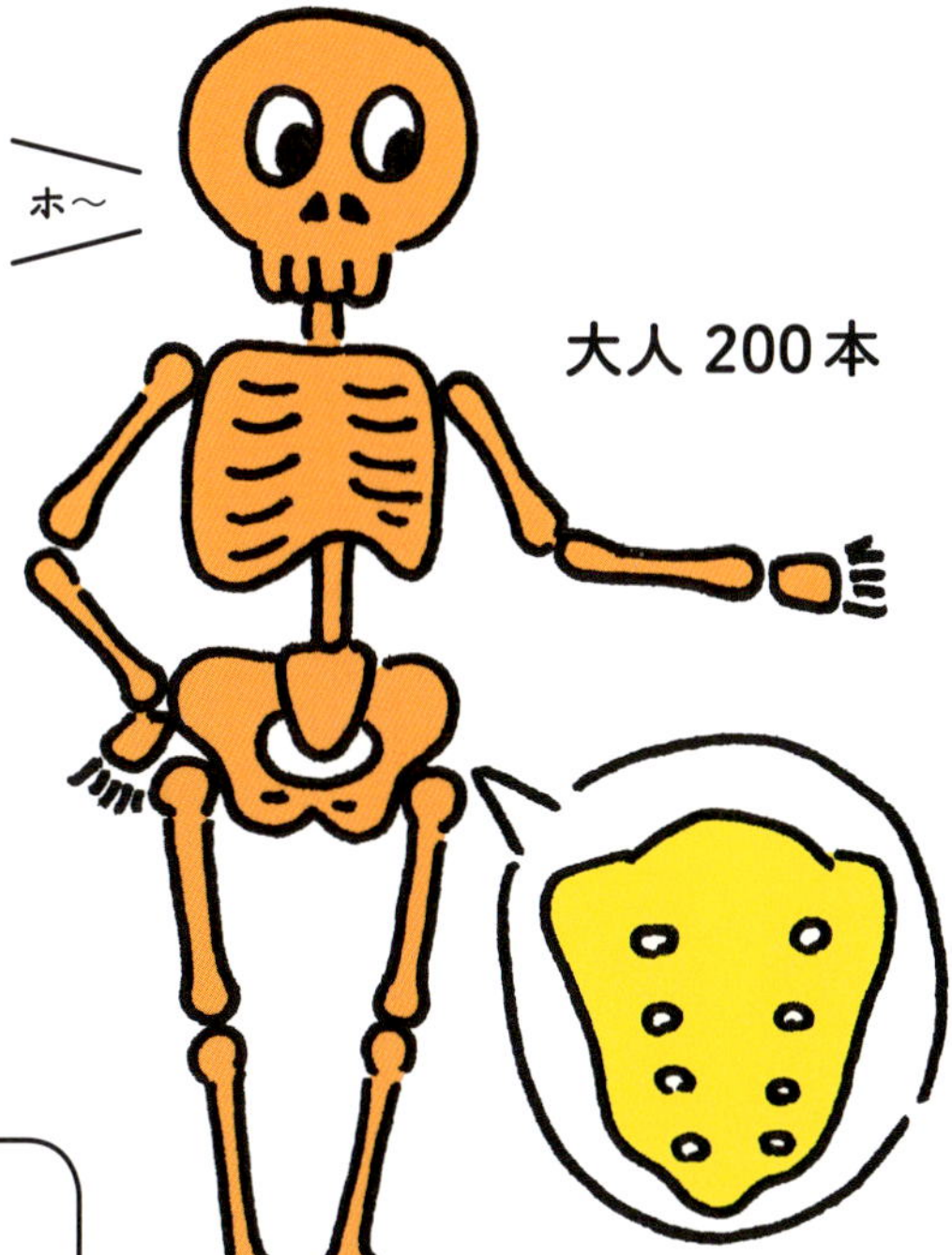

のおでこはぺこぺこしないでしょ。また、おしりの仙骨《せんこつ》という骨《ほね》は5本あるけど、大人《おとな》になると1本になるのだ。

このように、成長《せいちょう》とともに、体のあちこちの骨《ほね》が大きくなり、くっついていくことで、最終的《さいしゅうてき》に男性《だんせい》なら18歳《さい》前後、女性《じょせい》なら15歳《さい》前後に200本くらいになるんだ。〝くらい〟というのは、骨《ほね》のくっつき方には個人差《こじんさ》があるためだよ。

体の水分の割合《わりあい》も赤ちゃんのほうが多い

赤ちゃんのほうが大人《おとな》より多いものはほかにもある。それは、体の中の水分の割合《わりあい》だ。大人《おとな》の水分は体重の60～65パーセントほど。それが、生まれたばかりの赤ちゃんは70～80パーセントもあるのだ。なお、水分以外《いがい》の残《のこ》りは骨《ほね》や内臓《ないぞう》、筋肉《きんにく》などだよ。

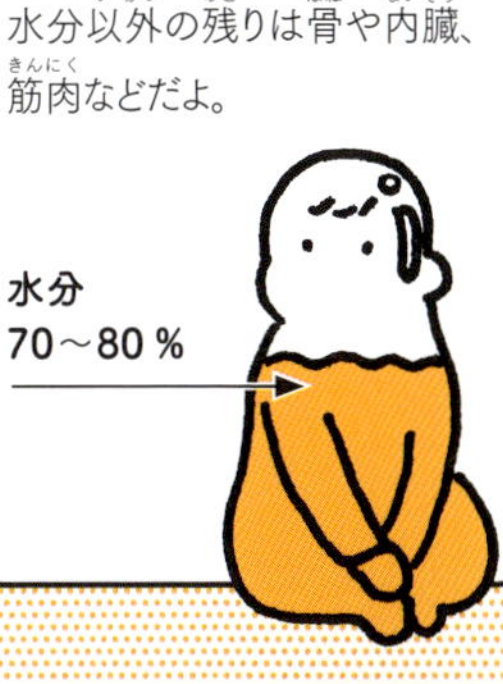

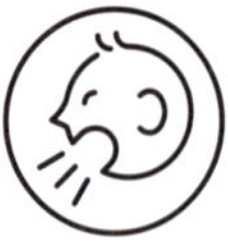

びっくり度

★★★★★

赤ちゃんは大人《おとな》より9倍もだ液《えき》を出している

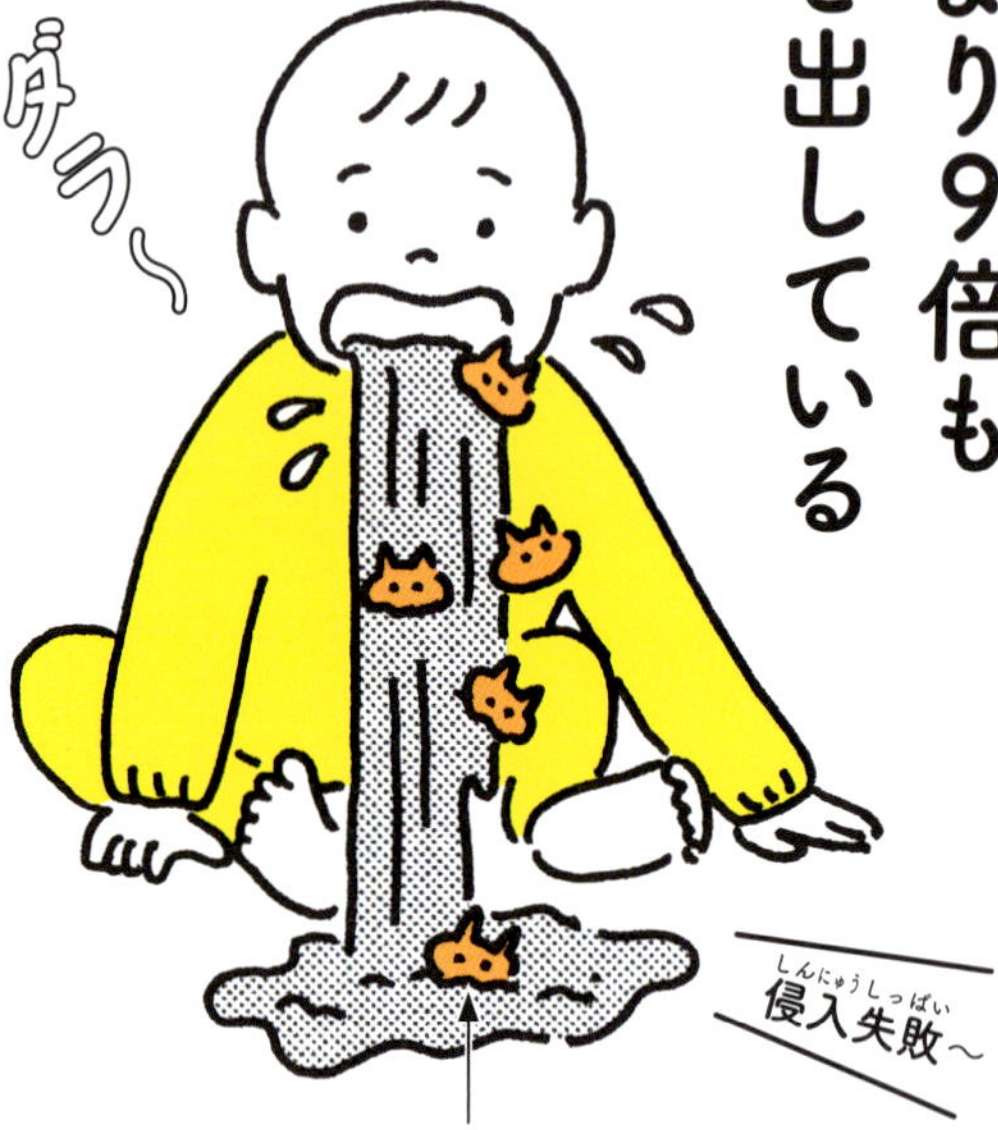

ダラ〜
侵入失敗《しんにゅうしっぱい》〜
病原菌《びょうげんきん》

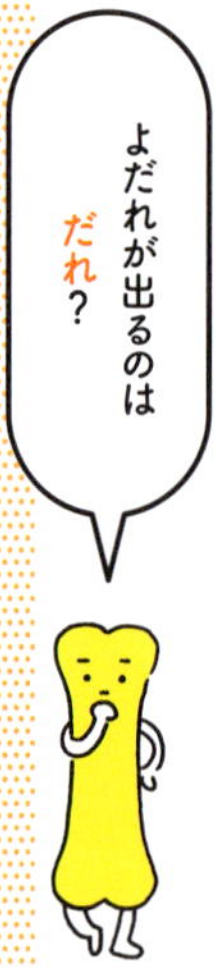

よだれが出るのはだれ？

赤ちゃんを見ていると、いつもたくさんのだ液《えき》（よだれ）を出している。でも、これはしょうがない。赤ちゃんが出すだ液量《えきりょう》はとても多いのだ。その量《りょう》は、なんと大人《おとな》の9倍！

どうしてこんなにだ液《えき》が出るかといえば、病原菌《びょうげんきん》から身を守るため。だ液《えき》の役割《やくわり》のひとつに、口に入ってくる病《びょう》原菌《げんきん》を外に追いだすはたらきがある。赤ちゃんは体が弱いけど、だ液《えき》をたくさん出すことで健康《けんこう》でいられるのだ。

また、いつも口からだ液《えき》がたれちゃうのにも理由がある。赤ちゃんは口の筋肉《きんにく》が発達《はったつ》していなくて、口をしっかり閉《と》じられない。また、だ液《えき》をうまく飲みこむこともできないので、口の中にたまってしまう。だから、口の外にたれてしまうんだ。食べ物を食べるようになると、だ液《えき》の量《りょう》は減《へ》ってくるよ。

赤ちゃんはよく泣《な》くけど涙《なみだ》は流さない

びっくり度 ★★★☆☆

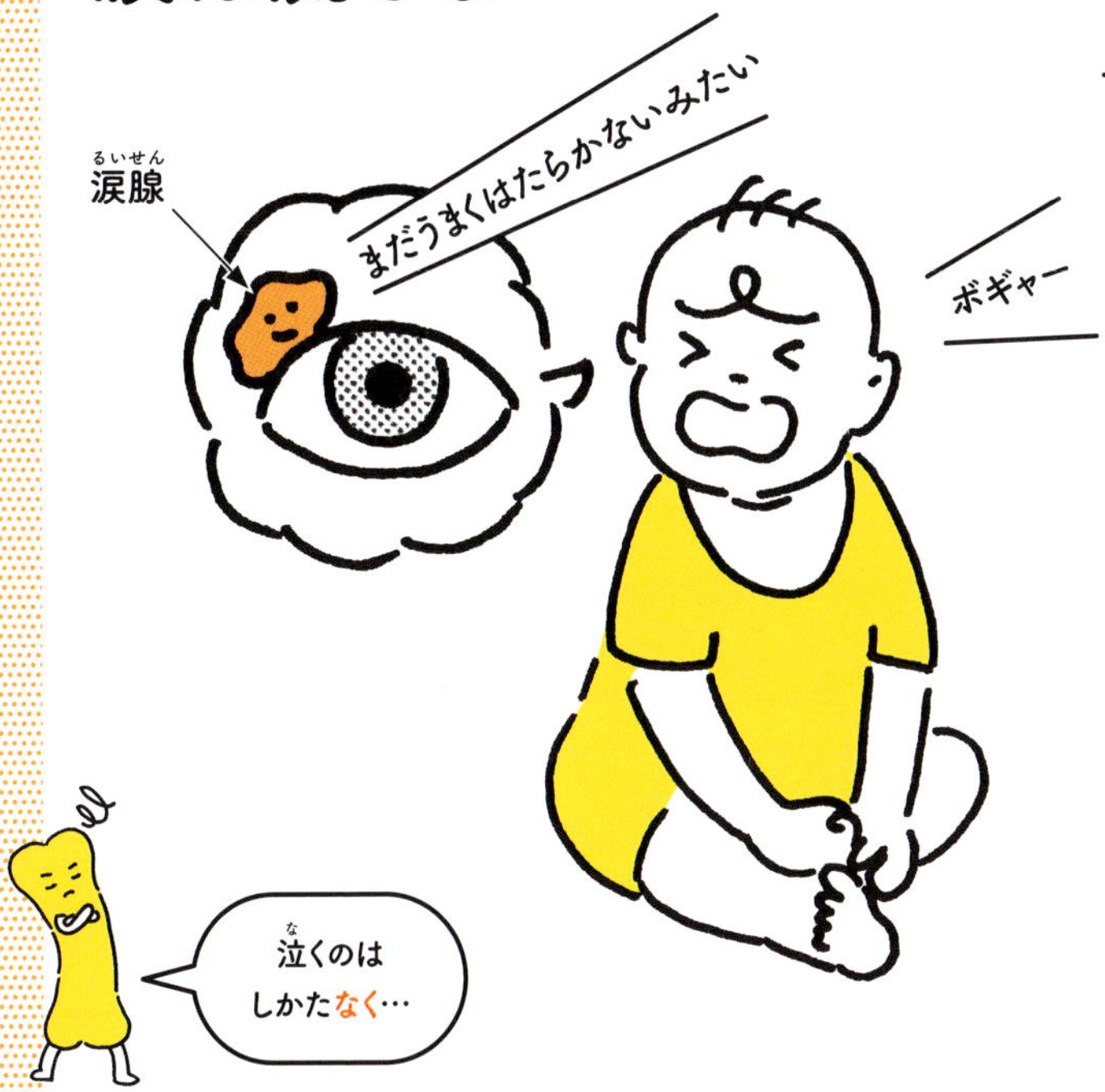
涙腺《るいせん》
まだうまくはたらかないみたい
ボギャー
泣《な》くのは
しかたなく…

赤ちゃんは泣《な》くことが仕事、なんていうくらい、毎日よく泣《な》く。ところが、生まれてから2〜3か月目くらいの赤ちゃんをよく見ると、泣《な》いているのに、ほとんど涙《なみだ》を流していないんだ。これはもしや、うそ泣《な》きでは!? ……なんてわけではない。じつは、このころの赤ちゃんは、まだ、涙腺《るいせん》という涙《なみだ》をつくる部分の機能《きのう》がうまくはたらいていない。そのため、涙《なみだ》を流しにくいのだ。また、脳《のう》の発達《はったつ》が十分ではないため、悲《かな》しいなどの気持ちによって涙腺《るいせん》が刺激《しげき》され、涙《なみだ》を流すこともないよ。

なお、赤ちゃんが泣《な》いてばかりなのは、言葉を話すことも、自分で行動することもできないから。泣《な》くことは、お腹《なか》が減《へ》った、ねむい、などの気持ちを伝《つた》える、たったひとつの手段《しゅだん》なのだ。

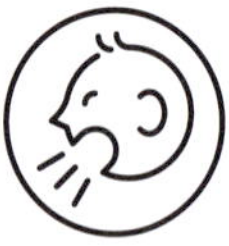

びっくり度
★★★★

赤ちゃんが生まれてはじめてするうんこは黒緑色

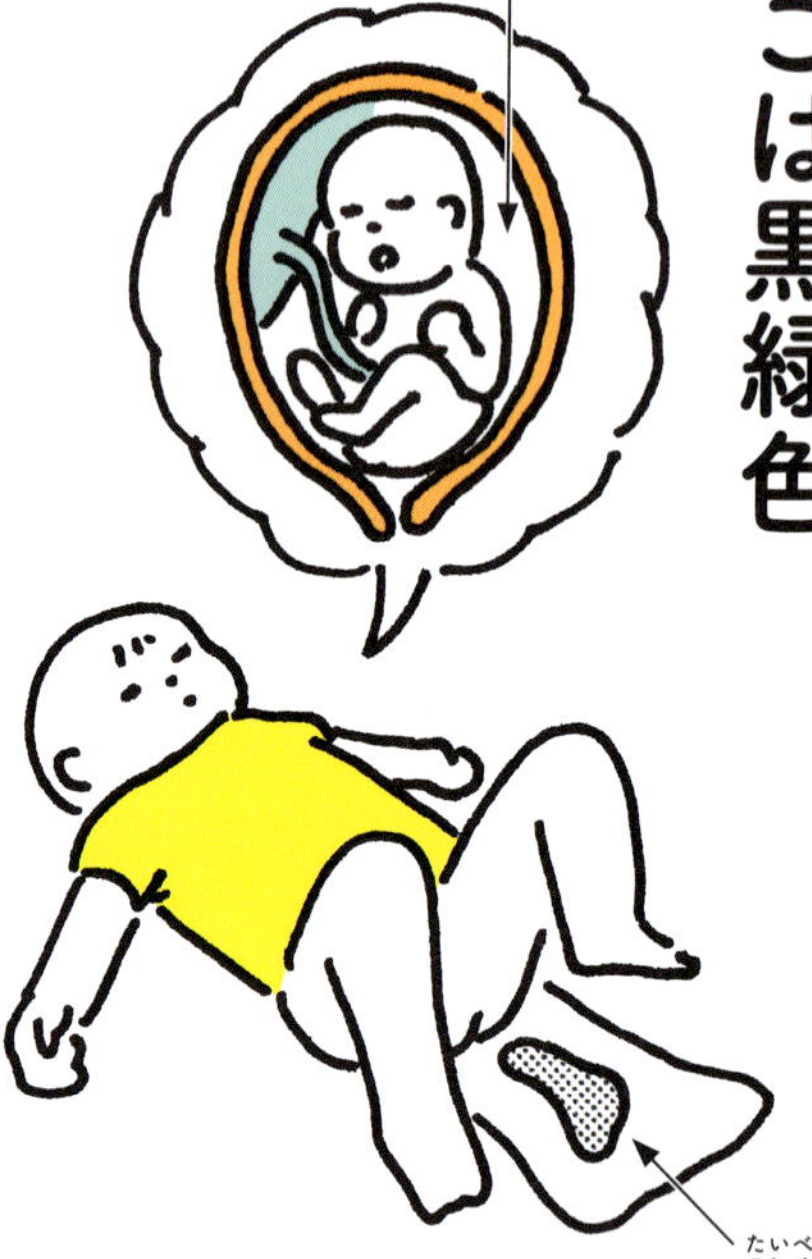
羊水《ようすい》
胎便《たいべん》

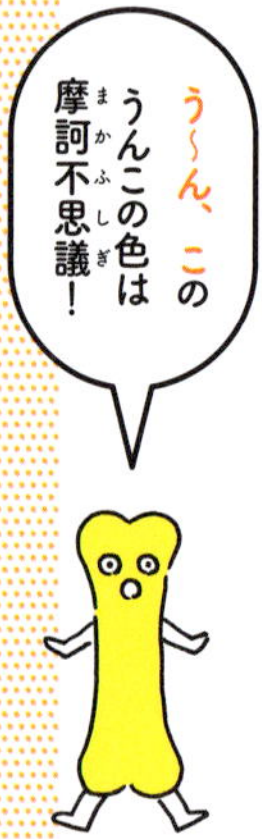
う〜ん、このうんこの色は摩訶不思議《まかふしぎ》!

うんこの色は、ふつう茶色だ。ところが、生まれたての赤ちゃんがはじめて出すうんこの色は、黒みがかった緑色なのだ。しかも、のりのつくだ煮《に》みたいにベトッとしていてにおいもほとんどなく、およそうんこらしくない。これを胎便《たいべん》というんだ。

胎便《たいべん》の成分《せいぶん》は、おもに羊水《ようすい》というものだ。羊水《ようすい》は、おかあさんのおなかのなかの子宮《しきゅう》というふくろの中を満たしている水分。赤ちゃんは、子宮《しきゅう》のなかで育っている間、羊水《ようすい》を飲みこんでいて、生まれてから胎便《たいべん》として出すんだ。

生まれてからの赤ちゃんは、おっぱいを飲むようになる。すると、水っぽい茶色いうんこに変《か》わっていく。そして、離乳食《りにゅうしょく》のころには、ふつうのうんこになっていくんだ。

国によって うんこの量《りょう》はちがう

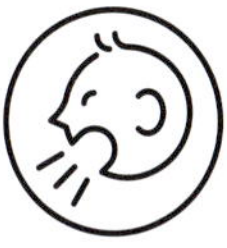

びっくり度
★★★☆☆

ケニア人	イラン人	日本人	アメリカ人
520グラム	349グラム	200グラム	150グラム

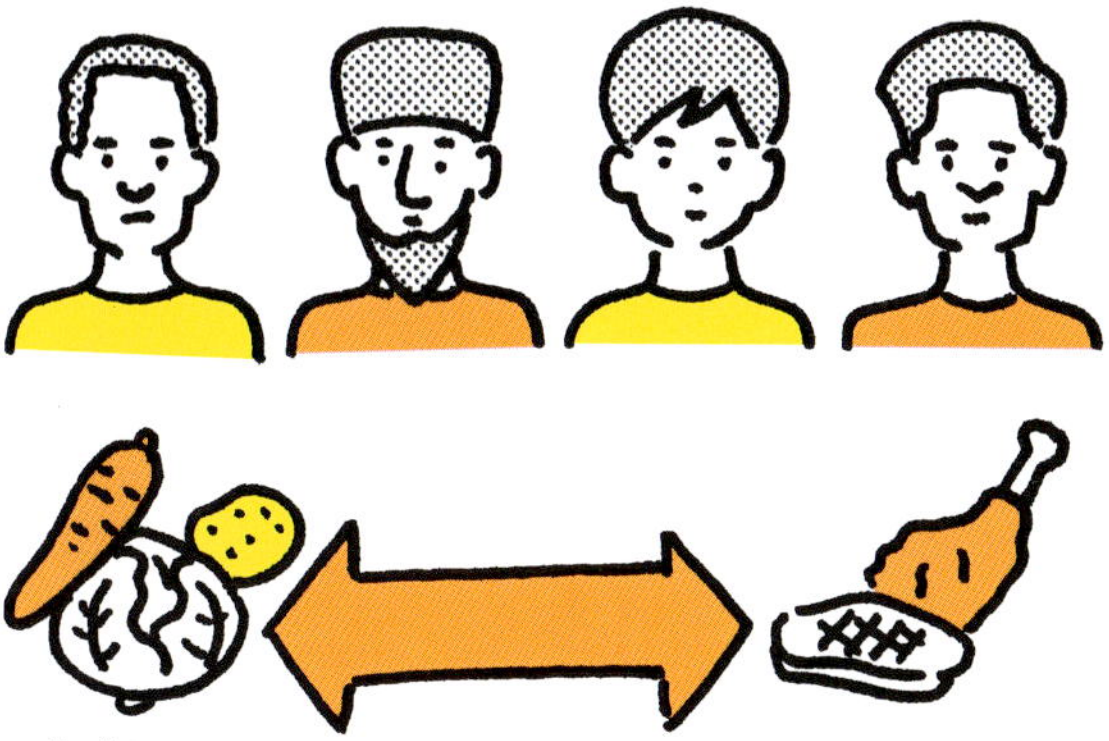

野菜《やさい》多い ⟷ **肉多い**

この話は
うんこの
うんちく。

世界には76億人《おくにん》以上《いじょう》の人間がいる。そして、みんながうんこをする。同じ人間だから、1日のうんこの量《りょう》も同じくらいな気もするけど、国によってぜんぜんちがうのだ。

日本人が1日に出すうんこの量《りょう》は、約《やく》200グラムといわれていて、アメリカ人の平均《へいきん》約《やく》150グラムとくらべて、そこまで大きな差はない。しかし、差《さ》が大きい国もある。イラン人は約《やく》349グラム、ウガンダ人は約《やく》470グラム、そしてケニア人はなんと約520グラム！　日本人の2倍以上《いじょう》だ。

この差《さ》は食生活のちがいによる。野菜《やさい》や穀物《こくもつ》には食物繊維《しょくもつせんい》が多くふくまれていて、人間の胃《い》や腸《ちょう》ではあまり消化されずに、わりとそのままうんこになる。野菜《やさい》や穀物《こくもつ》をよく食べる国かどうかが、うんこの量のちがいになるのだ。

人間は逆立《さかだ》ちでも食事ができる

びっくり度 ★★★★★

食べ物を飲みこむと、口から食道《しょくどう》、そして胃《い》へと、下に向かって落ちていくよね。では、逆立《さかだ》ちして食べたら、飲みこんだ物はどうなると思う？ 体が上下逆《さか》さになるのだから、食べ物は胃《い》まで行かず、口から出ちゃうって思えない？ ところが、逆立《さかだ》ちしてても食事はできちゃうのだ。

食べ物が胃《い》に落ちていくのは、物が下に落ちる重力という力とは関係《かんけい》がない。逆立《さかだ》ちして食べても、食道《しょくどう》の筋肉《きんにく》がちぢんだり広がったりしながら波のように動いて、先へ先へと、胃《い》に送りこんでくれるのだ。また、胃《い》の入り口は、食べ物が食道《しょくどう》から送られてきたときだけ開くようになっている。だから、一度食べ物が送りこまれてしまえば、逆立《さかだ》ちをしていても逆流《ぎゃくりゅう》することはないんだ。

ふだん、逆立《さかだ》ちで食事をするようなことはないだろうから、おどろきかもしれない。でも、考えてみれば、体育の授業《じゅぎょう》で逆立《さかだ》ちしたとき、つばはふつうに飲みこんでいるでしょ。

ただし、便秘《べんぴ》ぎみでお腹《なか》が張《は》っていて腸《ちょう》が胃《い》を圧迫《あっぱく》していたり、食べすぎて胃《い》が消化不良《しょうかふりょう》を起こしたりしていると、胃《い》の入り口の開け閉《し》めがうまくはたらかなくなる。そのときは、食べ物が逆流《ぎゃくりゅう》することもあるのだ。

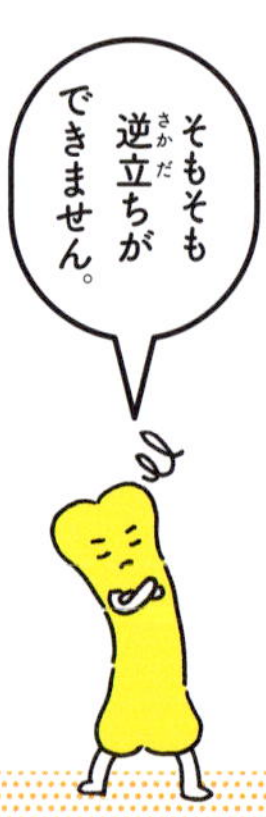
そもそも逆立《さかだ》ちができません。

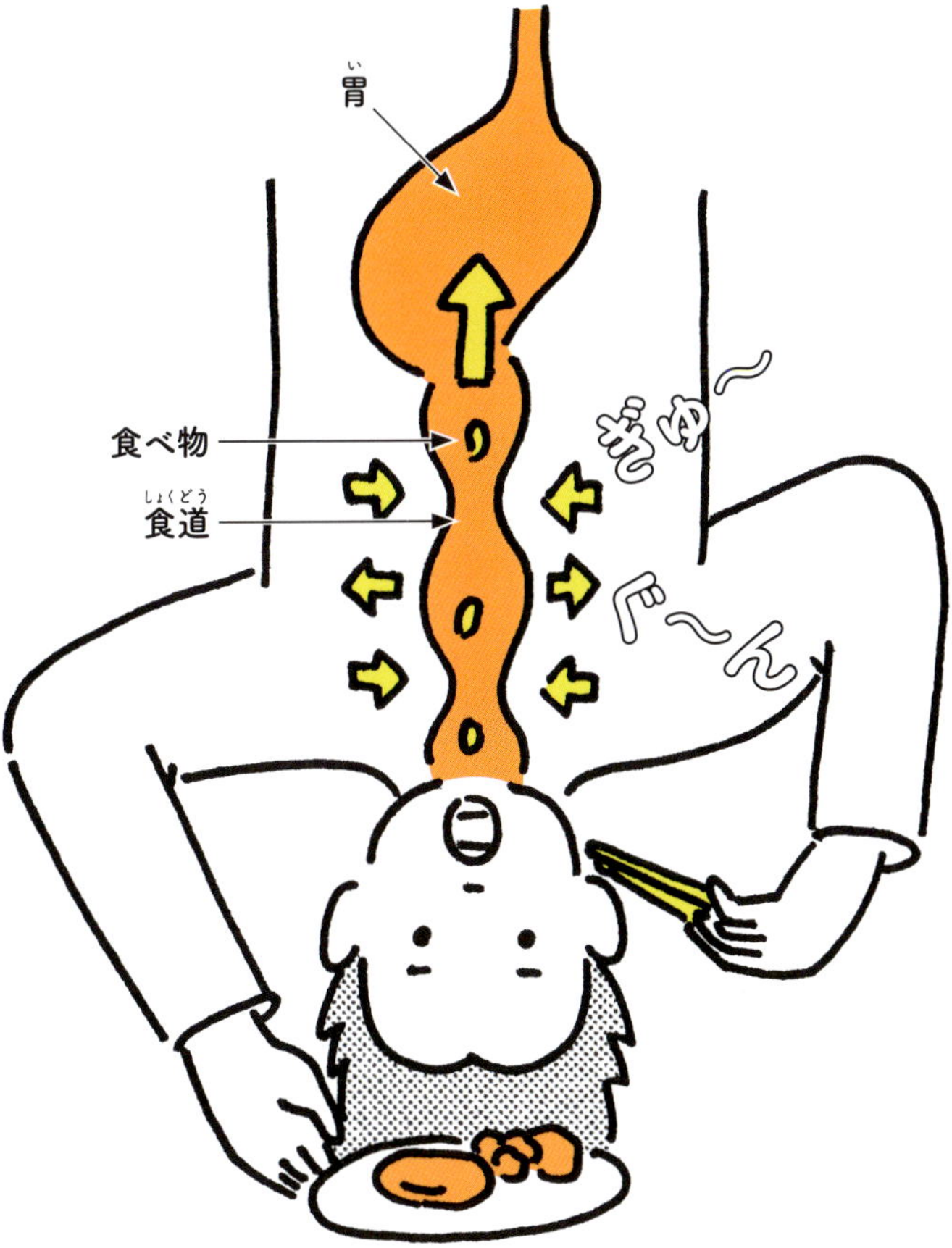

1キロ食べても体重は1キロふえない

1キロの食べ物を食べたら、その直後は1キロの体重がふえる……そう思えるよね。ところが、体重の増加《ぞうか》は1キロもない。というのも、人間は生きること、動くことに、常《つね》にエネルギーを使っているから。食事するのにもエネルギーが使われるので、食べた量《りょう》がそのまま体重《たいじゅう》になることはないのだ。

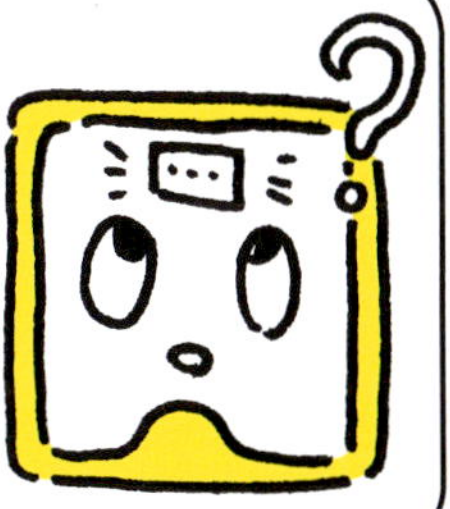

びっくり度 ★★★★★

あまいものは別腹《べつばら》って本当！

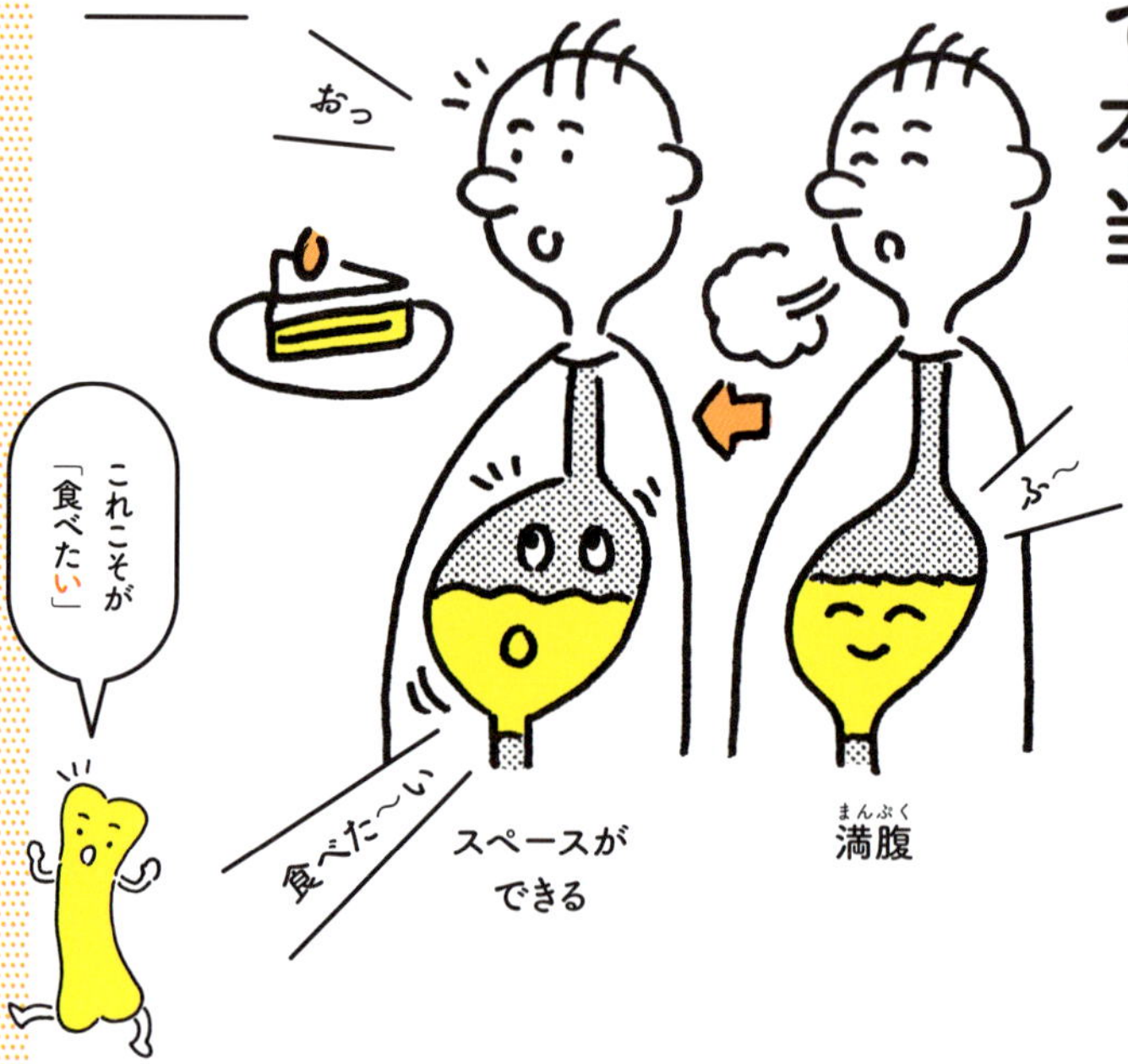
おっ
ふ〜
これこそが「食べたい」
食べた〜い
スペースができる
満腹《まんぷく》

「あまいものは別腹《べつばら》」なんていうように、お腹《なか》がいっぱいなのに、ケーキやお菓子《かし》などのデザートなら、なぜか食べられちゃう。そんなことってあるよね。これ、食べた物を消化する胃《い》の数がふえるわけじゃないんだけど、本当に別腹《べつばら》ができるんだよ。

どんなに満腹《まんぷく》でも、食べたい物を見ると、胃《い》が動きだす。すると、胃《い》の中に空きスペースがちょっとできるんだ。そのおかげで、食べられるってわけ。

今は食べ物がいっぱいあるけど、大昔は少なかった。そのため、満腹《まんぷく》でも食べられるときに食べて、栄養《えいよう》を少しでもたくわえておけるように、別腹《べつばら》ができたのだ。だから、あまいものじゃなくても「食べたい」と思えば、別腹《べつばら》はつくられるよ。

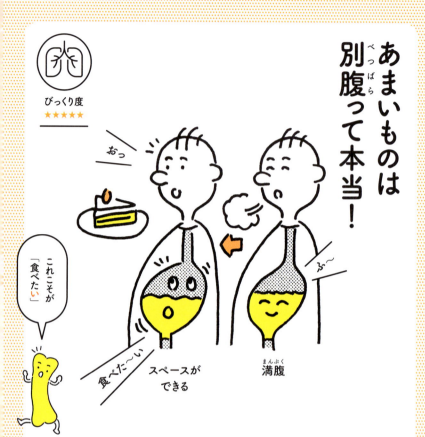

＼ひと休みコラム／

親しいほどあくびがうつる

関心《かんしん》のある相手に感情移入《かんじょういにゅう》してうつる?

ねむいわけでもないのに、だれかがあくびをするのを見て、自分もついつられてあくびをした経験《けいけん》はないかな?

その理由ははっきりしないけど、家族や恋人《こいびと》、親友など、親しい間がらほどうつりやすいという説《せつ》が有力だ。これは、親しい人には関心《かんしん》が高く、そんな相手があくびをするのを見たとき、自分にも無意識《むいしき》に相手の感情が伝《つた》わってしまい、つられてあくびが出るのだという。

ちなみに、他人にあまり関心《かんしん》をもたない人は、あくびがうつりにくいのだとか。

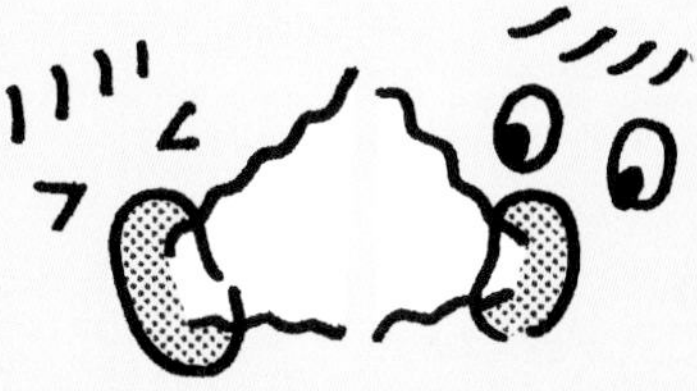

ペットもあくびがうつる

ペットのイヌやネコもあくびをする。でも、多くの場合は、ねむいときよりも、なんだか落ちつかないときや、不安《ふあん》なときに気分をまぎらわせるためにするものだ。

ところが、そんなイヌやネコも、信頼《しんらい》している飼《か》い主があくびをすると、つられてあくびをしてしまうのだとか。

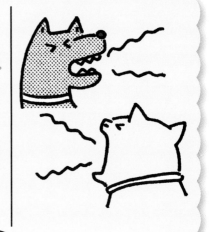

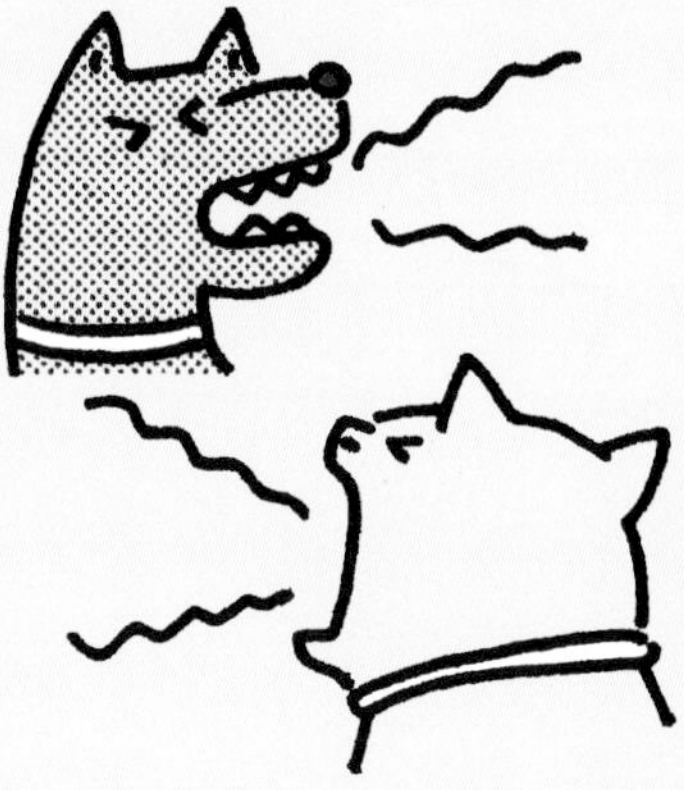

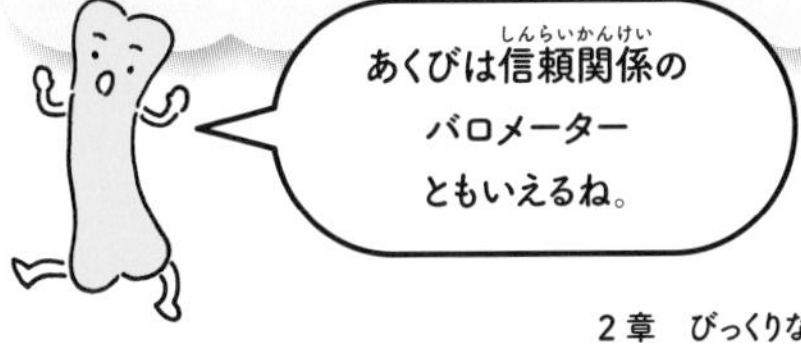
あくびは信頼関係《しんらいかんけい》の
バロメーター
ともいえるね。

くちびるの色は気持ちと健康《けんこう》のバロメーター

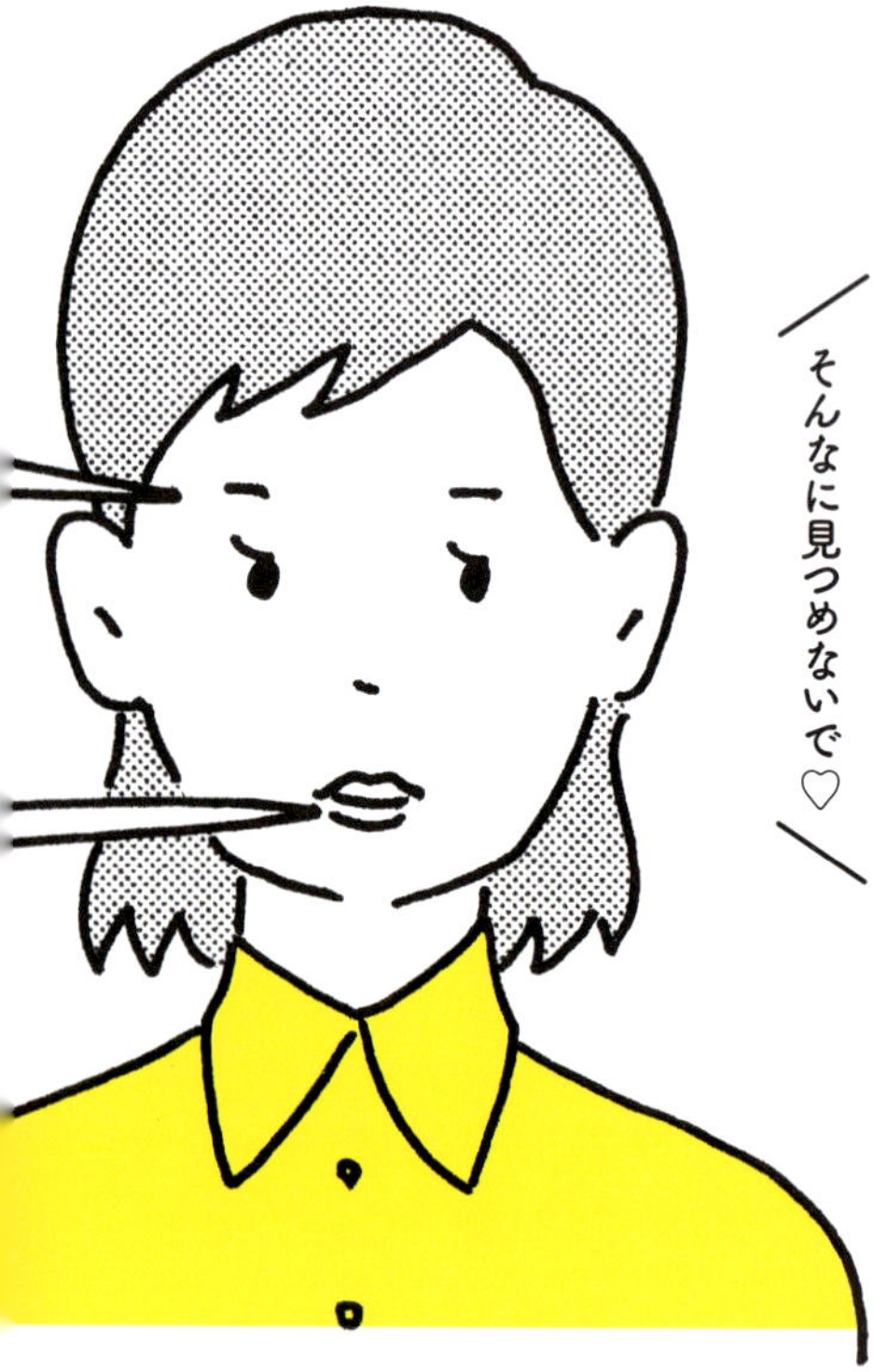
そんなに見つめないで♡

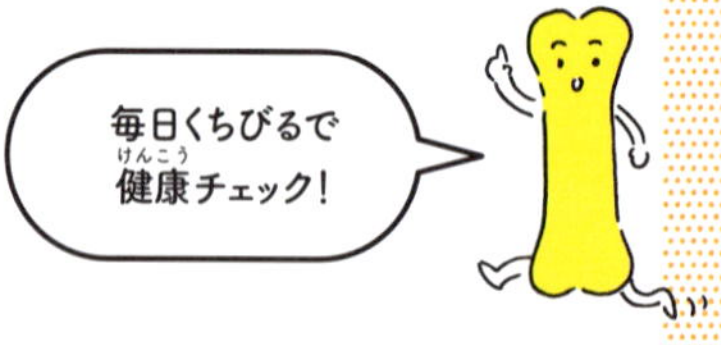
毎日くちびるで健康《けんこう》チェック！

顔の中でも、ひときわ目立つのが、ピンク色や赤い色をしたくちびるだ。でも、この色はいつも同じではない。興奮《こうふん》すると赤い色が強くなったり、体調が悪くなると、青っぽくなったり白っぽくなったりする。じつは、気持ちや健康状態《けんこうじょうたい》をあらわすバロメーターでもあるのだ。

なぜ、色が変化《へんか》するのかといえば、くちびるのつくりにひみつがある。

くちびるは、顔のほかの皮ふと同じように、表面は角質細胞《かくしつさいぼう》という細胞《さいぼう》が積《つ》みかさなった表皮《ひょうひ》がおおい、その下は神経《しんけい》や毛細血管《もうさいけっかん》などが通っている真皮《しんぴ》がある。しかし、くちびるは、この表皮《ひょうひ》の部分が、ほかの皮ふにくらべてうすくなっているのだ。そのため、毛細血管《もうさいけっかん》を流れる血液《けつえき》の色がすけるから、赤く見えるというわけ。

びっくり度
★★★★☆

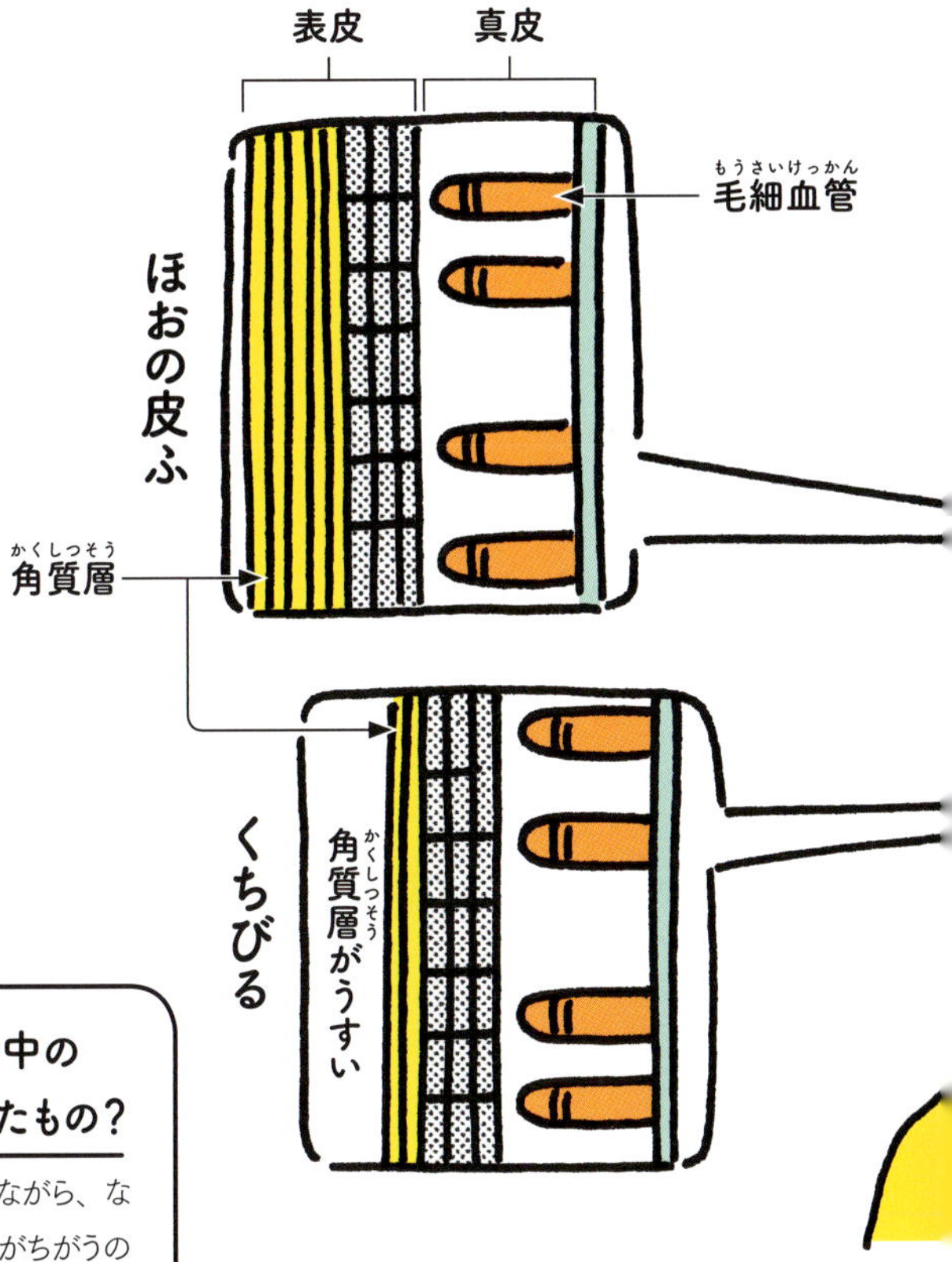

表皮
真皮
毛細血管《もうさいけっかん》
ほおの皮ふ
角質層《かくしつそう》
くちびる
角質層《かくしつそう》がうすい

そして、興奮《こうふん》すると赤い色が強くなるのは、体のはたらきが活発になり、血液《けつえき》の流れる量《りょう》がふえるから。また、寒さなどで体調が悪くなったりすると、血管《けっかん》がきゅっとちぢまり、血液《けつえき》の流れが悪くなるため青白くなるのだ。

また、体調をくずすと皮ふが荒《あ》れたりするけど、くちびるは、その影響《えいきょう》がとくに早く出やすく、はっきりと目立ちやすいんだ。

くちびるは口の中の粘膜《ねんまく》が外に出たもの？

同じ顔の皮ふでありながら、なぜくちびるだけつくりがちがうのか？　それは、くちびるはもともと、口の中の粘膜《ねんまく》が外に出てきたからという説《せつ》があるんだ。だから、皮ふにある毛穴《けあな》もなければ、汗《あせ》の出る穴《あな》もほとんどない。ちなみにくちびるがある生き物は人間だけだよ。

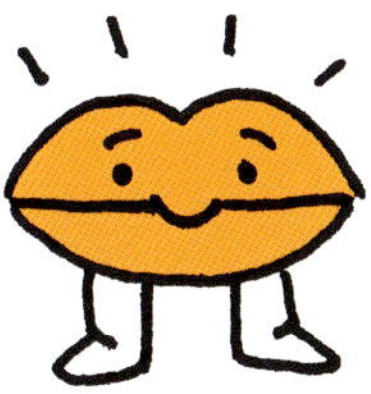

びっくり度
★★☆☆☆

血液型《けつえきがた》うらないはけっこういいかげん

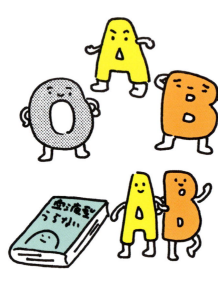

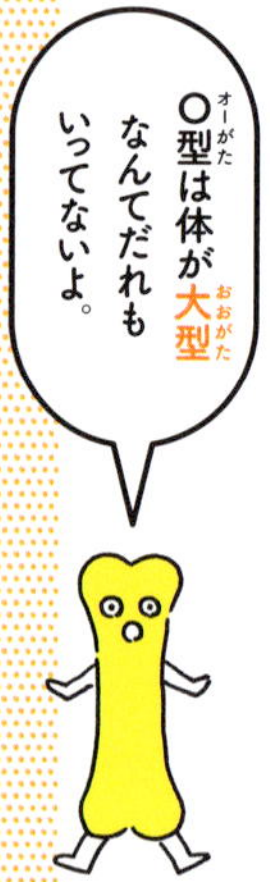

A《エー》型《がた》はきちょう面、B型《ビーがた》は自分勝手、O型《オーがた》は大ざっぱ、AB型《エービーがた》は二面性《にめんせい》がある……なんて、血液型《けつえきがた》で性《せい》格《かく》がわかるという血液型《けつえきがた》うらない。これ、本当に信《しん》じている人も多そうだけど、科学的《かがくてき》にはとてもいいかげんなもの。だって血液型《けつえきがた》のちがいは、血液《けつえき》の中の赤血球《せっけっきゅう》の表面にある物質《ぶっしつ》のちょっとしたちがいでしかないのだ。

血液型《けつえきがた》と性格《せいかく》が関係《かんけい》あるという説《せつ》は、昭和《しょうわ》の初《はじ》めごろに日本のある心理学者がいいだしたことにはじまる。その後、血液型《けつえきがた》うらないの本が流行しはじめ、そして今にいたるのだ。だから、このうらないを信《しん》じているのは日本人、それからうらないが日本から伝《つた》わった韓国《かんこく》や台湾《たいわん》の人たちくらいしかいない。

もっとも、遊びで楽しむくらいはいいかもね。

血液型《けつえきがた》はもともとA型《エーがた》、B型《ビーがた》、そしてC型《シーがた》だった！

びっくり度
★☆☆☆☆

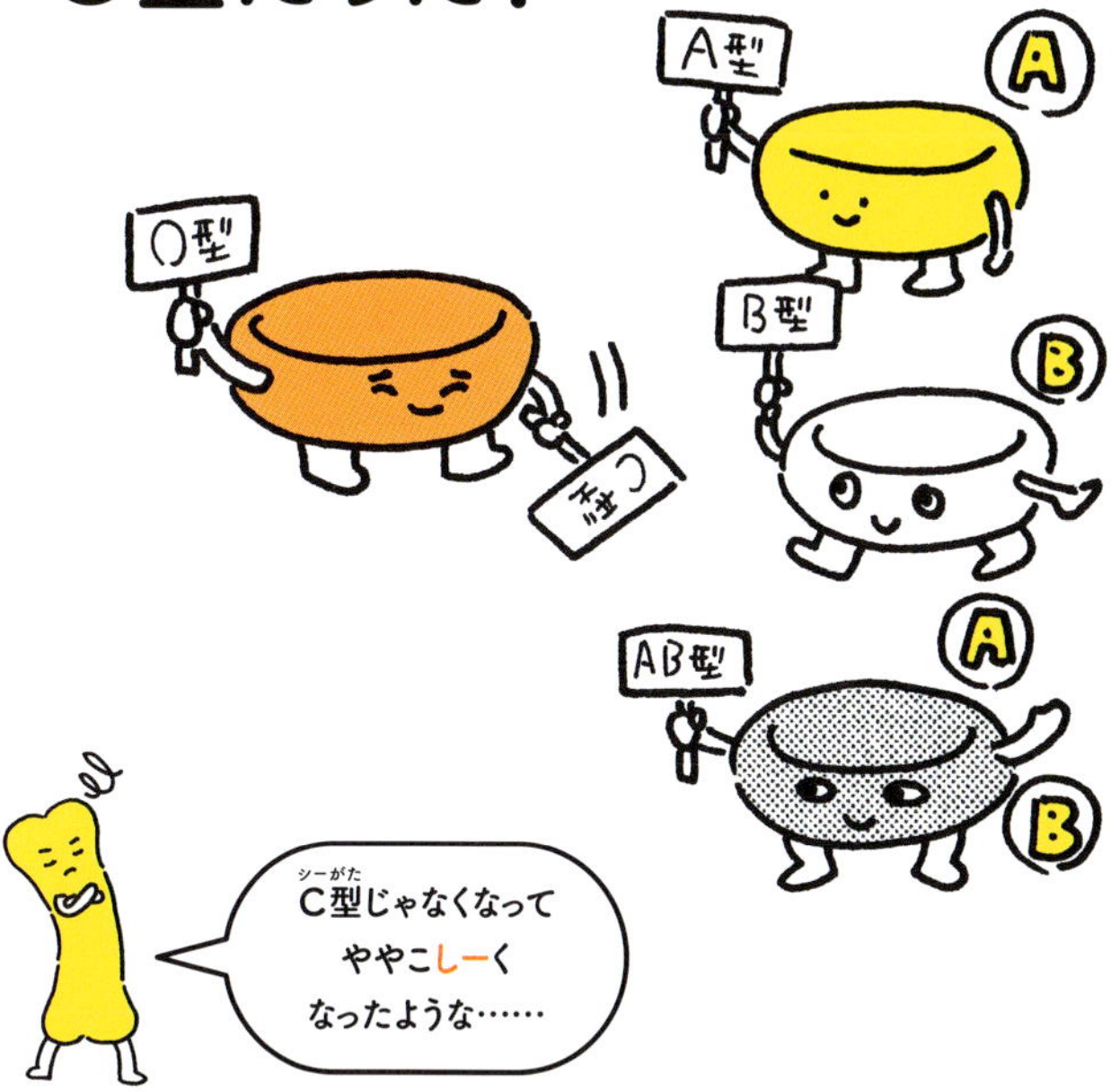
A型
A
O型
B型
B
AB型
A
B
C型《シーがた》じゃなくなって
ややこしーく
なったような……

血《けっ》液型《えきがた》は、A型《エーがた》、B型《ビーがた》ときて、なぜC型《シーがた》ではなくO型《オーがた》なのか？じつは最初《さいしょ》、O型《オーがた》はC型《シーがた》だったんだ。

血液型《けつえきがた》のちがいは、赤血球《せっけっきゅう》の表面にある物質《ぶっしつ》のちがいだ。血液型《けつえきがた》のちがいが発見されたころ、赤血球《せっけっきゅう》には3つの型《かた》があることがわかった。つまり、A《エー》型物質《がたぶっしつ》をもつもの、B型物質《ビーがたぶっしつ》をもつもの、どちらももたないC型《シーがた》と分類《ぶんるい》された。その後、A《エー》とB《ビー》のどちらの物質《ぶっしつ》ももつ赤血球《せっけっきゅう》が発見され、これがAB型《エービーがた》とよばれるようになった。このとき、C型《シーがた》にはA《エー》、B《ビー》どちらの物質《ぶっしつ》もないので、数字の0《ゼロ》から0型《ゼロがた》としたところ、アルファベットのO《オー》とまちがえられ、O型《オーがた》になったとか。

　ちなみに、ドイツ語の「〜ない」を意味するohne《オーネ》の頭文字から、O型《オーがた》になったという説《せつ》もあるよ。

びっくり度
★★★★★

血管《けっかん》をぜんぶつなぐと、長さは日本の2倍！

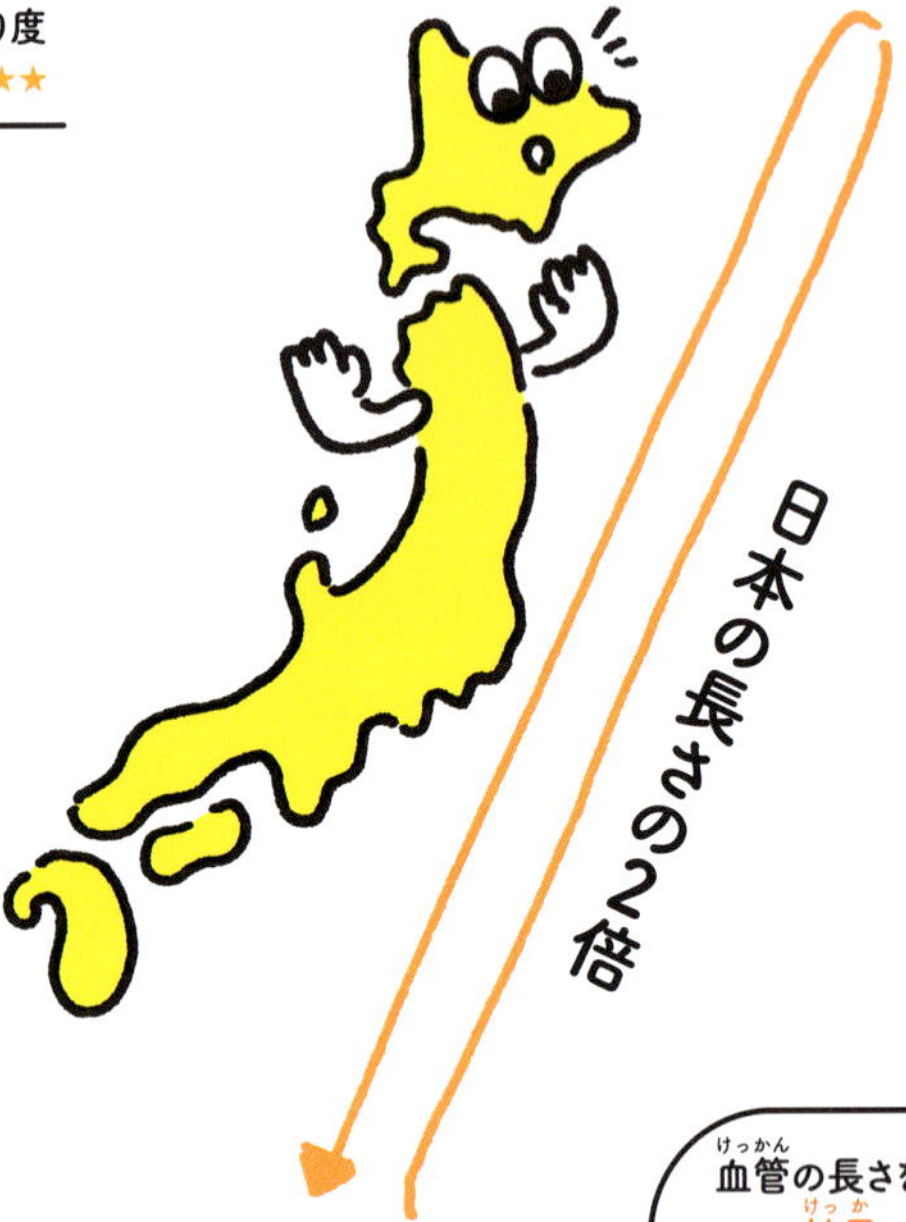
日本の長さの2倍

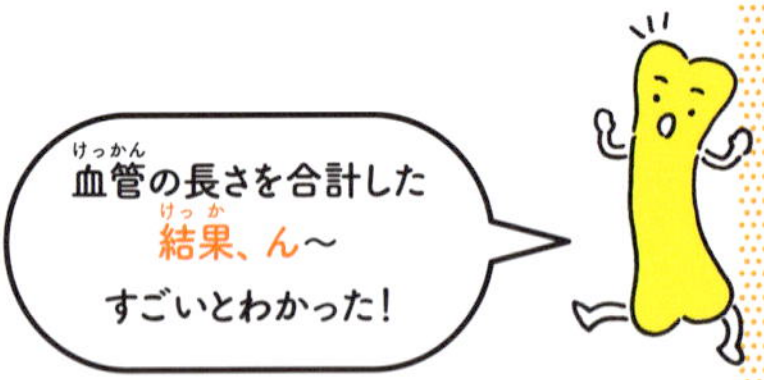
血管《けっかん》の長さを合計した
結果《けっか》、ん〜
すごいとわかった！

人間ひとりひとりの体の中には、おどろくほどすごいものがつまっている！ 血管《けっかん》もそのひとつだ。

血管《けっかん》は、体のすみずみまで血液《けつえき》を行きわたらせるため、さまざまな太さのものが体全体にはりめぐらされている。一番太いのは大動脈《だいどうみゃく》や大静脈《だいじょうみゃく》で、太さは25〜30ミリほど。ぎゃくにもっとも細いのは毛細血管《もうさいけっかん》で太さは1000分の1ミリほどしかない。

このようなさまざまな太さの血管《けっかん》をすべて1本につないだら、どれくらいの長さになるのかといえば、なんと約《やく》6000キロ！ ちなみに日本列島の北から南までの長さは約《やく》3000キロだ。ということは、人間の体の中には、その2倍もの長さになる血管《けっかん》があるということになる！ 体内をめぐる血液《けつえき》は、それだけの旅をしているのだ。

小腸《しょうちょう》の面積《めんせき》は テニスコート1面分

びっくり度
★★★★☆

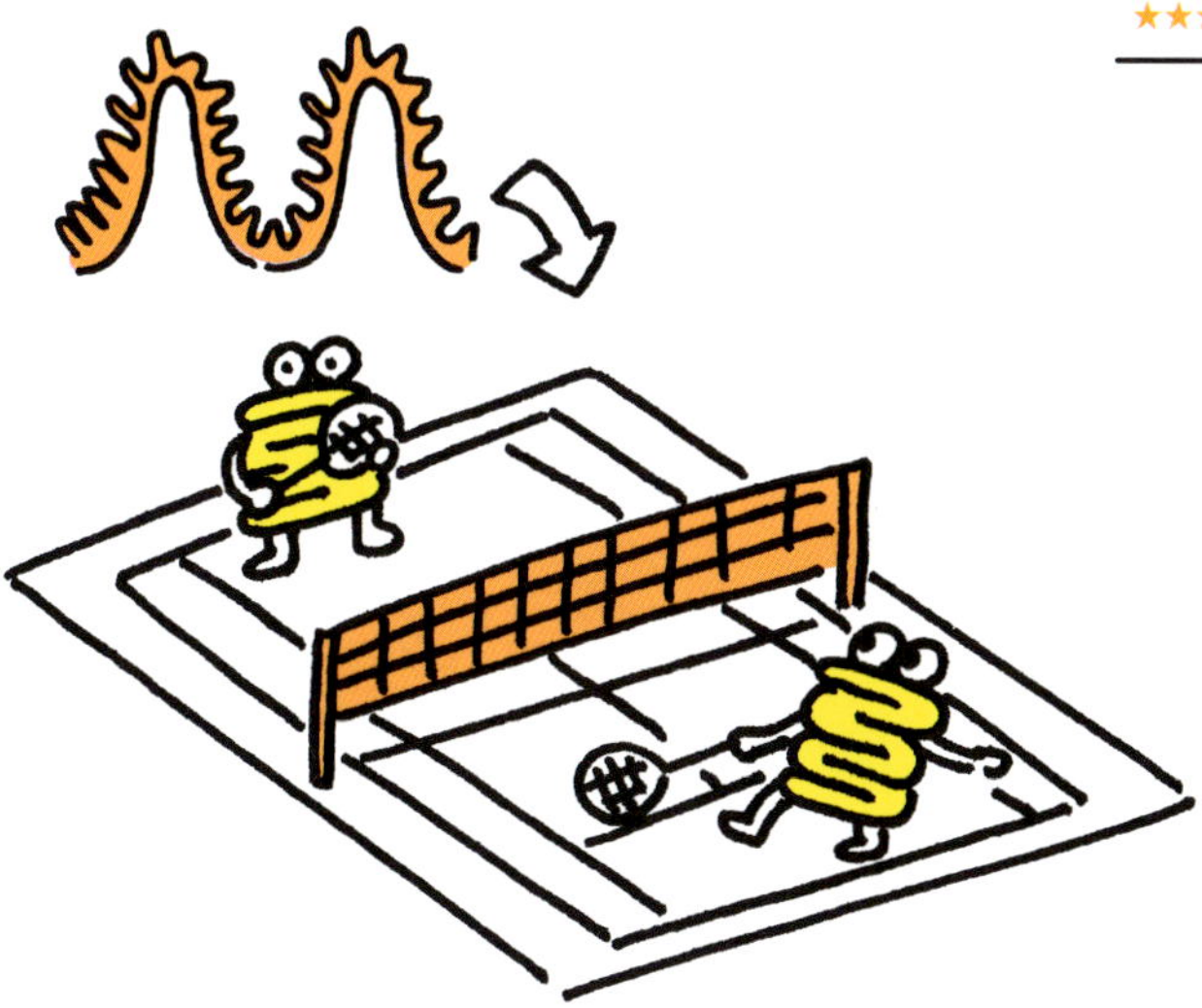

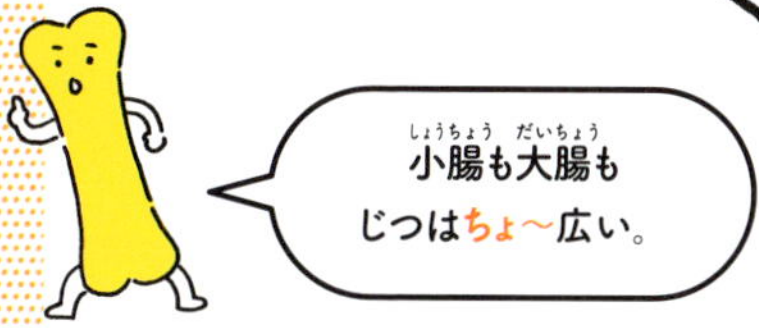

小《しょう》腸《ちょう》は、胃《い》で消化された食べた物の栄養分《えいようぶん》を吸収《きゅうしゅう》する器官《きかん》だ。その長さは約《やく》6〜7メートルもある。これがおりたたまれるように、体におさまっている。

　そんな長いものが体のなかにあるというだけでもおどろきだけど、もっとすごいのはその面積《めんせき》だ。小腸《しょうちょう》の内側《うちがわ》の表面は、ひだ状《じょう》のじゅう毛という突起《とっき》におおわれている。じゅう毛は長さ1ミリほどだけど、これが無数にあることで、小腸《しょうちょう》の表面積《ひょうめんせき》を大きくし、栄《えい》養《よう》の吸収《きゅうしゅう》を効率《こうりつ》よくおこなっている。この内側《うちがわ》をすべて平らにすると、その面積《めんせき》はテニスコート1面分（およそ10メートル×20メートル）もあるのだ。

　ちなみに、小腸《しょうちょう》に続《つづ》く大腸《だいちょう》も、長さ1・5メートルで、表面積《ひょうめんせき》はテニスコートの半面くらいになる。

人間は100兆《ちょう》個《こ》以上《いじょう》の細菌《さいきん》と生きている

びっくり度
★★★★

口の中
約《やく》100億《おく》個《こ》
大腸《だいちょう》
約《やく》100兆《ちょう》個《こ》
皮ふ
約《やく》1兆《ちょう》個《こ》
細菌《さいきん》と生きていることを最近《さいきん》知りました。

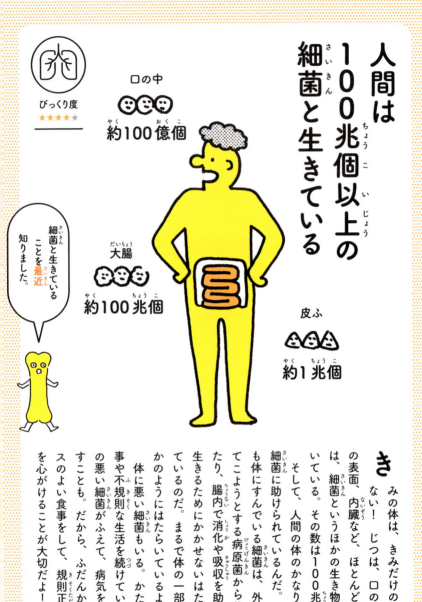

きみの体は、きみだけのものではない！　じつは、口の中や皮ふの表面、内臓《ないぞう》など、ほとんどの場所には、細菌《さいきん》というほかの生き物がすみついている。その数は100兆《ちょう》以上《いじょう》！

そして、人間の体のかなりの部分は、細菌《さいきん》に助けられているんだ。というのも体にすんでいる細菌《さいきん》は、外から入ってこようとする病原菌《びょうげんきん》から体を守ったり、腸内《ちょうない》で消化《しょうか》や吸収《きゅうしゅう》を助けたりと、生きるためにかかせないはたらきをしているのだ。まるで体の一部でもあるかのようにはたらいているよ。

体に悪い細菌《さいきん》もいる。かたよった食事や不規則《ふきそく》な生活を続《つづ》けていると、この悪い細菌《さいきん》がふえて、病気を引きおこすことも。だから、ふだんからバランスのよい食事をして、規則正《きそくただ》しい生活を心がけることが大切だよ！

腸《ちょう》が心を幸せにしてくれる

びっくり度
★★★★★

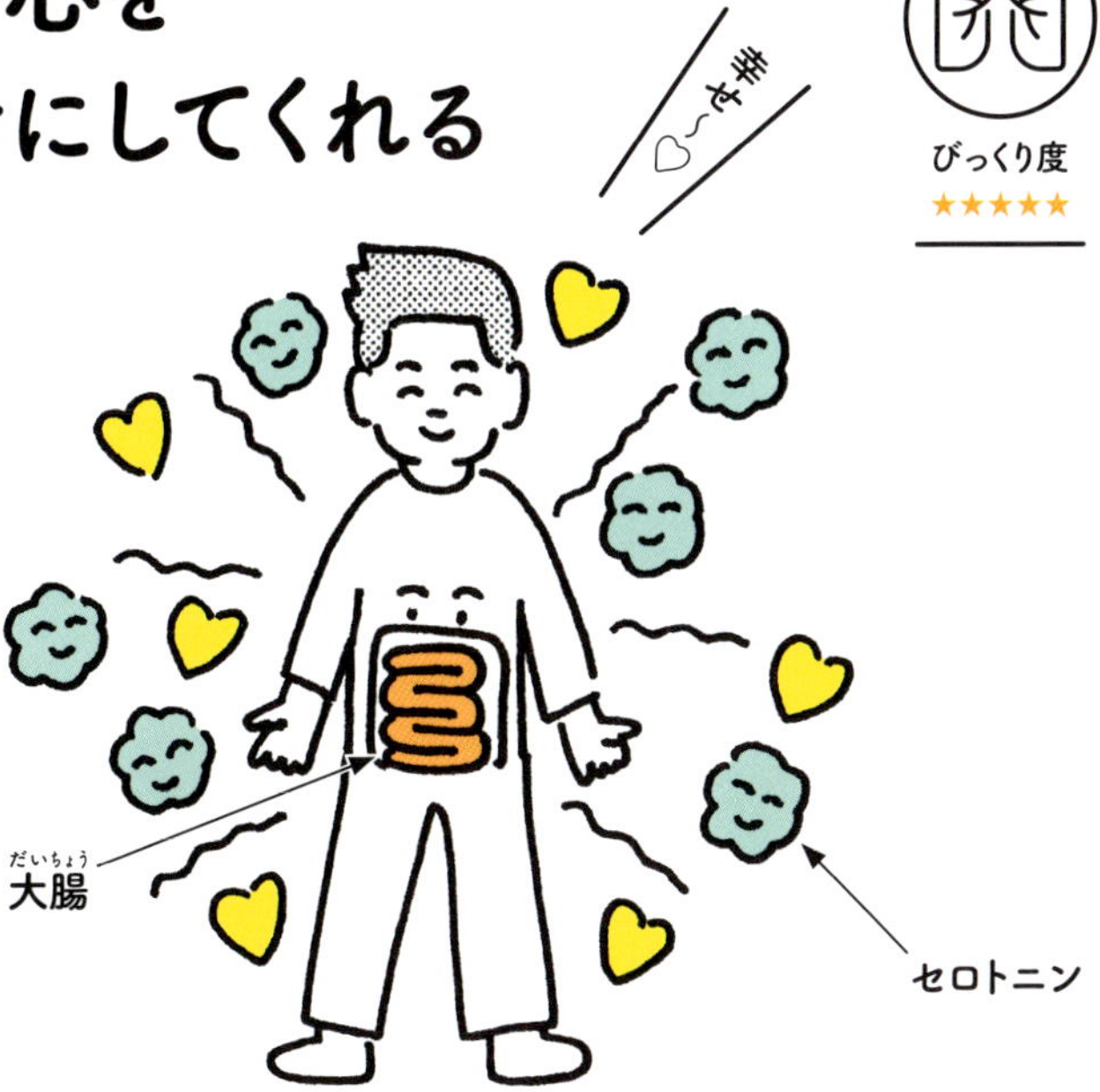
幸せ～♡
小腸《しょうちょう》・大腸《だいちょう》
セロトニン

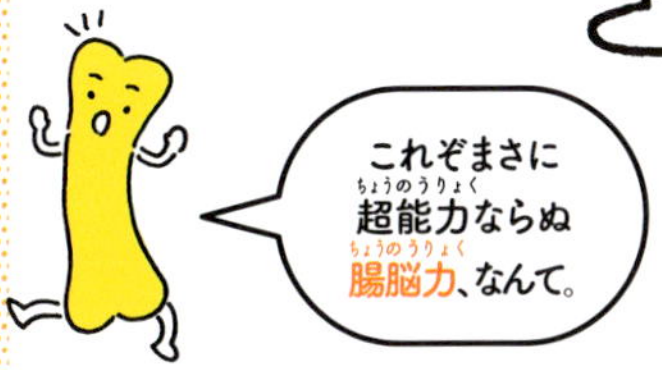
これぞまさに超能力《ちょうのうりょく》ならぬ腸脳力《ちょうのうりょく》、なんて。

きみが今、幸せと感じているとしたら、それは腸《ちょう》のはたらきのせいかもしれない。というのも、うれしいなどのいい気持ちを感じさせる化学《かがく》物質《ぶっしつ》セロトニンのほとんどは、腸《ちょう》でつくられることがわかってきたんだ。

また、さまざまな病気や体調不良《たいちょうふりょう》をもたらすストレスがふえると、腸《ちょう》が脳《のう》より早くセロトニンを出して、その影《えい》響《きょう》を弱めようとしてくれる。

じつは最近《さいきん》、腸《ちょう》は「第2の脳《のう》」ともよばれるようになっている。いろいろな臓器《ぞうき》があるなかで、腸《ちょう》はただひとつ、脳《のう》からの命令《めいれい》がなくても、動くことができるからだ。腸《ちょう》が体の不調《ふちょう》を感じとると、それを脳《のう》に伝《つた》えるはたらきかけまでおこなっているのだ。そもそも腸《ちょう》は脳《のう》よりも先に生まれた臓器《ぞうき》。脳《のう》のほうが、「第2の腸《ちょう》」なのかも？

＼ひと休みコラム／

人間の限界《げんかい》はどれくらいなのか？

ねむらない限界《げんかい》は約《やく》264時間

人間は必《かなら》ずねむる必要《ひつよう》がある。体と脳《のう》を休ませないといけないからだ。そんななか、これまでもっともねむらなかった記録《きろく》は、1964年、アメリカのランディ・ガードナーの約《やく》264時間（11日間）だ。しかし、ねむらない間、幻覚《げんかく》を見たり、視力《しりょく》が下がったり、記《き》憶力《おくりょく》があやしくなったりしたそうだ。その後15時間ほどねむったあと、幸い後遺症《こういしょう》はなかったんだって。

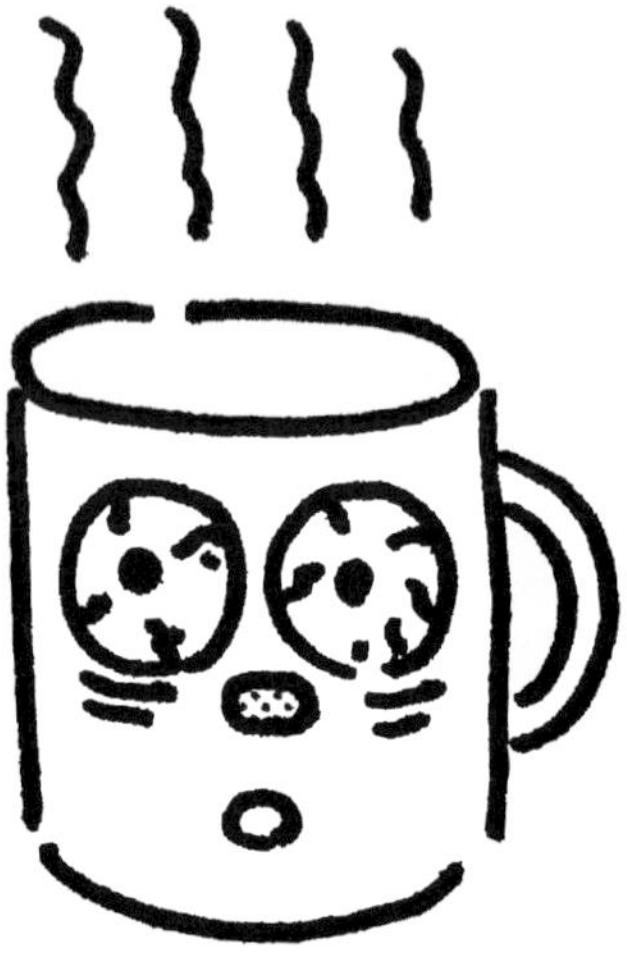

息を止める限界《げんかい》は24分3秒45

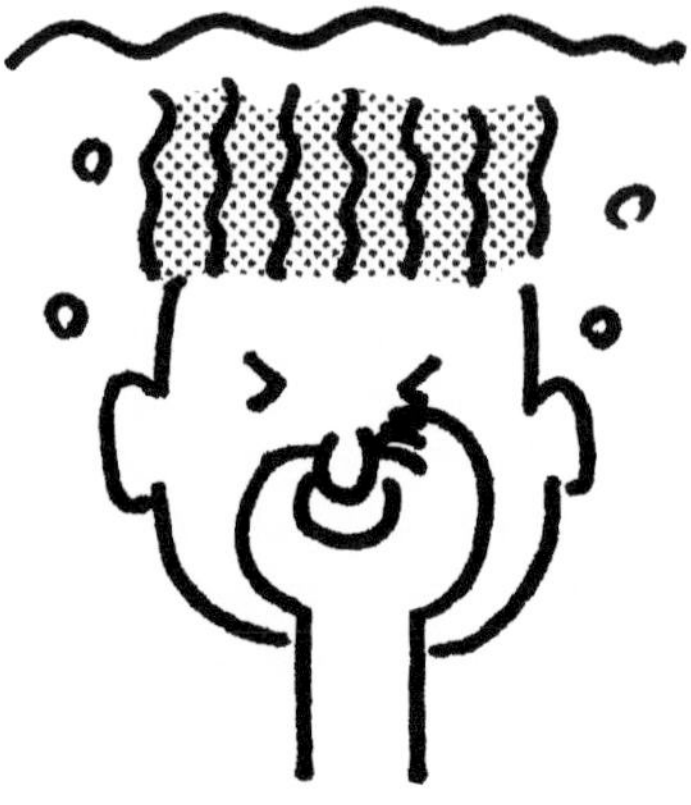

息を止めるのは苦しい。ふつう、がんばっても1～2分といったところだろう。しかし、自分の意志《いし》でもっとも長く息を止めた記録《きろく》は、なんと24分3秒45！　2016年2月にスペインのフリーダイバー、アレックス・セグラ・ベンドレルによって達成《たっせい》された。

たえられる音の限界《げんかい》は120デシベル

デシベルは音の大きさの単位《たんい》。ふだん、人が会話するときの音は約《やく》60デシベルで、大声だと80デシベル。そして、人間がたえられる音の限界《げんかい》は120デシベル。これは飛行機《ひこうき》のエンジン音レベル。それ以上《いじょう》だと鼓膜《こまく》がやぶれ、耳が聞こえなくなる。

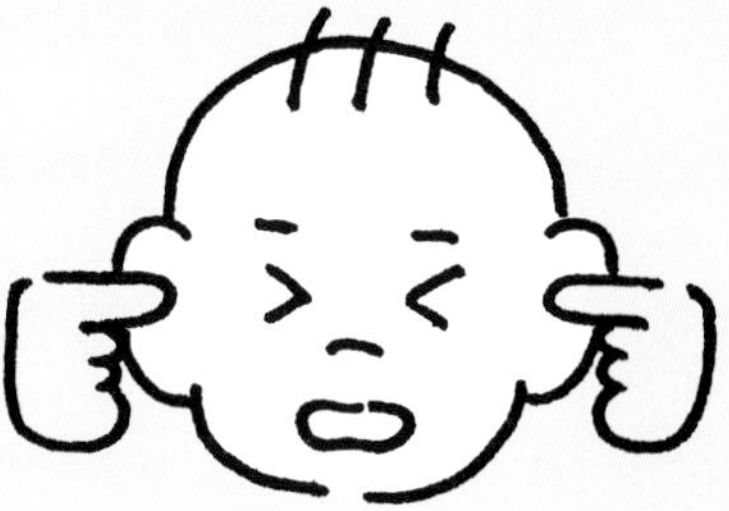

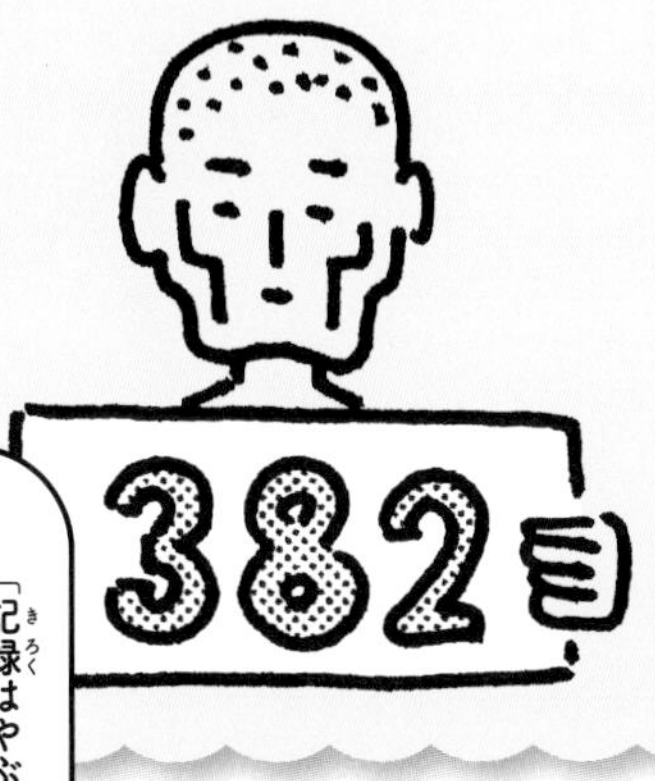
382

食べない限界《げんかい》は382日

人間は水分をとらずには生きられないが、1週間くらい物を食べなくても生きられる（体にはよくない）。そこで、これまでの食べない限界《げんかい》は何日だったかというと、スコットランドのアンガス・バービエリの1966年の記録《きろく》で382日！　食べない間も水やビタミンをとっていたけどすごい！

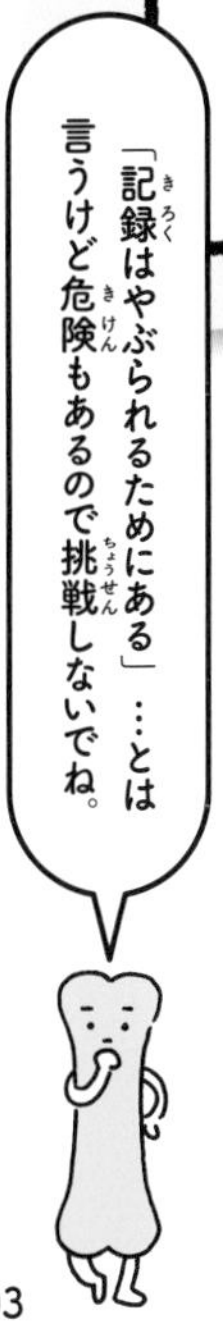
「記録《きろく》はやぶられるためにある」…とは言うけど危険《きけん》もあるので挑戦《ちょうせん》しないでね。

出産《しゅっさん》の限界《げんかい》は69人

一生の間に女性《じょせい》が子《こ》どもを生む限界《げんかい》は、現在《げんざい》のところ69人。ロシアのバレンティーナ・ビシリーエフの、27回の出産《しゅっさん》での記録《きろく》だ。

また、一度の出産《しゅっさん》でもっとも多くの子どもを生んだのは、アメリカのナディヤ・スルマン。2009年1月26日に8つ子を無事《ぶじ》、出産《しゅっさん》した。

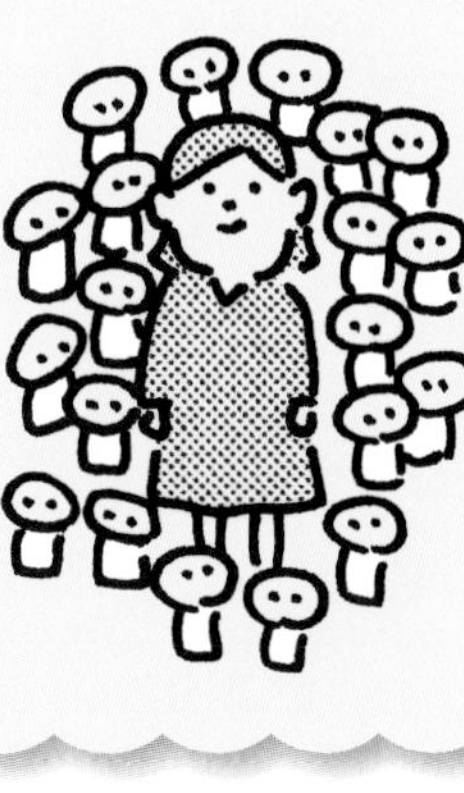

びっくり度
★★★★★

耳あかをこまめにとりすぎないほうがいい

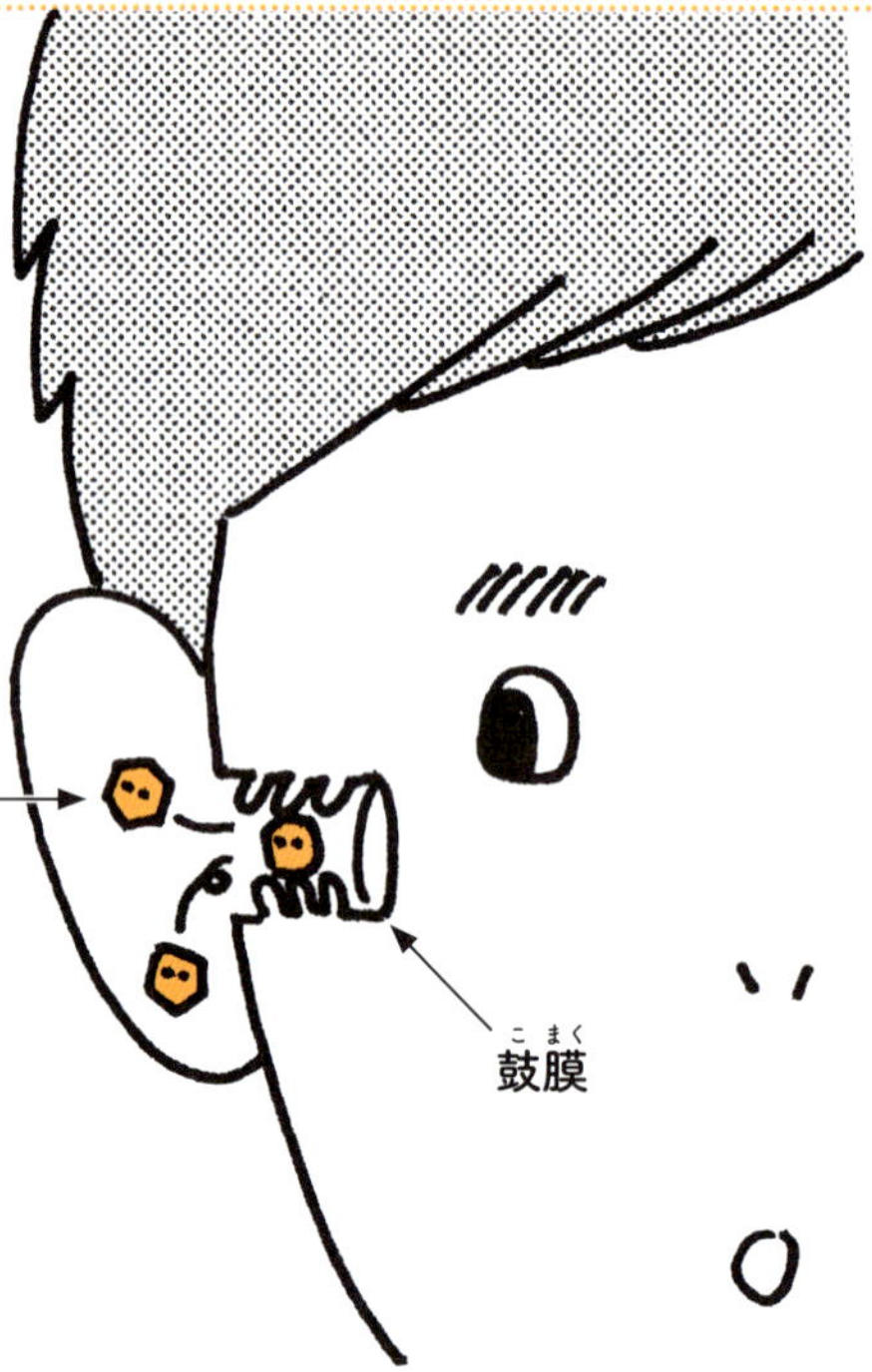

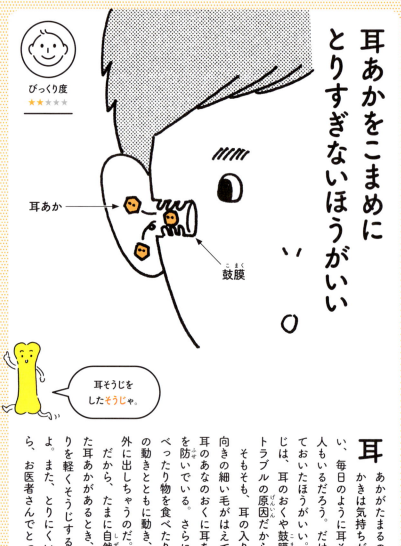

耳あかがたまるのは不潔《ふけつ》だし、耳かきは気持ちがいい。だからつい、毎日のように耳そうじをしちゃう人もいるだろう。だけど、それはやめておいたほうがいい。こまめな耳そうじは、耳のおくや鼓膜《こまく》を傷《きず》つけるなど、トラブルの原因《げんいん》だからだ。

そもそも、耳の入り口近くには、外向きの細い毛がはえている。これが、耳のあなのおくに耳あかが入りこむのを防《ふせ》いでいる。さらにこの毛は、しゃべったり物を食べたりするときのあごの動きとともに動き、耳あかを自然《しぜん》に外に出しちゃうのだ。

だから、たまに自然《しぜん》に外に出なかった耳あかがあるとき、耳の入り口あたりを軽くそうじするくらいで十分《じゅうぶん》だよ。また、とりにくい耳あかがあったら、お医者さんでとってもらおう。

へそのごまをとってもおなかは痛くならない

びっくり度
★☆☆☆☆

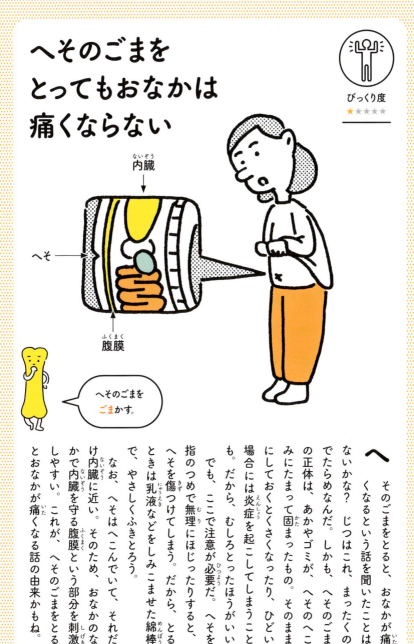

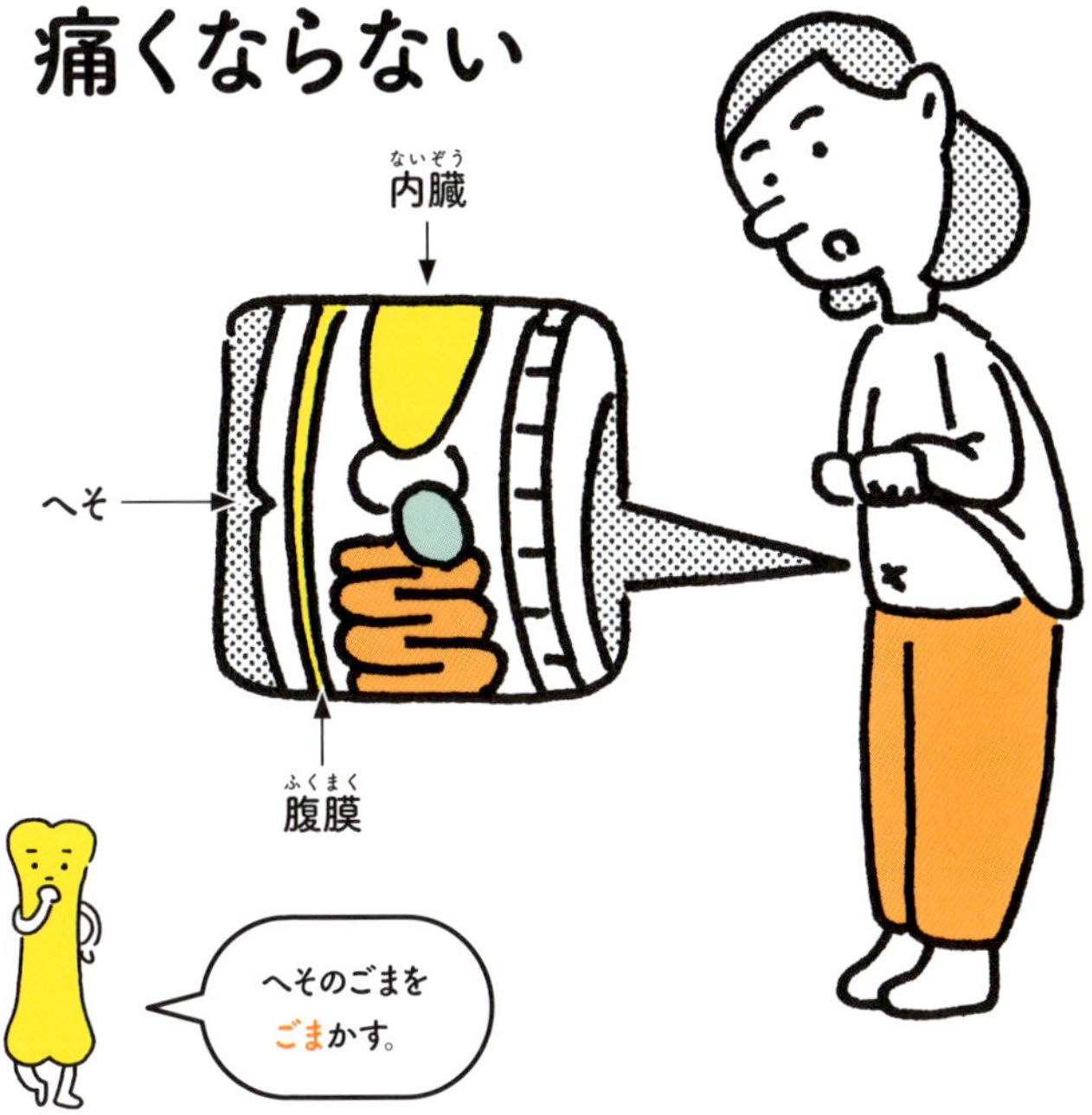
内臓《ないぞう》
へそ
腹膜《ふくまく》
へそのごまを
ごまかす。

へそのごまをとると、おなかが痛《いた》くなるという話を聞いたことはないかな？　じつはこれ、まったくのでたらめなんだ。しかも、へそのごまの正体は、あかやゴミが、へそのへこみにたまって固《かた》まったもの。そのままにしておくとくさくなったり、ひどい場合には炎症《えんしょう》を起こしてしまうことも。だから、むしろとったほうがいい。

でも、ここで注意が必要《ひつよう》だ。へそを指のつめで無理《むり》にほじったりすると、へそを傷《きず》つけてしまう。だから、とるときは乳液《にゅうえき》などをしみこませた綿棒《めんぼう》で、やさしくふきとろう。

なお、へそはへこんでいて、それだけ内臓《ないぞう》に近い。そのため、おなかのなかで内臓《ないぞう》を守る腹膜《ふくまく》という部分を刺激《しげき》しやすい。これが、へそのごまをとるとおなかが痛《いた》くなる話の由来かもね。

びっくり度
★★★★☆

子どもの口のレントゲン写真はけっこうインパクト大

歯医者で、歯のレントゲン写真をとったことがある人もいるだろう。あれ、見るとけっこう気持ち悪くてインパクトあるよね。見たことがない人に説明《せつめい》をすると、子どもの歯である乳歯《にゅうし》のおくに、大人の歯である永久《えいきゅう》歯《し》がたくさんならんでいて、いってみれば、口の中が歯だらけなのだ！ 口の中を見てもわからないそのようすが、レントゲン写真でわかるんだ。

この永久歯《えいきゅうし》は、乳歯《にゅうし》の下に突然《とつぜん》できるわけじゃない。3歳ぐらいから、乳《にゅう》歯《し》の根元を栄養《えいよう》にして、少しずつ大きく成長《せいちょう》しながら、生えてくる準備《じゅんび》をはじめているのだ。そして、小学生になるころから、少しずつ乳歯《にゅうし》が永久歯《えいきゅうし》に生えかわっていく。

ところで、どうして乳歯《にゅうし》から永久歯《えいきゅうし》に生えかわるのだろう。これは、成長《せいちょう》して頭や体が大きくなるのに合わせて、歯も大きくなっていくからだ。

頭や体が小さなうちは、子どものサイズにちょうどいい小さな乳歯《にゅうし》が20本生えてくる。でも、成長《せいちょう》していくと、頭や体が大きくなって、乳歯《にゅうし》では歯の数が足りなくなる。それで、乳歯《にゅうし》よりも大きくて、本数も28〜32本と多い永《えい》久歯《きゅうし》に生えかわっていくんだよ。

永久歯《えいきゅうし》は生えかわらないので、歯は大切にしよう。

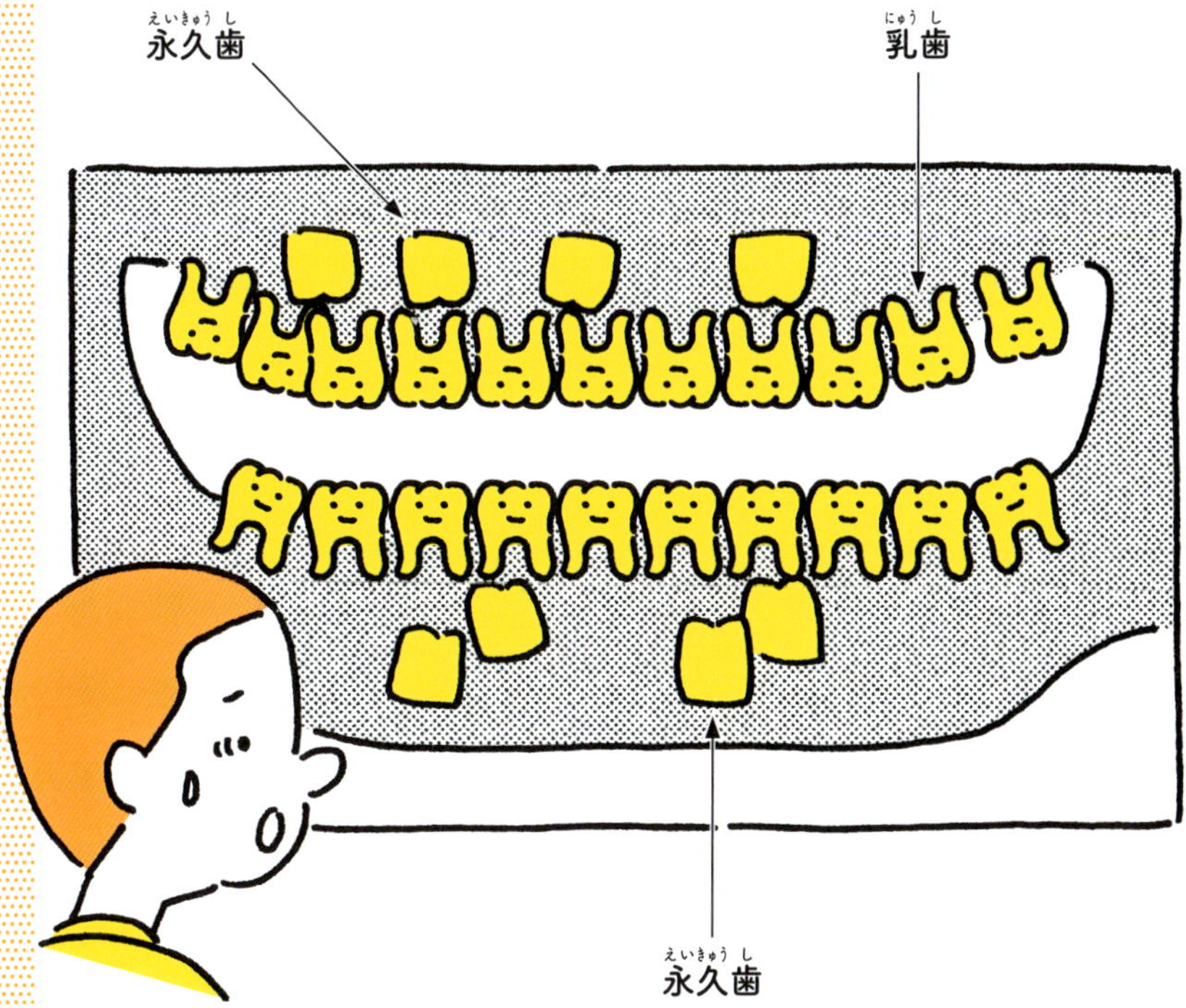

乳歯《にゅうし》がぬけたときのおまじない

乳歯《にゅうし》がぬけたとき、日本では、上の歯なら床下《ゆかした》に、下の歯なら屋根に投げるというおまじないがある。これは、国によってちがうんだ。アメリカやフランスでは、ぬけた乳歯《にゅうし》をまくらの下に入れてねるとか、モンゴルでは犬にあげちゃうとか。ほかの国のおまじない、きみも調べてみよう。

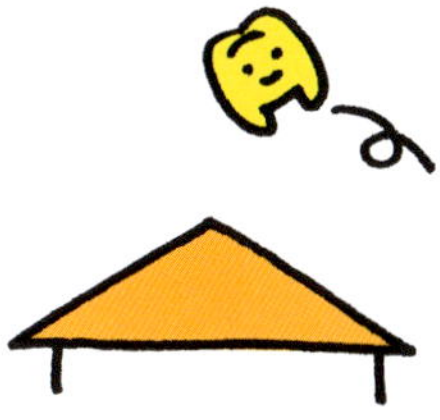

子どもは大人《おとな》より骨折《こっせつ》が早く治《なお》る

びっくり度
★★★★☆

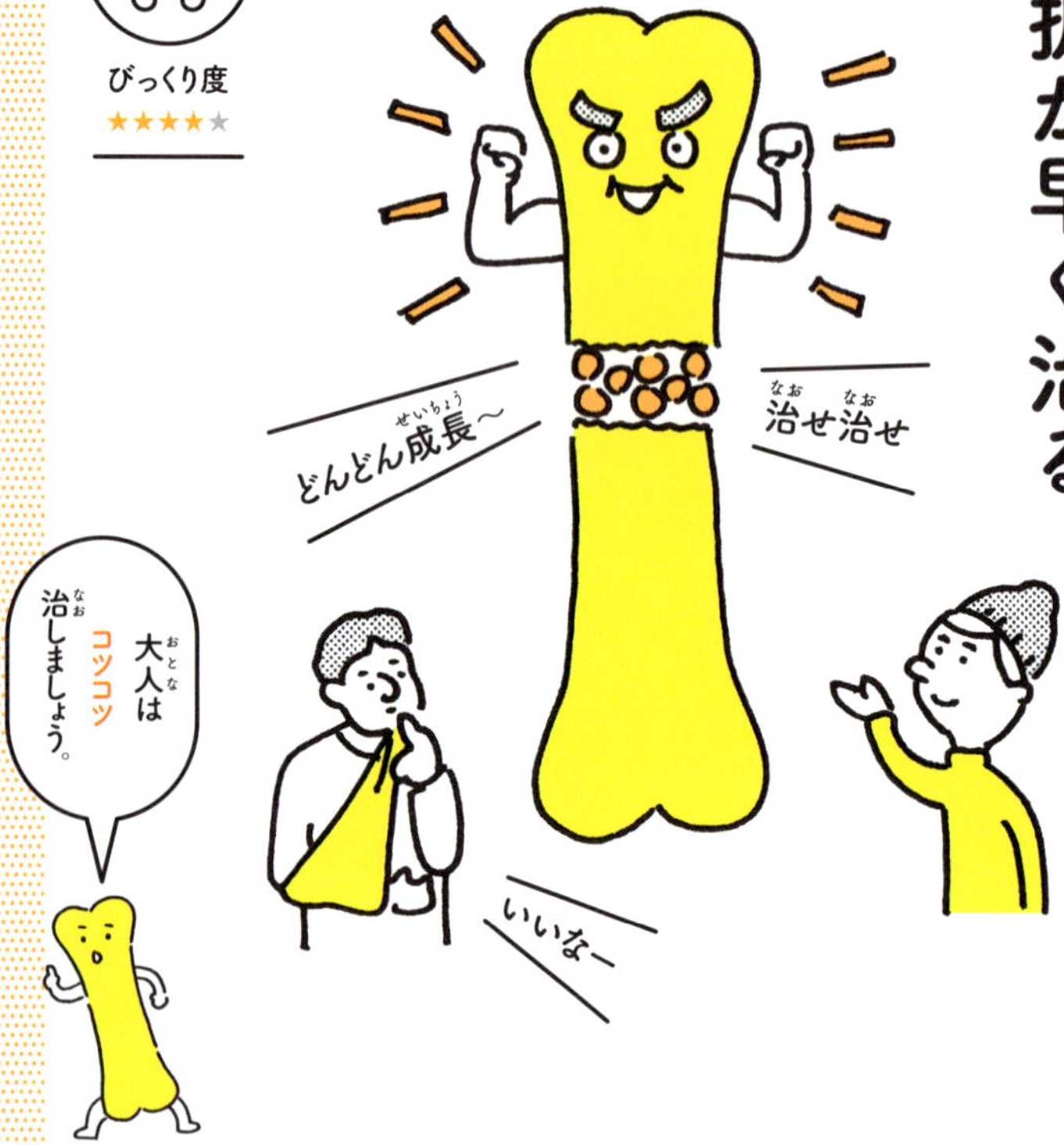
どんどん成長《せいちょう》〜
治《なお》せ治《なお》せ
いいなー
大人《おとな》はコツコツ治《なお》しましょう。

きみがある日、サッカーをしているとき、転んで腕《うで》を骨折《こっせつ》したとしよう。すぐに病院に行ったら、同じように腕《うで》を骨折《こっせつ》した近所のおじさんがいた。4週間後、きみの骨折《こっせつ》はすっかり治《なお》った。ところが、おじさんはまだ治《なお》らずに病院に通っている……。

それはなぜだと思う？　子どものほうが大人《おとな》よりも骨《ほね》が細いから早くくっつく？　それ、はずれ。子どもは毎日、体が成長中《せいちょうちゅう》。だから、骨《ほね》だって活発に細胞《さいぼう》をつくりかえている。そのため、骨《ほね》がすでにできあがっている大人《おとな》とちがい、骨折《こっせつ》した部分に新しい骨《ほね》がどんどんできていくんだ。だから、子どもの骨折《こっせつ》は、大人《おとな》の半分の期間で治《なお》ったりするのだ！　しかも、折《お》れたことがわからないくらい、きれいに治《なお》ることもめずらしくないよ。

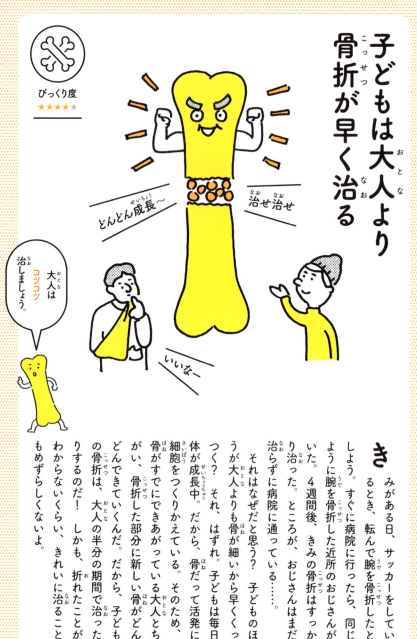

夜より朝のほうが背《せ》が高い

びっくり度
★★★★★

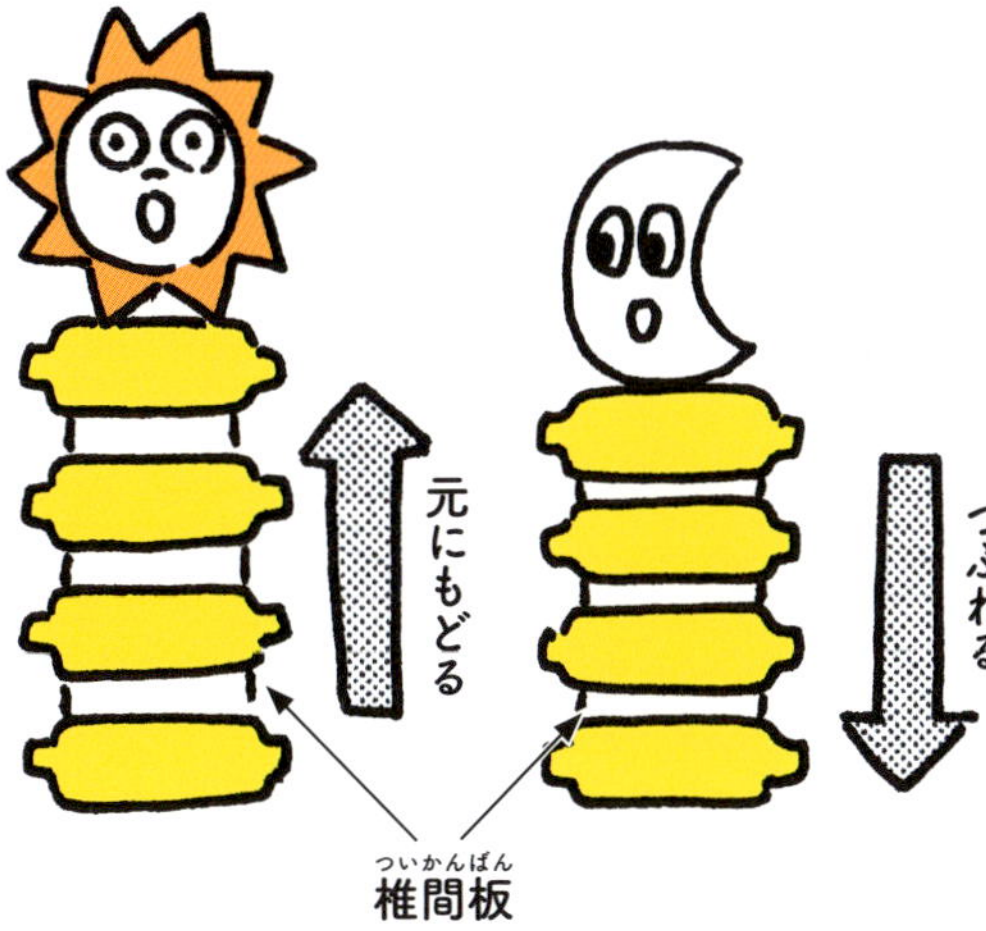

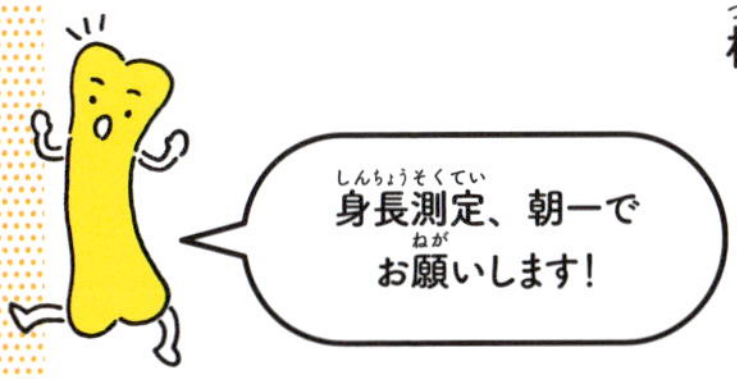

身長は、子どもから大人《おとな》になるまでの間、少しずつのびている。でも、成長《せいちょう》しきってしまうと、もう変《か》わらないように思えるだろう。ところが、1日のうちでも背《せ》が高くなるときがある。それは、朝、起きたときだ。

そのひみつは、背骨《せぼね》の間にある椎間《ついかん》板《ばん》。これは、背骨《せぼね》にかかる衝撃《しょうげき》をやわらげ、背骨《せぼね》がしなやかに動くようにするため、ゼリー状《じょう》の物質《ぶっしつ》でできている。

やわらかいものだから、立ったり歩いたりして生活していると、頭や体の重さのせいで、だんだんとつぶれていく。それにともない、身長も低《ひく》くなる。

しかし、夜、横になってねむっている間は、頭や体の重さもかからないので、椎間板《ついかんばん》は元どおりになる。そのため、朝起きたときは、ねる前よりも、身長が約《やく》2センチも高くなるのだ。

母乳《ぼにゅう》はじつは血液《けつえき》からできている

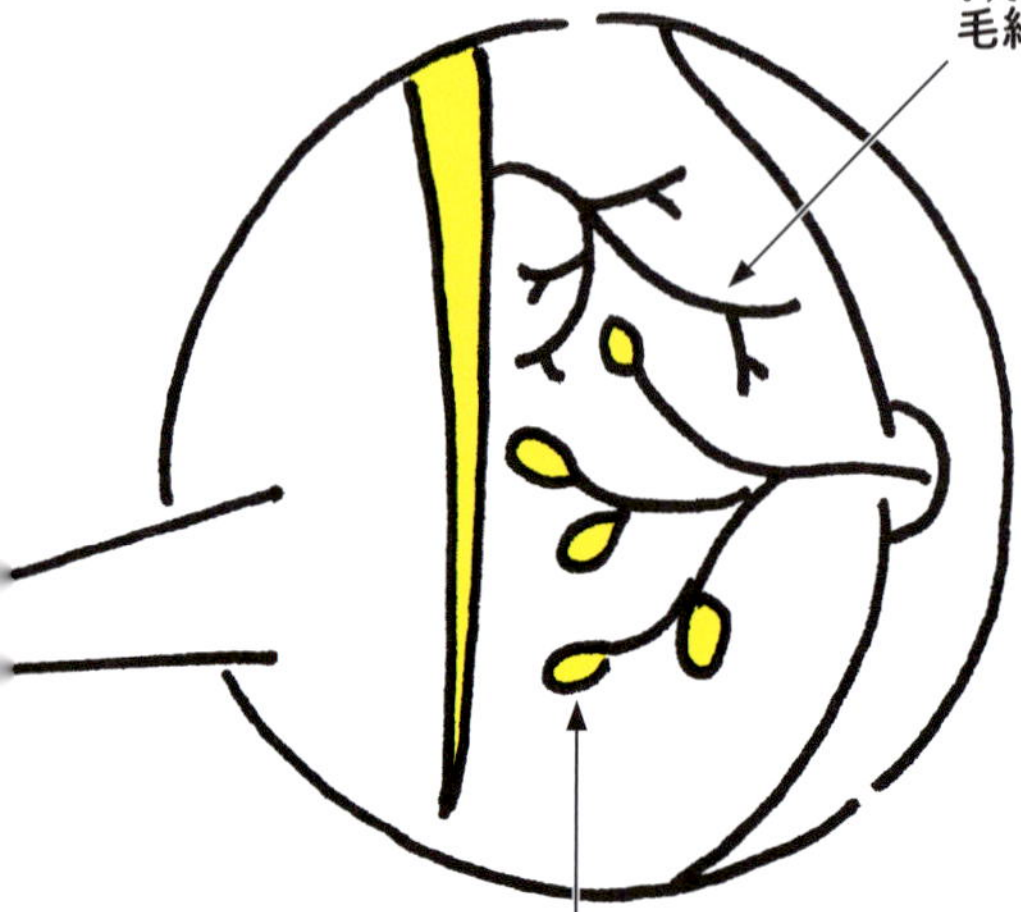
毛細血管《もうさいけっかん》
乳腺《にゅうせん》

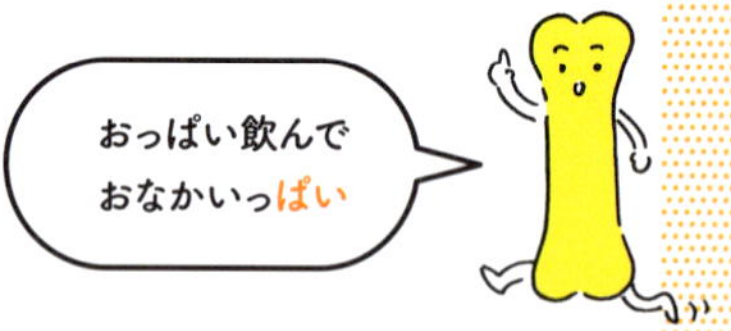
おっぱい飲んで
おなかいっぱい

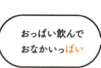

生まれたての赤ちゃんが、まず最《さい》初《しょ》に飲むのが、お母さんのおっぱい。つまり、母乳《ぼにゅう》なんだけど、これはなんと、血液《けつえき》からつくられている。

　女性《じょせい》の胸《むね》には、母乳《ぼにゅう》をつくる乳腺《にゅうせん》という器官《きかん》がある。乳腺《にゅうせん》のまわりにある毛細血管《もうさいけっかん》から、血液《けつえき》にとけているタンパク質《しつ》や脂肪《しぼう》などの栄養素《えいようそ》が乳腺《にゅうせん》にとりこまれることで、母乳《ぼにゅう》になるのだ。

　それにしても、血液《けつえき》は赤いのに、母《ぼ》乳《にゅう》は白い。これはふしぎかもしれないが、答えはかんたん。血液《けつえき》が乳腺《にゅうせん》にとりこまれるとき、血液《けつえき》の赤い色の元である赤血球《せっけっきゅう》という細胞《さいぼう》がとりこまれないから。そして、母乳《ぼにゅう》にふくまれた必《ひつ》要《よう》な栄養素《えいようそ》などの色が、光をあちこちの方向に反射《はんしゃ》させるため、白く見える。

　ところで、お母さんはどうして生まれたての赤ちゃんがいるときだけ、母《ぼ》

びっくり度
★★★★★

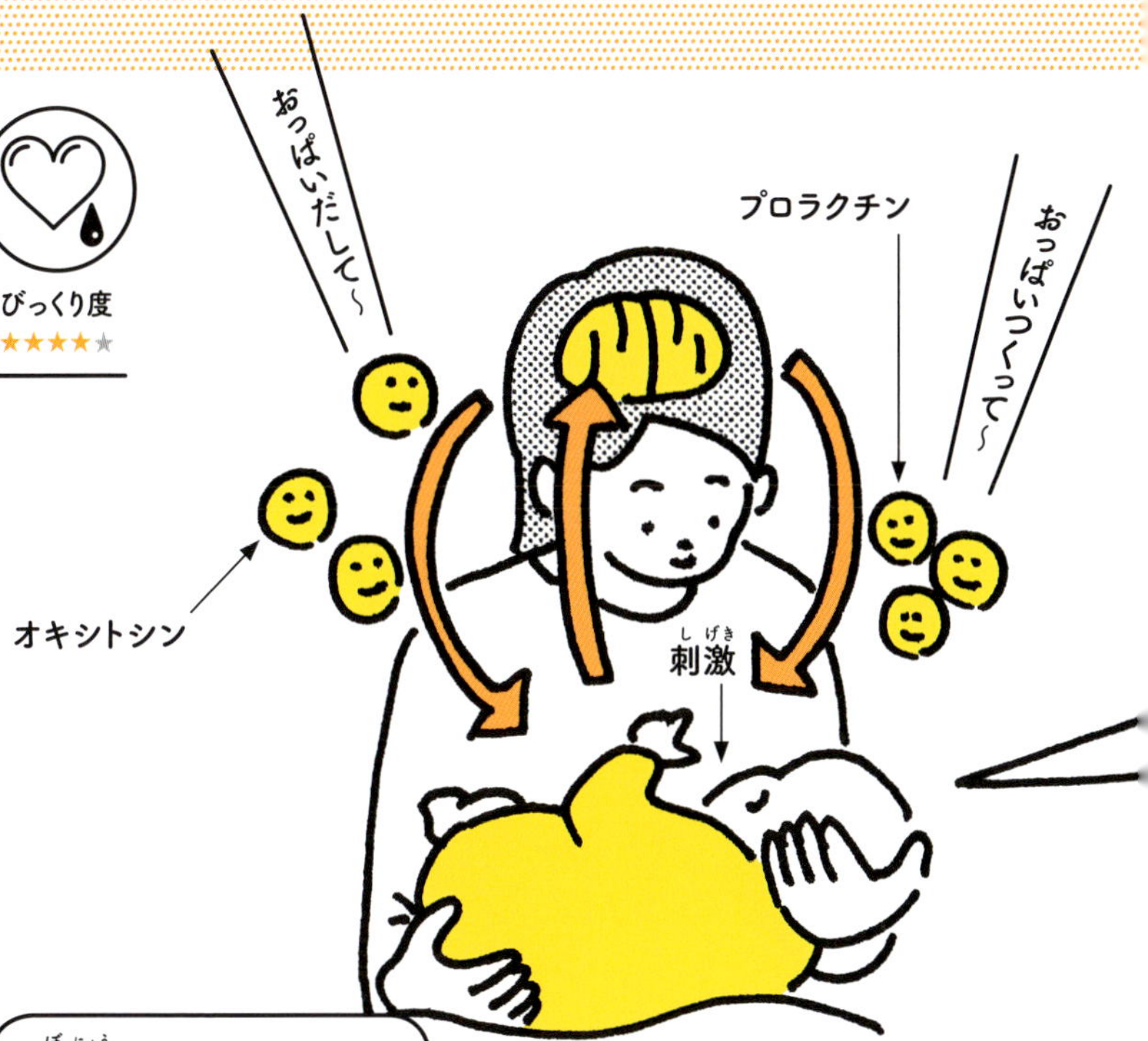
おっぱいだして〜
おっぱいつくって〜
プロラクチン
オキシトシン
刺激《しげき》

母乳《ぼにゅう》は赤ちゃんの免疫力《めんえきりょく》を高める

赤ちゃんを母乳《ぼにゅう》で育てると、いいことがいっぱいある。母乳《ぼにゅう》には、免疫《めんえき》になる物質《ぶっしつ》がふくまれている。だから、病原菌《びょうげんきん》が体の中に入ってきても、体を守る力がアップするのだ。また、お母さんとくっついて母乳《ぼにゅう》をあたえることで、母子のきずなが深まるというよさもあるよ。

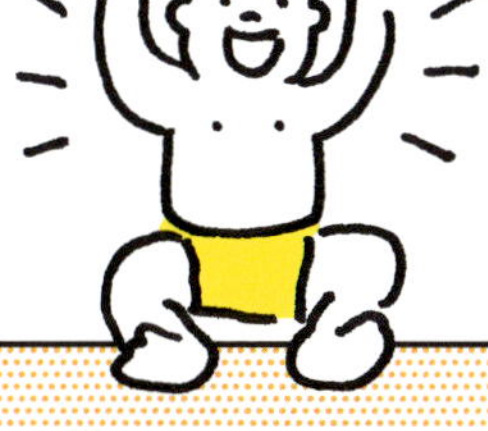

乳《にゅう》が出るのだろう。
これはまず、赤ちゃんができると、脳《のう》からの命令《めいれい》でプロラクチンというホルモンが出て、乳腺《にゅうせん》に母乳《ぼにゅう》をつくらせる。赤ちゃんが生まれると、今度は脳《のう》からオキシトシンというホルモンが出て、母乳《ぼにゅう》を出す準備《じゅんび》をはじめる。そして、赤ちゃんが乳首《ちくび》を吸《す》う刺激《しげき》で、このふたつのホルモンの量《りょう》が増《ふ》えて、母《ぼ》乳《にゅう》が出るようになるんだ。

びっくり度
★★★★★

耳のおくが体を安定させている

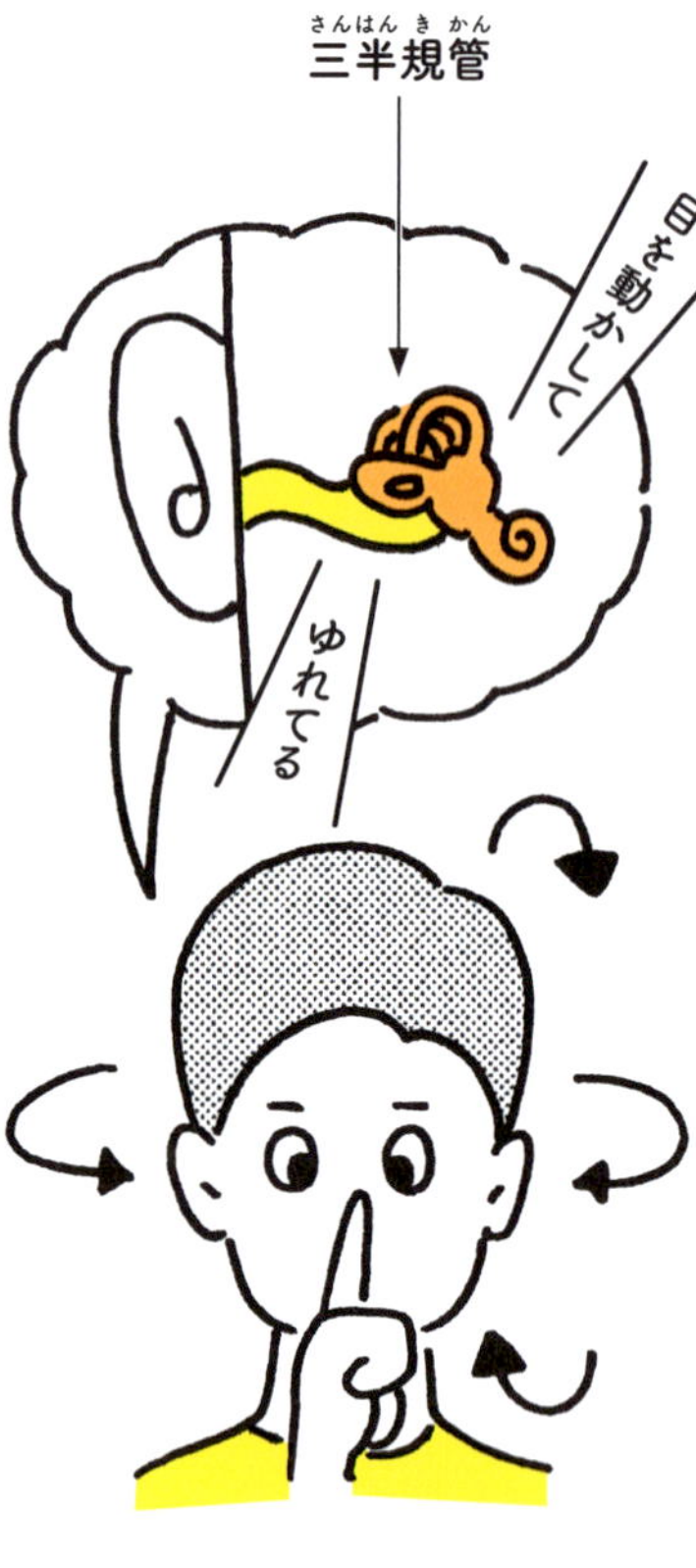

カメラを手に持って撮影《さつえい》すると、ゆれて映像《えいぞう》がブレてしまう。これを手ブレというんだ。でも、カメラに手ブレ防止機能《ぼうしきのう》があると、カメラのゆれの反対側《はんたいがわ》にレンズが向くことで、ゆれが打ちけされて、安定した映像《えいぞう》がとれるのだ。

じつは、人間の耳のおくにも、三半《さんはん》規管《きかん》という手ブレ防止機能《ぼうしきのう》のようなはたらきをする場所がある。三半規管《さんはんきかん》が、頭の動きを感じとると、目の筋肉《きんにく》を頭の動きとぎゃくに動かさせる。そのおかげで、人間は体がゆれていても、視《し》線《せん》を安定させることができ、目にうつるものがブレないのだ。

ちょっと実験《じっけん》してみよう。指を1本見つめたまま、頭を上下左右に動かしてみて。頭は動いているのに、見ている指はブレないでしょ。

いつも正座《せいざ》をしていると しびれにくい足になる

びっくり度
★☆☆☆☆

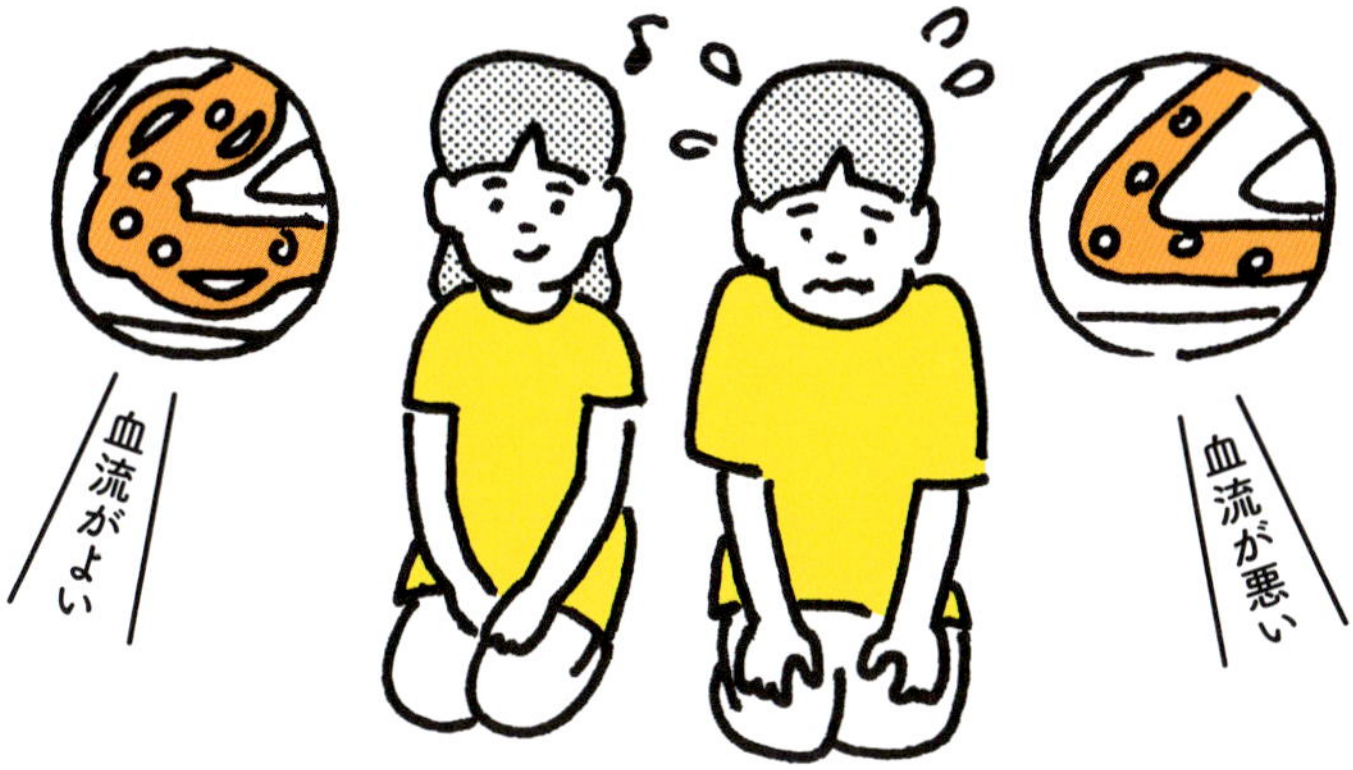

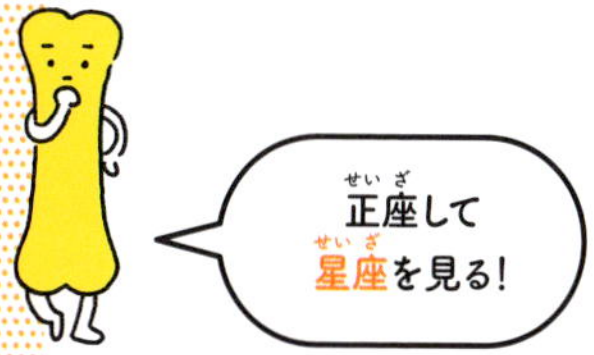

近ごろでは、正座《せいざ》をする機会《きかい》があまりないだろう。だから、たまに正座《せいざ》をすると、足がじんじんしびれて、動けなくなっちゃうなんてことも。でも、ふだんから正座《せいざ》をしているような人は、こんなことにならない。これはなぜなんだろう。

正座《せいざ》で足がしびれるのは、長い時間、曲げている足に体重がかかりつづけることで、足の血の流れが悪くなるから。すると、足に通っている、体を動かすための神経《しんけい》や、体の痛《いた》みを感じる神経《しんけい》が酸素不足《さんそぶそく》を起こして、はたらきが悪くなる。そして、足がしびれてしまう。

でも、ふだんから正座《せいざ》をしていると、足を通る血管《けっかん》の近くにある細い血管《けっかん》がふえてくる。そのため、正座《せいざ》をしていても血液《けつえき》の流れが悪くならず、しびれにくい足になるんだ。

びっくり度
★★★☆☆

呼吸《こきゅう》はしようとしなくてもできる

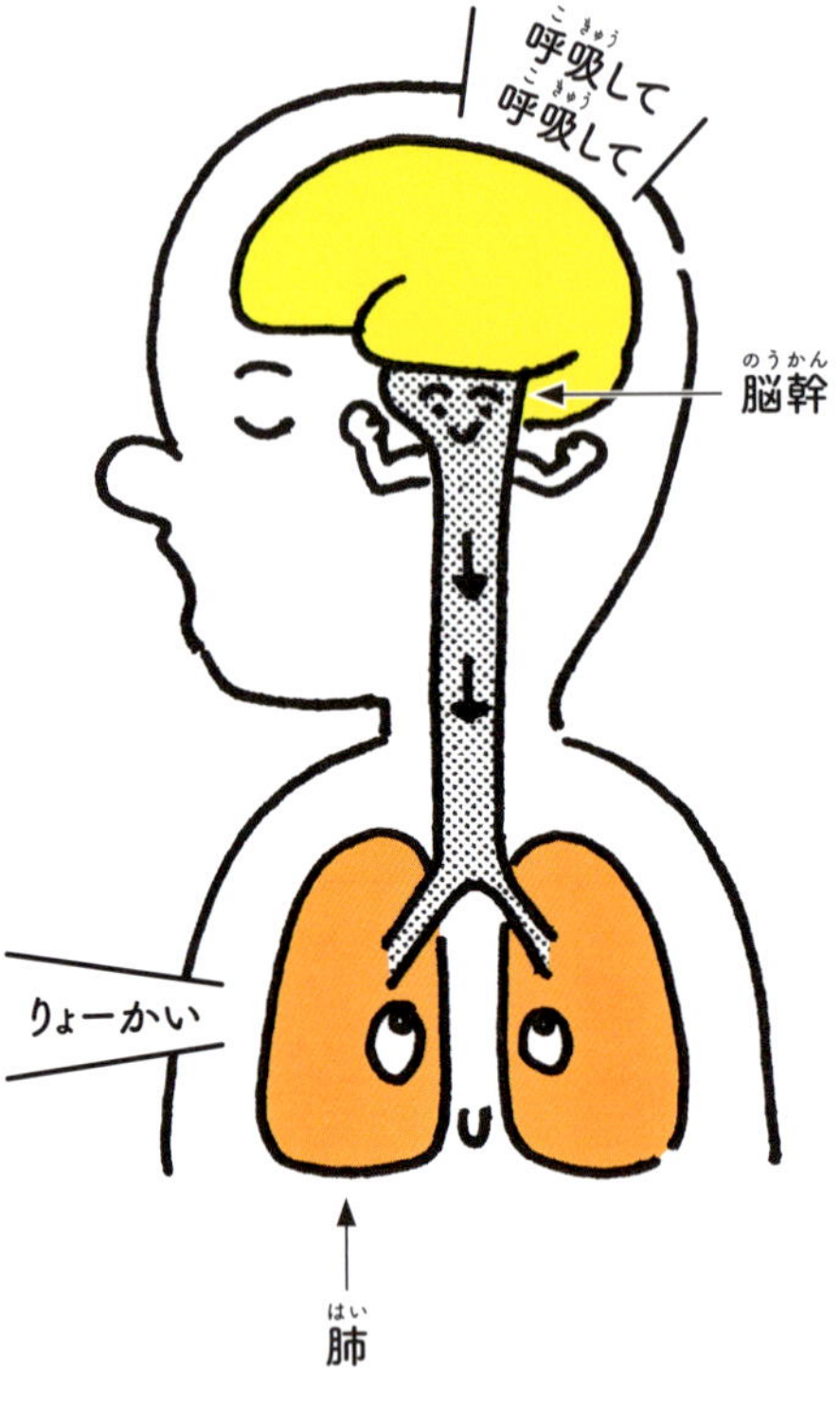
呼吸《こきゅう》して
呼吸《こきゅう》して
脳幹《のうかん》
りょーかい
肺《はい》

息《いき》して生きる。

授《じゅ》業中《ぎょうちゅう》、つい考えごとをしていたりすると、先生の話が耳に入ってこなかったり、黒板に書かれたことをノートに写しわすれたり……。意識《いしき》していないとできないことっていっぱいあるね。でも、呼吸《こきゅう》は意識《いしき》しなくてもできる。なぜなら、呼吸《こきゅう》しないと死んじゃうからだ。

そのために、自分の意思《いし》とは関係《かんけい》なく、脳《のう》の脳幹《のうかん》という部分が、肺《はい》に呼吸《こきゅう》をするように命令《めいれい》を出しつづけているのだ。だから、ねむっているときだって、呼吸《こきゅう》は止まらないんだよ。

でも、深呼吸《しんこきゅう》したり、息を止めたりと、意識《いしき》して呼吸《こきゅう》をすることもできるよね。このときは、脳《のう》の大脳《だいのう》という部分から、脳幹《のうかん》に命令《めいれい》が伝《つた》わる。すると、無意識《むいしき》の呼吸《こきゅう》の代わりに、意識《いしき》した呼《こ》吸《きゅう》がおこなわれるのだ。

夢《ゆめ》を見るのは ねている間も 脳《のう》がはたらいているから

びっくり度
★★★★★

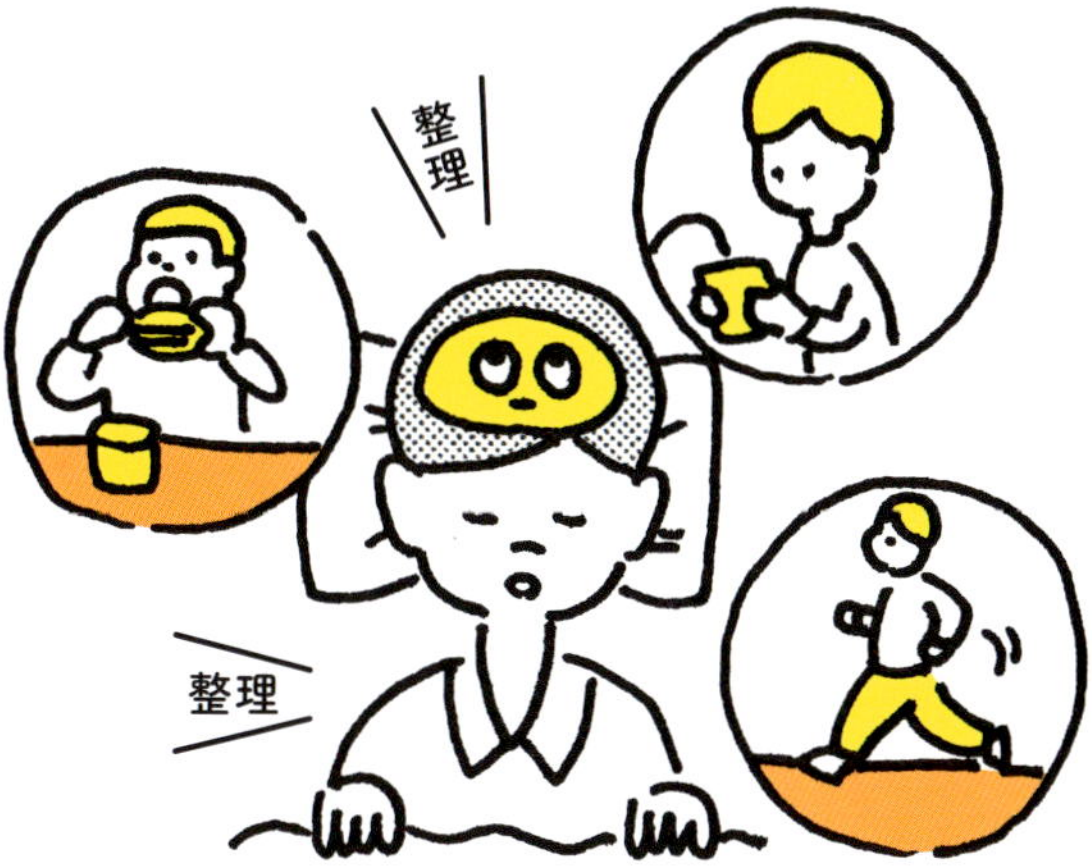
整理
整理

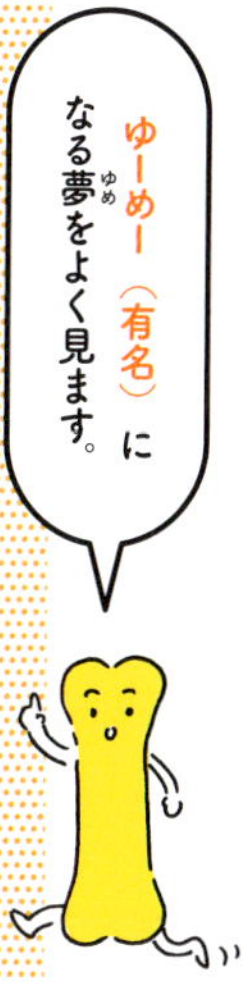
ゆーめー（有名）になる夢《ゆめ》をよく見ます。

きみも、ねむっているときに夢《ゆめ》を見るだろう。これは、体が休んでいるときでも、脳《のう》は完全《かんぜん》には休まず、はたらいているからなんだ。

夢《ゆめ》の正体については、まだわかっていないことも多い。でも、脳《のう》がその日のできごとや、これまでの記憶《きおく》を整理《せいり》していて、それが夢《ゆめ》という形であらわれていると考えられているんだ。

また、人間のねむりには2種類《しゅるい》ある。レム睡眠《すいみん》という、体はリラックスしているけど脳《のう》がはたらいているあさいねむりと、ノンレム睡眠《すいみん》という、体も脳《のう》も最小限《さいしょうげん》しかはたらかない深《ふか》いねむりだ。このふたつの睡眠《すいみん》をねむっている間にくりかえしているんだ。ちなみに、夢《ゆめ》は毎日見ている。見ないという人は、起きたとき覚《おぼ》えていないだけなんだ。

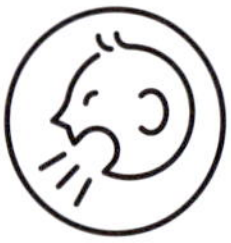

びっくり度
★★★★☆

じつは汗《あせ》には2種類《しゅるい》ある

きみの体温は、いつもだいたい35〜37度くらいだろう。しかも、夏の暑い気温のなかで、運動をして熱《あつ》くなったときでも、体温は一定にたもたれている。これは、汗のおかげなんだ。

体温が上がるときには、皮ふの中にあるエクリン汗腺《かんせん》で、汗がつくられる。汗は皮ふの表面にあるあなから出てくると、つぎつぎに蒸発《じょうはつ》していく。このとき、体の熱《ねつ》をうばっていくので、体温が上がるのを防《ふせ》ぐことができるのだ。もし、体にこのはたらきがないと、体温はどんどん上がり、39度をこえると体の細胞《さいぼう》がこわれだす。もっと上がると命の危険《きけん》にもおよぶのだ。

ところで、汗《あせ》をかく場合というのは、暑いときばかりじゃない。緊張《きんちょう》したときに、わきの下や胸《むね》のあたりから、ツ〜ッと汗《あせ》が流れるときがあるよね。この汗《あせ》は、エクリン汗腺《かんせん》から出るものとはちがう種類《しゅるい》の汗《あせ》なんだ。わきの下や乳首《ちくび》のまわりなどの毛《け》あなにある、アポクリン汗腺《かんせん》から出るもの。

ちなみに、びっくりしたときなども汗《あせ》は出るけど、この理由ははっきりしていないんだ。汗《あせ》の質《しつ》もちがっていて、エクリン汗腺《かんせん》の汗《あせ》はほとんどが水分で透明《とうめい》。いっぽう、アポクリン汗腺《かんせん》の汗はタンパク質《しつ》などをふくむため、白っぽく、かわくとにおいやすいよ。

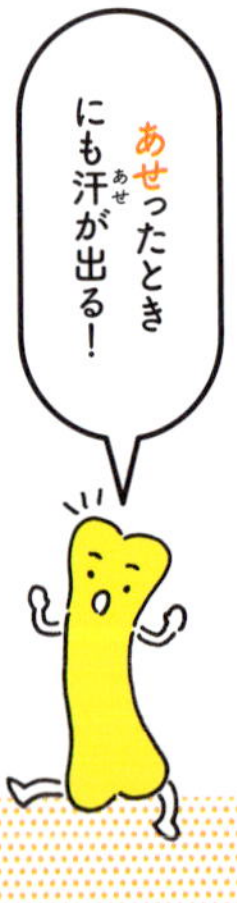
あせったときにも汗《あせ》が出る！

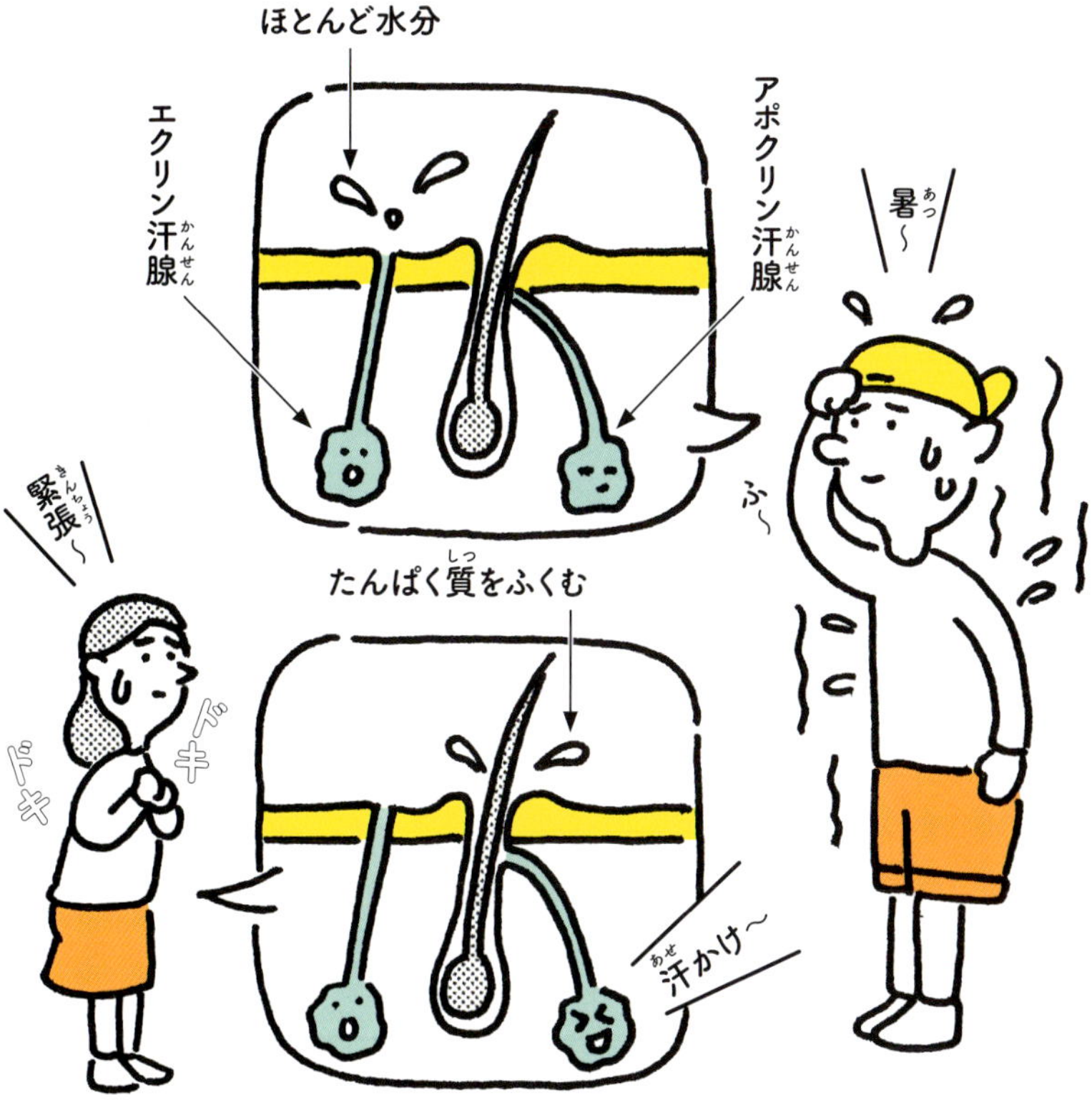

汗《あせ》を出す汗腺《かんせん》の数はすんでる地域《ちいき》でちがう

汗腺《かんせん》の数は、すんでいる地域《ちいき》の環境《かんきょう》によって、ちがいがある。日本人の汗腺《かんせん》は180万～270万個《こ》くらい。日本より暑いフィリピンの人は260万～300万個《こ》。ぎゃくに寒いロシアの人は160万～210万個《こ》。暑ければ、そのぶん、汗《あせ》をかく必要《ひつよう》があるから、差ができるんだね。

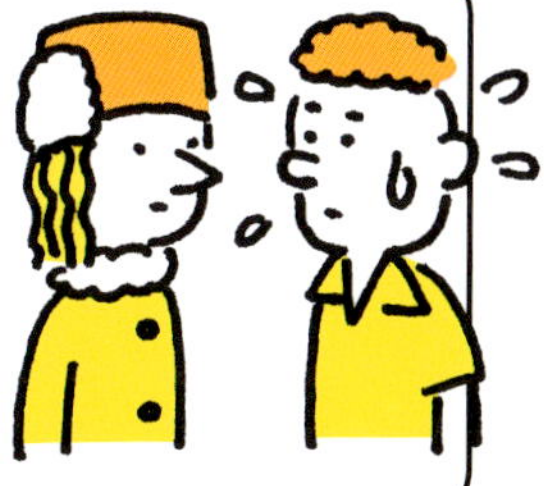

びっくり度 ★★★★

男性《だんせい》は指の長さでモテるかどうかわかる

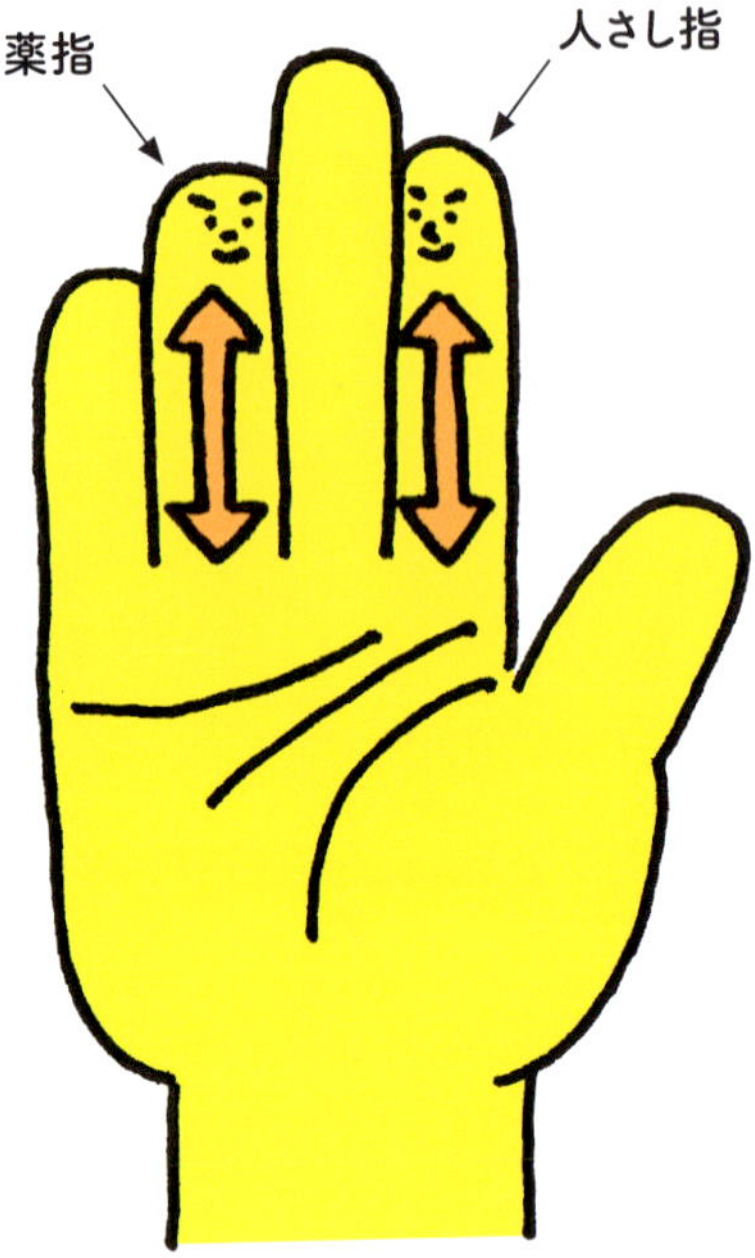
薬指
人さし指

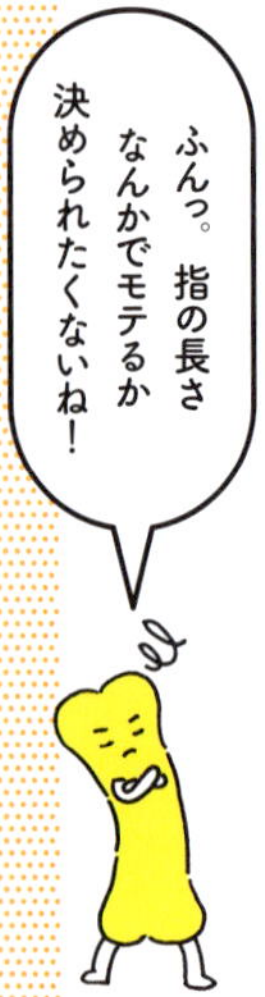
ふんっ。指の長さなんかでモテるか決められたくないね！

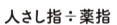

人さし指÷薬指

人さし指と薬指の長さで、なんと、男性《だんせい》が女性《じょせい》にモテるかどうかがわかる、という研究結果《けんきゅうけっか》がある。

まず、その2本の指の、付《つ》け根のまん中から指先までの長さを測《はか》ってみよう。そして、人さし指の長さを、薬指の長さで割《わ》る。この結果《けっか》が、1より小さければ小さいほど、つまり薬指が人さし指より長いほど、男らしい男であり、女性《じょせい》にモテるという。

これには理由がある。男らしさは、テストステロンという男性《だんせい》ホルモンの影響《えいきょう》を受ける。このホルモンが多い男《だん》性《せい》は男らしくなり、女性《じょせい》が魅力《みりょく》を感じやすい。そして、薬指が人さし指より長いほど、テストステロンが多いのだ。

もちろん、人さし指のほうが長くてもモテモテの男性《だんせい》もいる。結局《けっきょく》、個人《こじん》の魅力《みりょく》しだいなんだけどね。

\ひと休みコラム/

女性《じょせい》は腰《こし》とおしりのサイズで男性《だんせい》にモテるかわかる!

腰《こし》とおしりの比率《ひりつ》が0.7に近い女性《じょせい》ほどモテる

「人は見た目じゃない」なんていうけど、男性《だんせい》が恋人《こいびと》を選《えら》ぶとき、無意識《むいしき》に、見た目を重視《じゅうし》しているという研究結果《けんきゅうけっか》がある。では、男性《だんせい》は女性《じょせい》のどこを見ているのかというと、それは腰《こし》のくびれ(細くせばまっているところ)なんだ。

しかも、ただくびれていればいいわけではない。腰《こし》のサイズ÷おしりのサイズが0.7の女性《じょせい》ほど、男性《だんせい》に好《この》まれるという。

古代の彫刻《ちょうこく》や美術品《びじゅつひん》などの女性像《じょせいぞう》や、美人コンテストの入賞者《にゅうしょうしゃ》の多くは、0.7の比率《ひりつ》に近いというデータもあるんだよ。

7
10

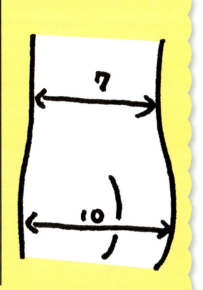

女性《じょせい》の腰《こし》のくびれは健康《けんこう》の指標《しひょう》でもある

でも、どうして男性《だんせい》は無意識《むいしき》に、0.7の比率《ひりつ》の女性《じょせい》を好《この》むのだろう。じつは、女性《じょせい》は腰《こし》のくびれがなくなるほど、病気にかかりやすく、妊娠《にんしん》確率《かくりつ》が下がるというデータもある。

つまり、子孫《しそん》をのこすために、男《だん》性《せい》は本能的《ほんのうてき》に、健康《けんこう》で妊娠《にんしん》しやすい女性《じょせい》を選《えら》んでいると考えられるのだ。

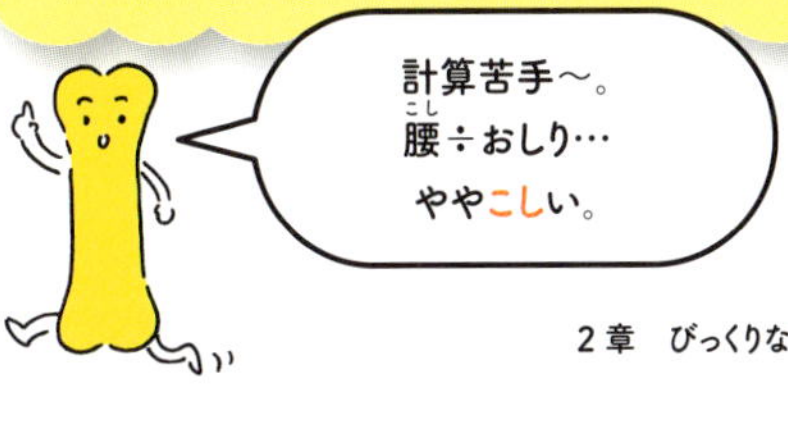
計算苦手〜。
腰《こし》÷おしり…
ややこしい。

びっくり度

★★★☆☆

心臓《しんぞう》は1日に10万回動く

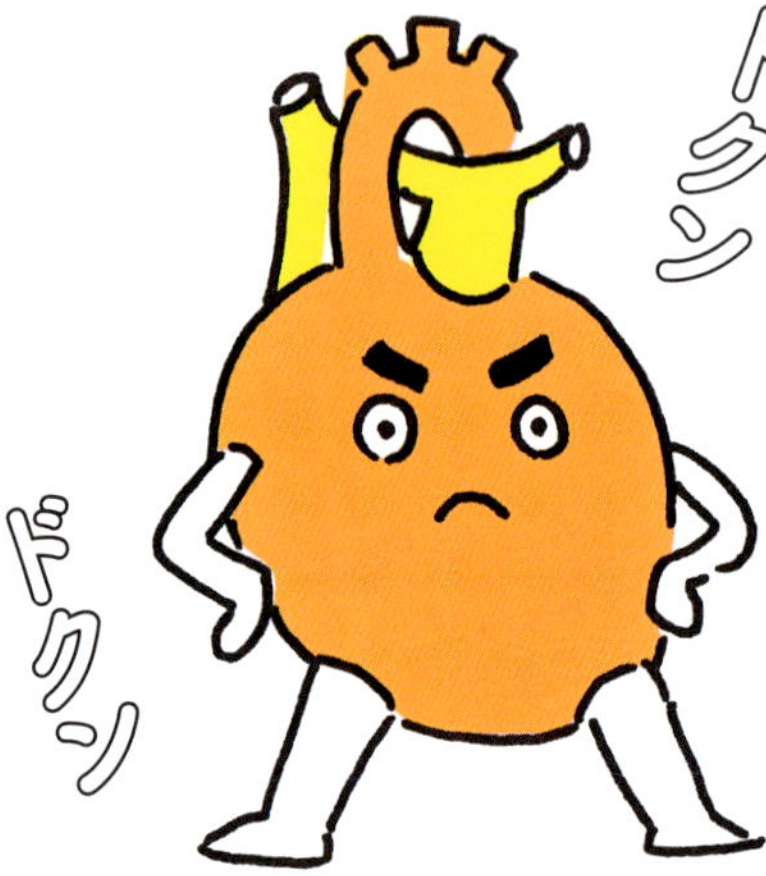
ドクン
ドクン

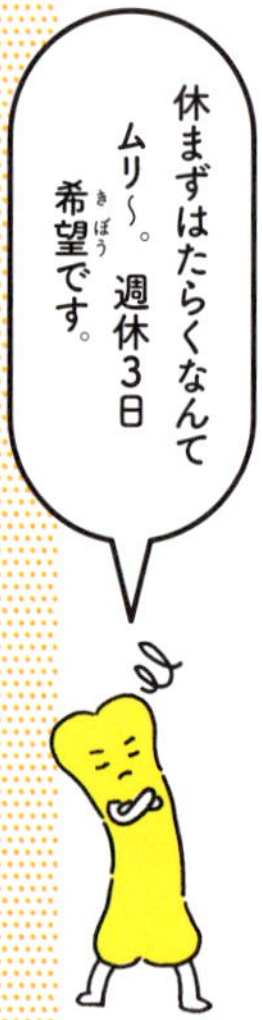
休まずはたらくなんてムリ〜。週休3日希望《きぼう》です。

10万回

ドクン、ドクンと、24時間365日、休むことなく動きつづける心臓《しんぞう》は、止まってなんかいられない！　なぜなら、心臓《しんぞう》がはたらいてくれるおかげで、体中に血液《けつえき》が行きわたり、酸《さん》素《そ》や栄養素《えいようそ》が全身に届《とど》けられるからだ。そのために、心臓《しんぞう》は1日の間に約《やく》10万回も動いている。「そんなに？」とうたがうきみ、自分の体で調べて、ざっくり計算することができるぞ。

心臓《しんぞう》の動きは、手首の内側でわかる。ドクン、ドクンと動いているところに指をおし当てて、まずは1分間、動いた回数を数えてみよう。その回数を1440倍（1日の分数）すればわかるはず。10万回くらいになるはずだ。

人生80年と考えると、心臓《しんぞう》は一生の間に30億回《おくかい》近く、休まずにドクンドクンとはたらきつづけることになるよ。

心臓《しんぞう》はほとんどがんにならない

びっくり度
★★★★★

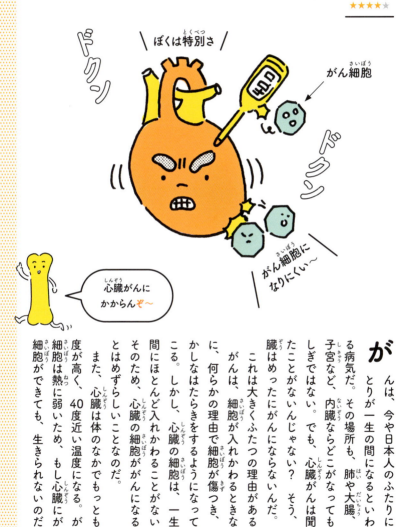

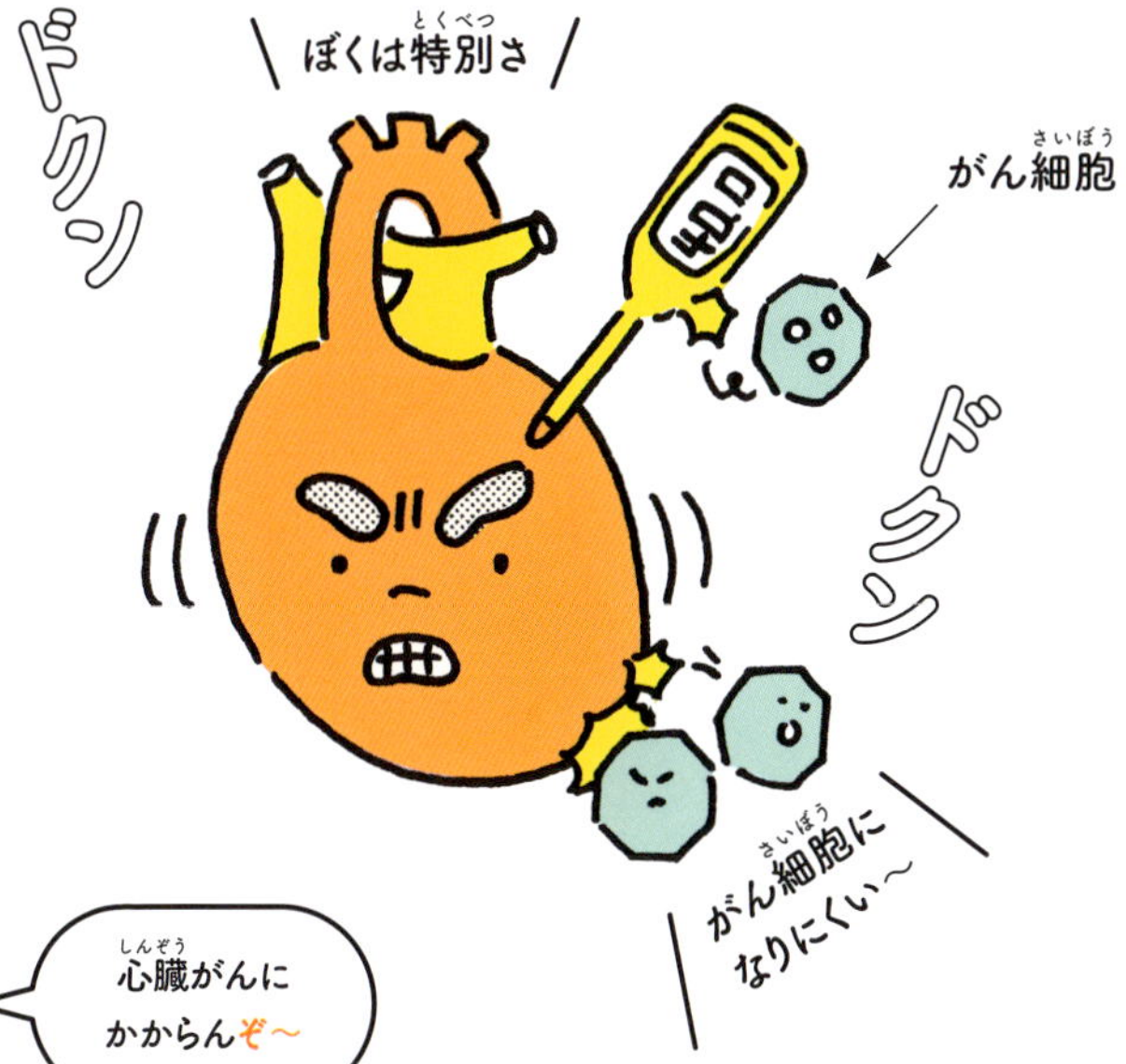
ぼくは特別《とくべつ》さ
ドクン
がん細胞《さいぼう》
ドクン
がん細胞《さいぼう》に
なりにくい〜

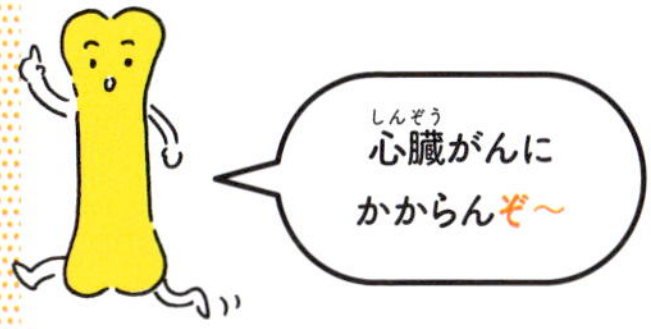
心臓《しんぞう》がんに
かからんぞ〜

がんは、今や日本人のふたりにひとりが一生の間になるといわれる病気だ。その場所も、肺《はい》や大腸《だいちょう》、胃《い》、子宮《しきゅう》など、内臓《ないぞう》ならどこがなってもふしぎではない。でも、心臓《しんぞう》がんは聞いたことがないんじゃない？ そう、心《しん》臓《ぞう》はめったにがんにならないんだ。

これは大きくふたつの理由がある。がんは、細胞《さいぼう》が入れかわるときなどに、何らかの理由で細胞《さいぼう》が傷《きず》つき、おかしなはたらきをするようになって起こる。しかし、心臓《しんぞう》の細胞《さいぼう》は、一生の間にほとんど入れかわることがない。そのため、心臓《しんぞう》の細胞《さいぼう》ががんになることはめずらしいことなのだ。

また、心臓《しんぞう》は体のなかでもっとも温度が高く、40度近い温度になる。がん細胞《さいぼう》は熱《ねつ》に弱いため、もし心臓《しんぞう》にがん細胞《さいぼう》ができても、生きられないのだ。

思いこみで病気が治《なお》る

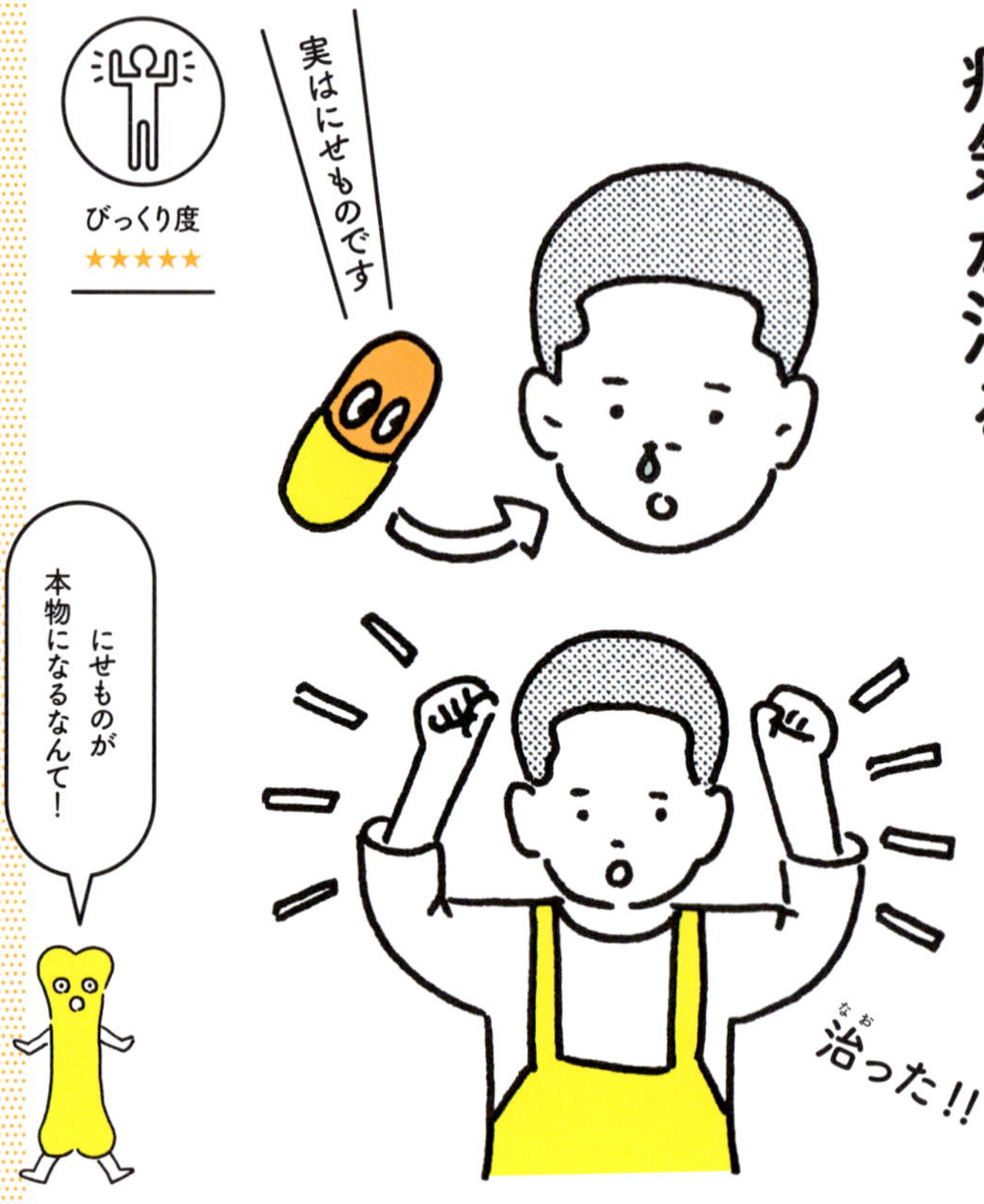

びっくり度
★★★★★
実はにせものです
にせものが本物になるなんて！
治《なお》った!!

でんぷんを錠剤《じょうざい》の形にかためたものなのに、医者が病気の人に「よく効《き》く薬だ」と飲ませると、なんと、症状《しょうじょう》がよくなることがある。薬だという思いこみで治《なお》ってしまうのだ。

これをプラセボ（偽薬《ぎやく》）効果《こうか》という。本来、人間の体には、病原菌《びょうげんきん》などから体を守る免疫《めんえき》というはたらきがある。薬だと思いこんでいると、ホルモンという化学物質《かがくぶっしつ》のうち免疫《めんえき》のはたらきをするものが、脳《のう》から出される。そして、免疫力《めんえきりょく》が高まることで、痛《いた》みがやわらいだり、治《なお》ると考えられているよ。

でも、効《き》くと信《しん》じていないと、プラセボ効果《こうか》はあらわれにくくなる。また、この薬には強い副作用《ふくさよう》（薬の効果《こうか》でおこる悪い作用）があると思いこんでいると、本当に副作用《ふくさよう》が出てしまうことも。思いこみにはこんな力があるのだ。

数字に味を感じる、音を聞いて色が見える人がいる

びっくり度 ★★★★☆

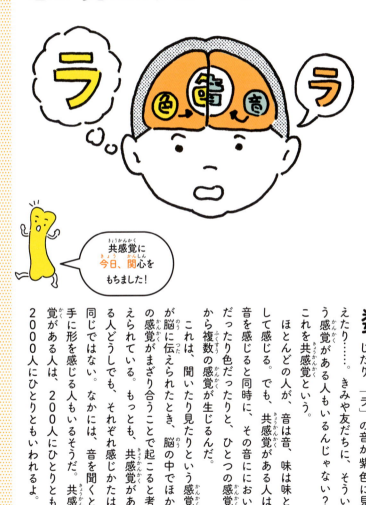

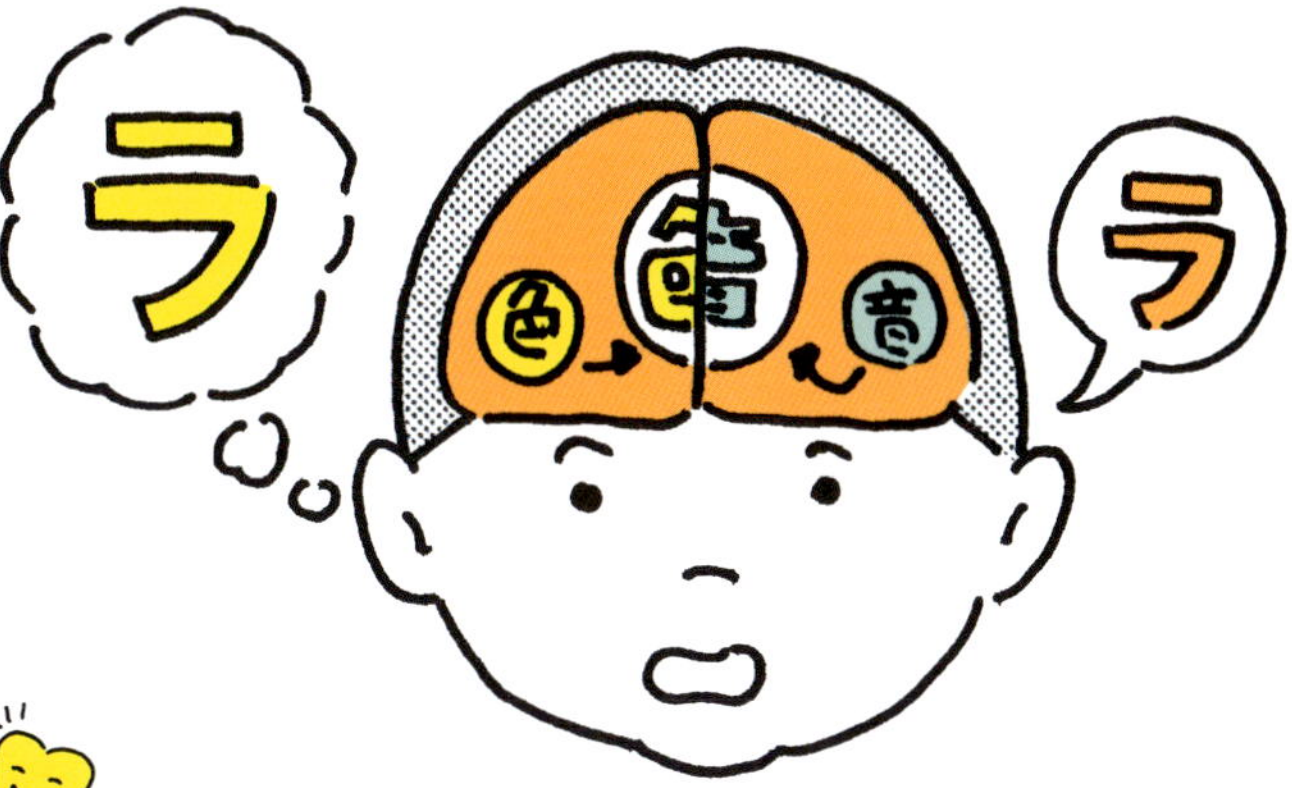

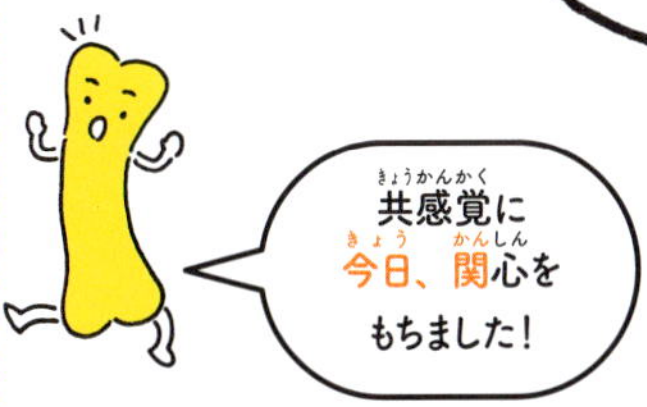

数字の「7」からすっぱい味を感じたり、「ラ」の音が紫色《むらさきいろ》に見えたり……。きみや友だちに、そういう感覚《かんかく》がある人もいるんじゃない？　これを共感覚《きょうかんかく》という。

ほとんどの人が、音は音、味は味として感じる。でも、共感覚《きょうかんかく》がある人は、音を感じると同時に、その音ににおいだったり色だったりと、ひとつの感覚《かんかく》から複数《ふくすう》の感覚《かんかく》が生じるんだ。

これは、聞いたり見たりという感覚《かんかく》が脳《のう》に伝《つた》えられたとき、脳《のう》の中でほかの感覚《かんかく》がまざり合うことで起こると考えられている。もっとも、共感覚《きょうかんかく》がある人どうしでも、それぞれ感じかたは同じではない。なかには、音を聞くと手に形を感じる人もいるそうだ。共感《きょうかん》覚《かく》がある人は、200人にひとりとも2000人にひとりともいわれるよ。

びっくり度 ★★★★★

くしゃみは時速約《やく》300キロ

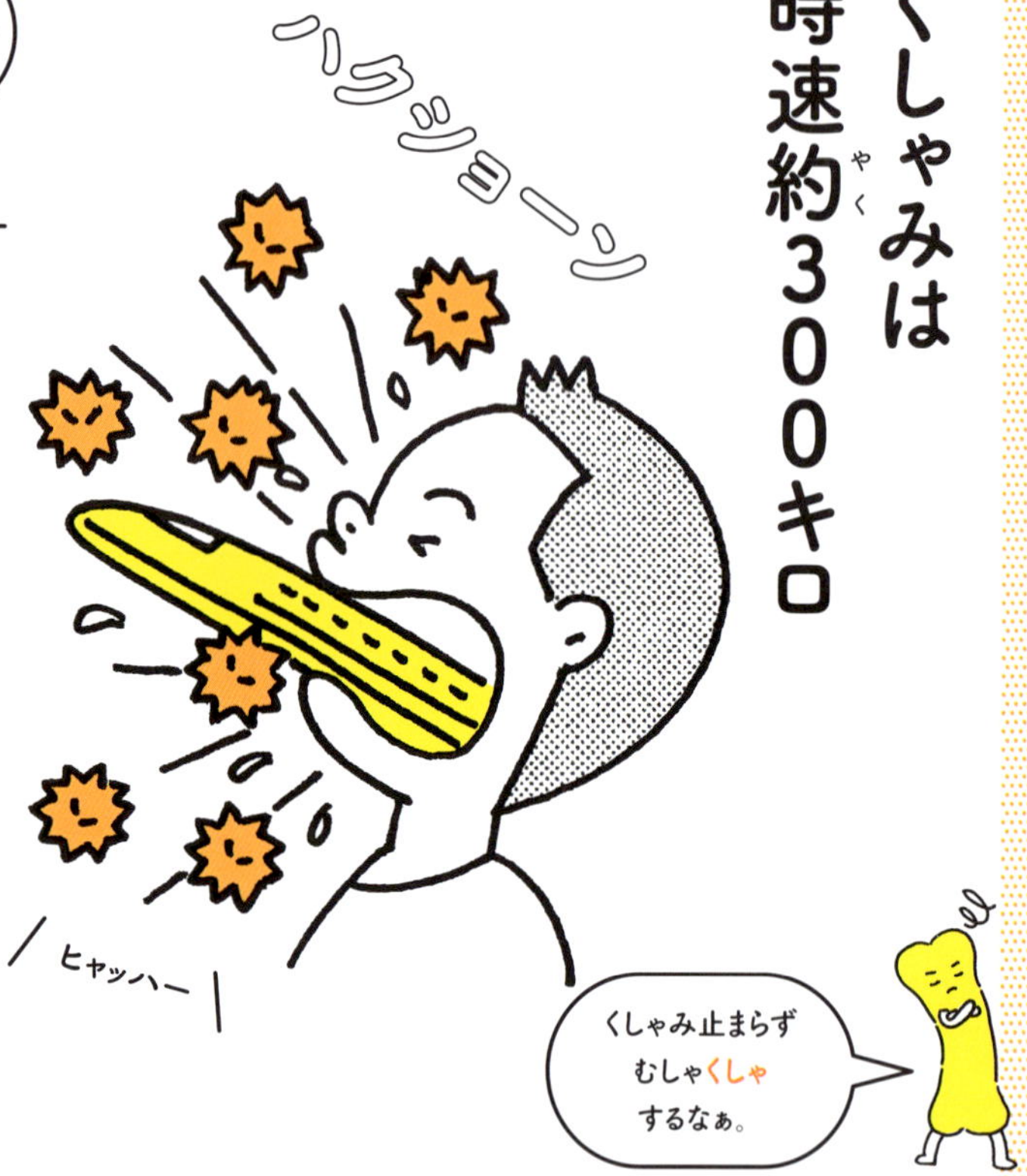
ハクション
ヒャッハー
くしゃみ止まらず
むしゃくしゃ
するなぁ。

ハクション！ と、きみがくしゃみをした瞬間《しゅんかん》、その息はなんと時速300キロで飛《と》びだしている！ 新幹線《しんかんせん》なみの速さなので、もし、鼻や口を手でおさえたりしないと、近くにいる人は、くしゃみのつばをさけることができない。これはかなり迷惑《めいわく》だ。

さらに迷惑《めいわく》なのは、きみがかぜをひいていた場合だ。1回のくしゃみで、なんと100万個以上《まんこいじょう》の細菌《さいきん》やウイルスが、3〜5メートル先まで飛《と》んでしまう。くしゃみをした場所が、室内だったら、数十分間、その場をただよいつづけている。

ちなみに、せきは、時速200キロでコホンと出て、約《やく》10万個《まんこ》の細菌《さいきん》やウイルスが2メートル先まで飛《と》ぶ。

かぜをひいているときは、マスクをつけるなどしよう。

まばたきはただ一瞬《いっしゅん》
目をつむるだけじゃない

びっくり度
★★★☆☆

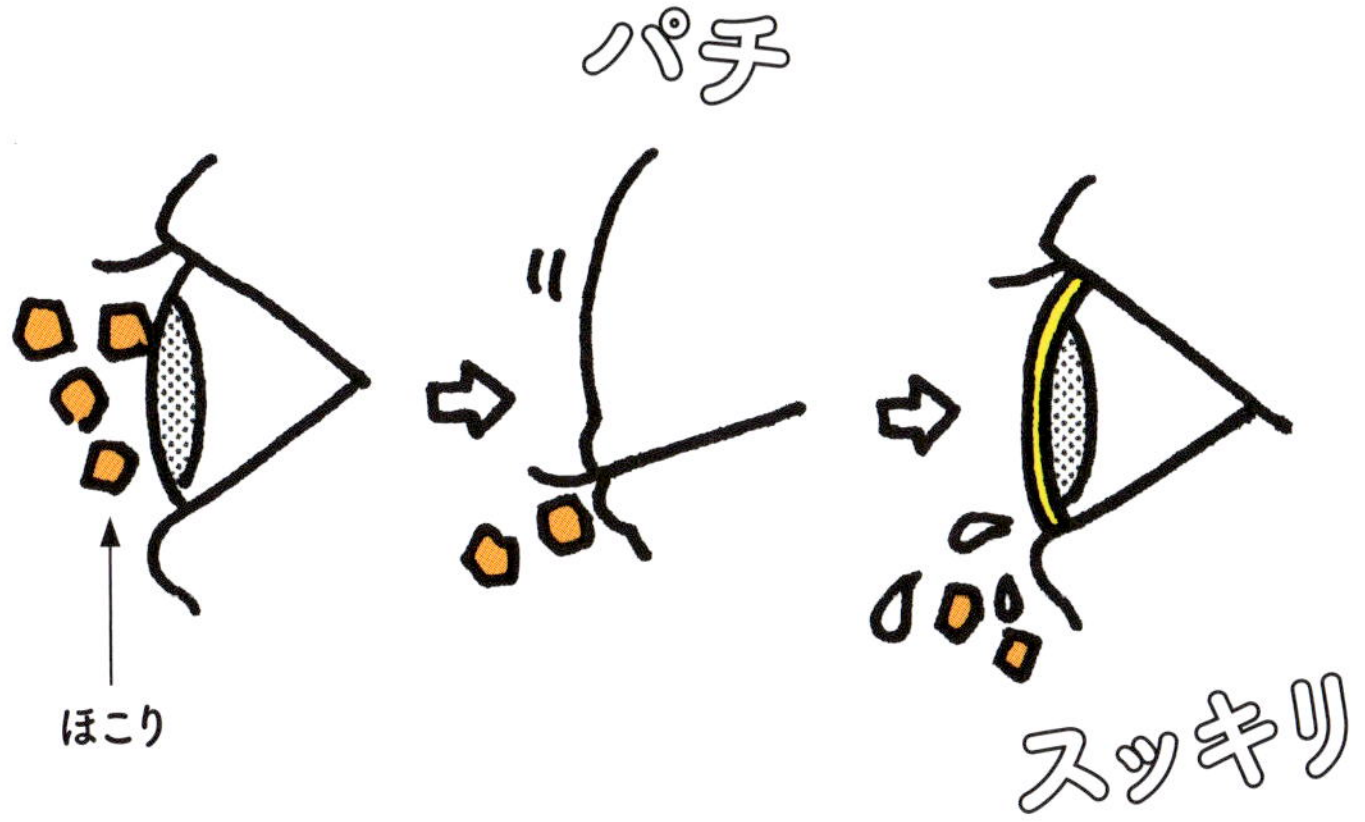
パチ
ほこり
スッキリ

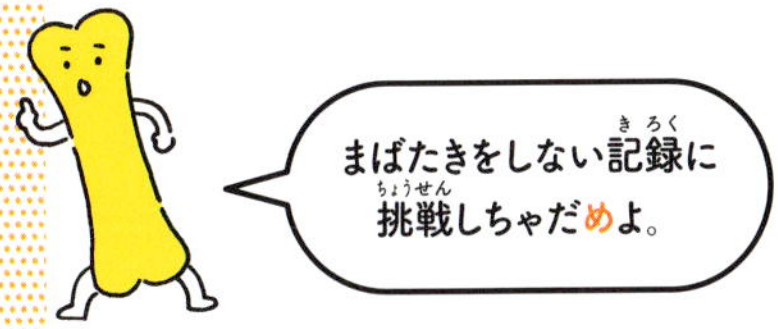
まばたきをしない記録《きろく》に
挑戦《ちょうせん》しちゃだめよ。

まぶたが一瞬《いっしゅん》閉《と》じて、目をぱちぱちとさせちゃうまばたき。これは自分で意識《いしき》しなくても、自然《しぜん》におこなわれるものだ。というのも、まばたきが毎回、意識《いしき》しないとできないものだったら、大変《たいへん》なことになってしまう。

まばたきのはたらきは、おもにふたつある。ひとつは、車のワイパーのようなはたらき。空気中をただよう、見えないほど細かいほこりやゴミが、目の表面にくっついても、まばたきによってぬぐいとることができるのだ。もうひとつは、目の表面が乾《かわ》かないように、涙《なみだ》のうすい膜《まく》をつくるはたらき。もし乾いてしまうと、目の表面が傷《きず》つき、目の病気にもなりかねない。

ちなみに、まばたきのスピードはすごく速く1回0・3秒。大人《おとな》は1分間に約20回するよ。

ため息は体にいい！

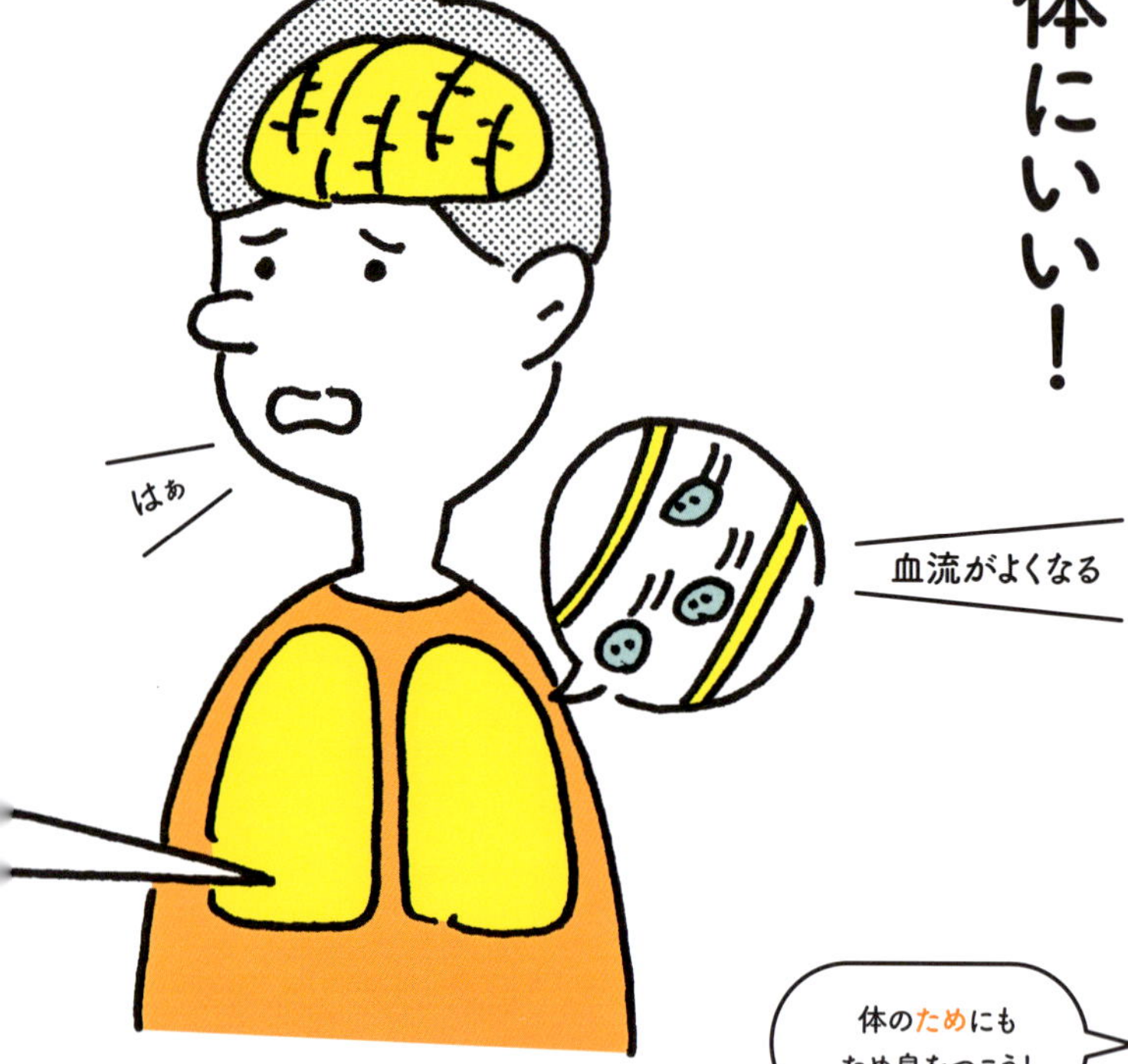
はぁ
血流がよくなる

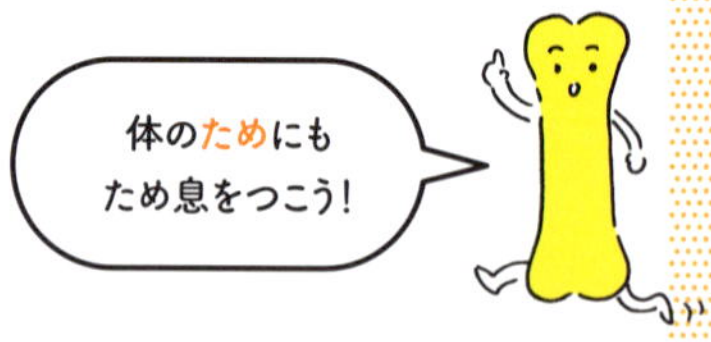
体のためにも
ため息をつこう！

昔から「ため息をつくと幸せがにげる」なんていわれるように、ため息はあまりいいイメージがないものだ。ところが、むしろため息をつきたいときには、ついたほうが、体にはとてもいい。きみの命をも救《すく》う！

ため息が出るときは、つかれているときや、なやみごとがあるときが多いだろう。これは体を守る反応《はんのう》でもある。つかれているときなどは、体のあちこちの筋肉《きんにく》が緊張《きんちょう》していて、呼吸《こきゅう》も自然《しぜん》とあさくなっている。すると、脳《のう》の酸《さん》素《そ》も不足《ふそく》しがちになるし、体をかけめぐる血の流れも悪くなる。だからこそ、「はぁ〜」と深くため息をつくことで、体の中に酸素《さんそ》がとりこまれ、脳《のう》にも酸《さん》素《そ》が行きわたり、血流もよくなる。その結果《けっか》、体もリラックスして気分もよくなるのだ。

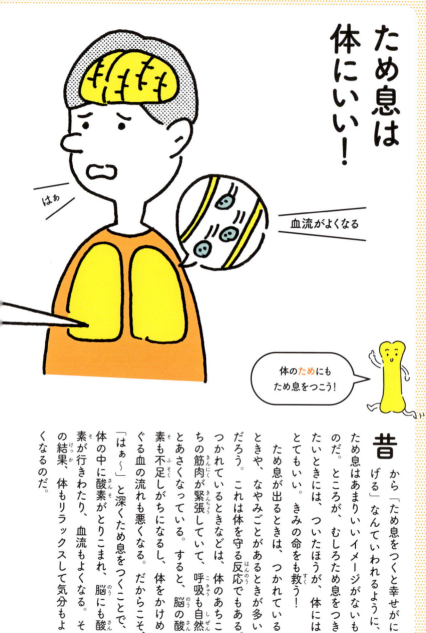

びっくり度
★★★★☆

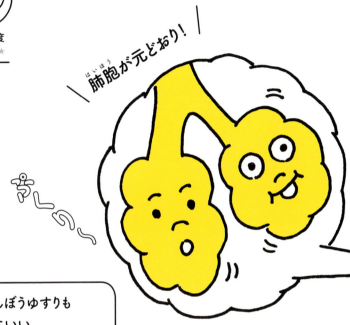

また、肺《はい》の中の肺胞《はいほう》というふくろは、血液中《けつえきちゅう》の酸素《さんそ》と二酸化炭素《にさんかたんそ》を交《こう》かんするはたらきがある。呼吸《こきゅう》をしているとき、この肺胞はしだいにつぶれていくんだけど、ため息をつくことで、つぶれた肺胞《はいほう》はふたたび元どおりになり、呼吸《こきゅう》が止まるのを防《ふせ》いでいるのだ。

なお、ため息はなやみがなくても無《む》意識《いしき》に出ていて、1時間に12回くらいはだれでもため息をついているよ。

びんぼうゆすりも体にいい

すわっているとき、足をかたかたゆらす、びんぼうゆすり。見る人にはいやがられるけど、これも体にとてもいいもの。足を動かすことで、下半身の血液《けつえき》の流れがよくなる。それによって、足腰《あしこし》の冷《ひ》えも解消《かいしょう》される。また、落ちつかない気持ちをまぎらわせる効果《こうか》もある！

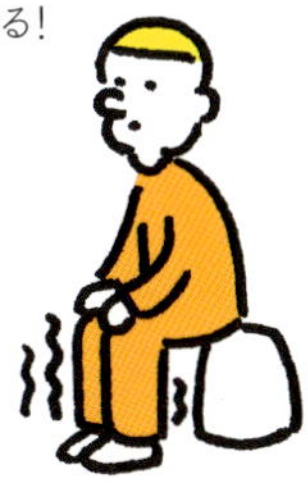

顔が赤くなるのは人間だけ

びっくり度
★★★★☆

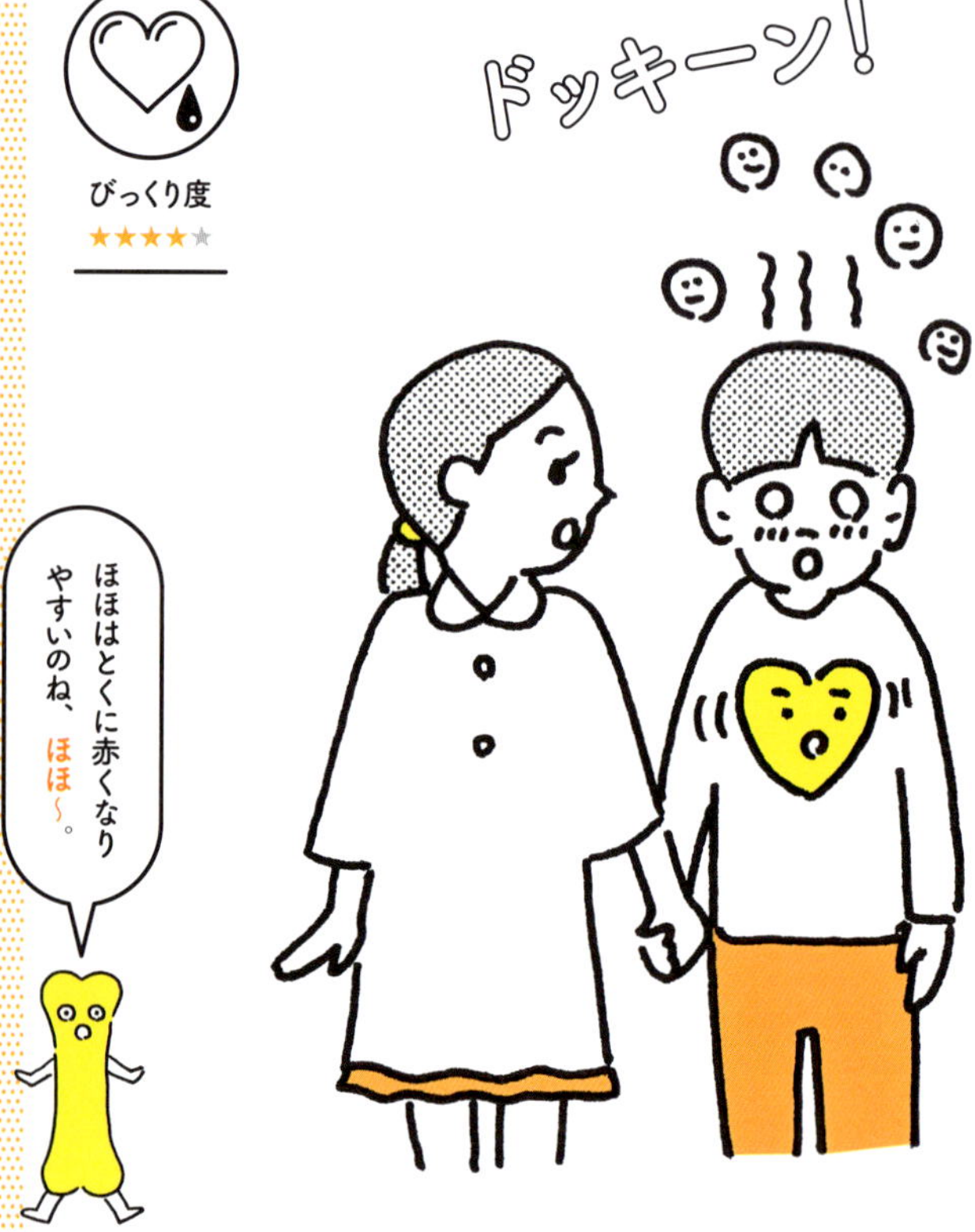
ドッキーン!
ほほはとくに赤くなりやすいのね、ほほ〜。

失《しっ》敗《ぱい》をしてはずかしくなったり、頭にきて怒《おこ》ったり、ドキドキ緊《きん》張《ちょう》したりしたとき、顔がまっ赤になるよね。このように、気持ちの変化《へんか》で赤面する生き物は、じつは人間だけだ。

これは、顔のほほなどの皮ふの下に、体のほかの部分よりもたくさん血管《けっかん》が集まっているから。人間は、興奮《こうふん》したり緊張《きんちょう》したりすると、アドレナリンという興奮《こうふん》を高めるホルモンが出る。アドレナリンは体をめぐる酸素《さんそ》の量《りょう》をふやすため、呼吸《こきゅう》や、心臓《しんぞう》の動きを速くする。流れる血液《けつえき》の量《りょう》がふえると、血管《けっかん》が広がり、顔が赤くなるのだ。

なぜこのような反応が起こるのかはまだ不明《ふめい》だけど、はずかしい、怒《おこ》っているなどの気持ちを、ほかの人にわかってもらうために、赤面するという説《せつ》があるよ。

土ふまずがあるのは人間だけ

びっくり度
★★★★★

ここが土ふまず
アーチ型《がた》

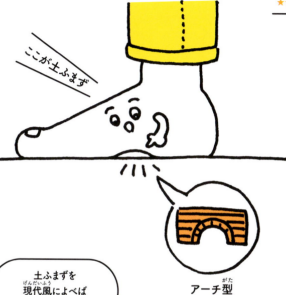

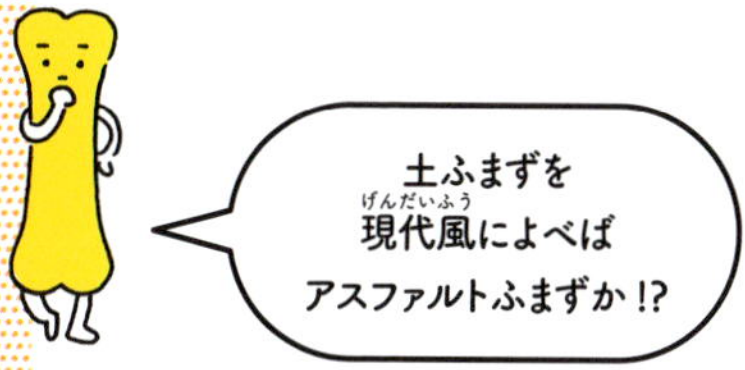
土ふまずを
現代風《げんだいふう》によべば
アスファルトふまずか !?

きみの足の裏《うら》のまん中あたりに、へこんだところがあるよね。足の裏《うら》でも、そこだけは地面（土）をふまないことから、土ふまずというけど、これがあるのは人間だけなんだ。

土ふまずは、ただのへこみではない。アーチといって、中央部が上方向に曲線をえがいた形をしている。この形は、上下からの力を受け止めるのに強い。土ふまずのアーチによって、歩いたり走ったりするとき、地面から受ける衝《しょう》撃《げき》をやわらげることができるのだ。

もし、土ふまずがなければ、クッションがないようなものなので、足の裏《うら》全体《ぜんたい》に衝撃《しょうげき》がかかり、痛《いた》めやすくなってしまうよ。そして、ふだんからあまり歩かない人は、へん平足《ぺいそく》という、土ふまずがない足になりやすい。日ごろから、よく歩くことが大切だ。

びっくり度 ★★★★★

赤ちゃんが最初《さいしょ》にカラーで見える色は赤

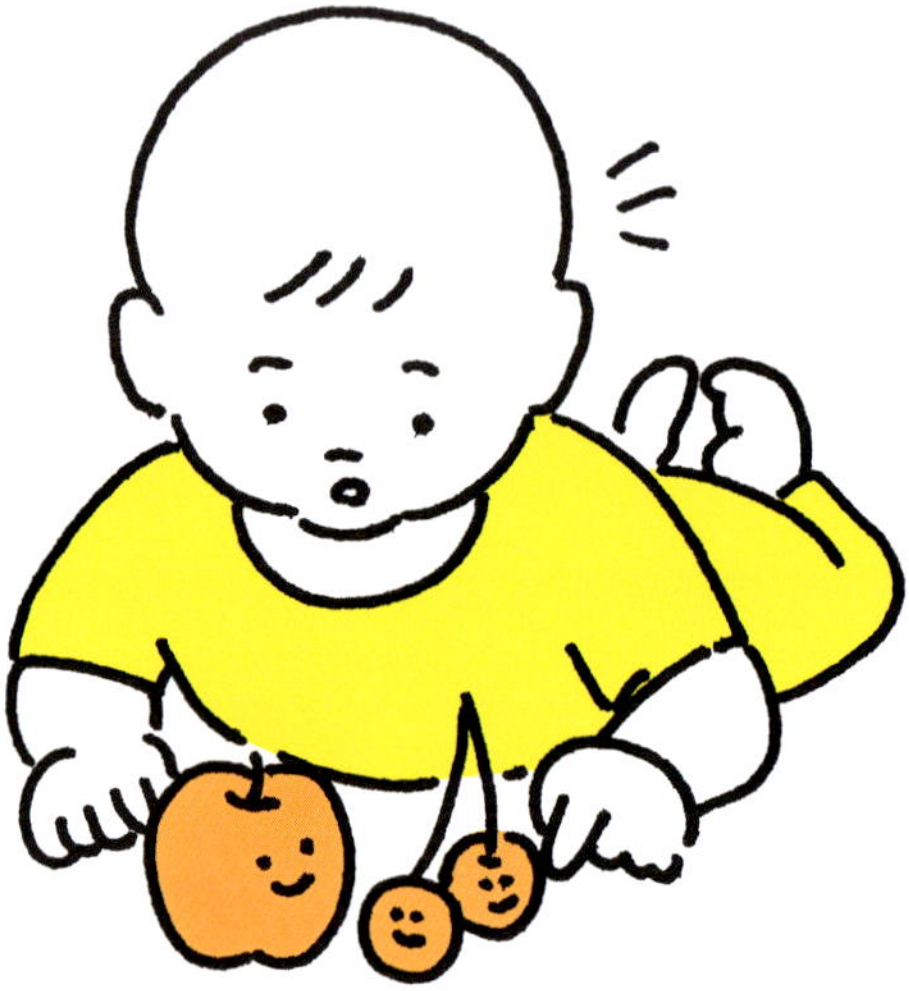

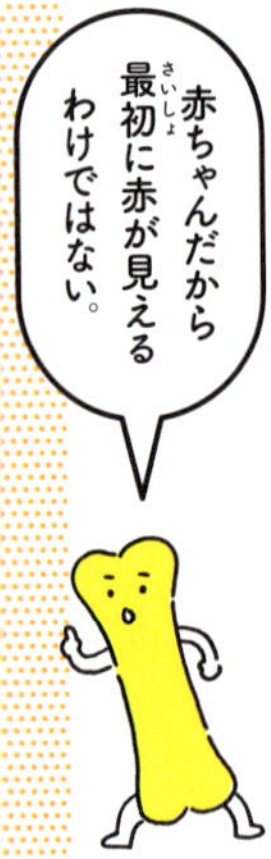
赤ちゃんだから最初《さいしょ》に赤が見えるわけではない。

赤ちゃんが生まれてはじめて、はっきりとカラーで見えるようになる色は赤色なんだ。

そもそも、赤ちゃんは生まれてきたときに、すでに物を見る器官《きかん》はほぼできている。でも、視力《しりょく》は弱く、物に目のピントを合わせることもできず、白黒でしか見えない。つまり、色が濃《こ》いかうすいかしかわからないんだ。

やがて、生まれてから2〜3か月もたつと、物にピントを合わせてはっきり見たり、動く物も目で追うことができるようになる。そして、このころから赤色が見えるようになるんだ。

そして生後6か月までに、見える色も黄色、緑、オレンジとふえていき、すべての色の最後《さいご》に青が見えるようになるよ。なお、大人《おとな》と同じように物を見ることができるのは3歳《さい》ごろからだ。

赤ちゃんはおなかの中にいるころから耳が聞こえている

びっくり度 ★★★★★

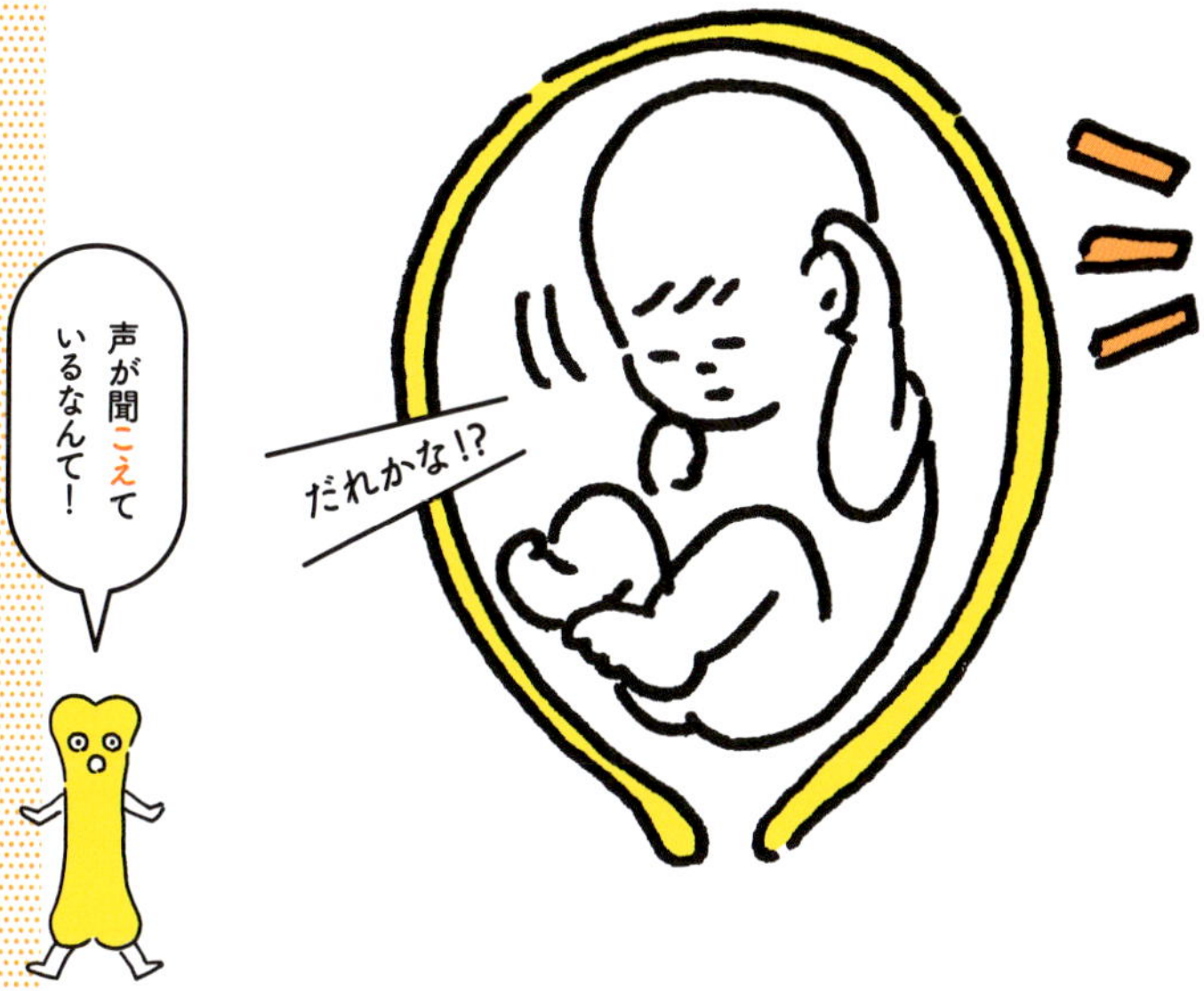
おーい
だれかな!?
声が聞こえているなんて！

お母さんのおなかにいる赤ちゃんは、おなかの外の音が聞こえている、なんていったらおどろくかな？もちろん、妊娠《にんしん》してすぐに聞こえるわけではない。おなかの中の赤ちゃんの耳ができあがりだす、妊娠《にんしん》5か月ごろからだ。でも、このころはまだお母さんの心臓《しんぞう》の音など、お母さんの体の中で響《ひび》く音に反応《はんのう》をするていど。

その後も赤ちゃんの耳は発達《はったつ》していって、妊娠《にんしん》8か月ごろには、お母さんのおなかの外からの音を聞きわけることができるようになるんだ。だから、お母さんの声が、ほかの人の声とちがうこともわかるようになる。また、お母さんの近くで大きな音などがすると、赤ちゃんはびっくりするんだって。

きみも、妊婦《にんぷ》さんが身近にいたら、赤ちゃんに声をかけてみては？

\ひと休みコラム／

人体にはいろいろな名前がついている！

※名前の由来には諸説《しょせつ》あります。

米をかむと動くから「こめかみ」

耳の上から目じりの後ろあたりを、「こめかみ」という。これは、米をかむときにここが動くことから、その名がついた。とはいえ、肉を食べても野菜《やさい》を食べても動くんだけどね。

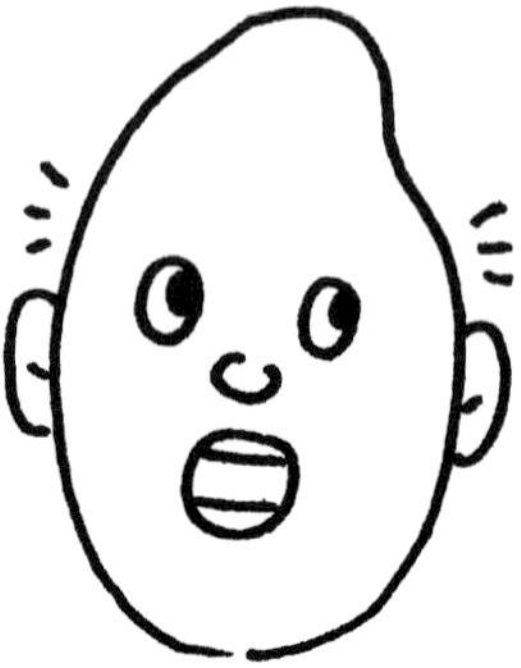

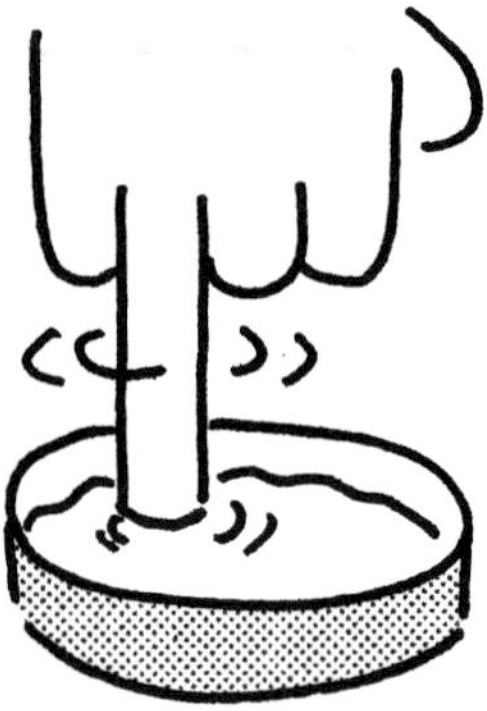

薬をとかすのに使ったから「薬指」

指の名前でも、なぜその名がついたのかわかりにくいのが「薬指」。その由来は、昔、医者のことを薬師《くすし》といい、彼《かれ》らが水で薬をといたり、薬を患者《かんじゃ》にぬるのに使っていた指だからという説《せつ》があるよ。

「十二指腸《じゅうにしちょう》」は指12本分の長さ

小腸《しょうちょう》の入り口にある「十二指腸《じゅうにしちょう》」。この名前は、指を12本横にならべたくらいの長さからきている。実際《じっさい》はそれより少し長い。

「ふくらはぎ」はふっくらしているから

足のすねの後ろが、「ふくらはぎ」だ。その名前の由来は、ふっくらしているから。「はぎ」は昔の言葉ですねのことだよ。

すい臓《ぞう》の中の海に浮《う》かぶ「ランゲルハンス島《とう》」

胃《い》の後ろ側《がわ》（背中側《せなかがわ》）にあるすい臓《ぞう》には、血液《けつえき》の中の糖分《とうぶん》の量《りょう》を調整するホルモンをつくる細胞《さいぼう》がある。この細胞《さいぼう》が集まったのが、すい臓《ぞう》の「ランゲルハンス島《とう》」。まるで海に浮《う》かぶ島のように細胞《さいぼう》があるため、名づけられた。

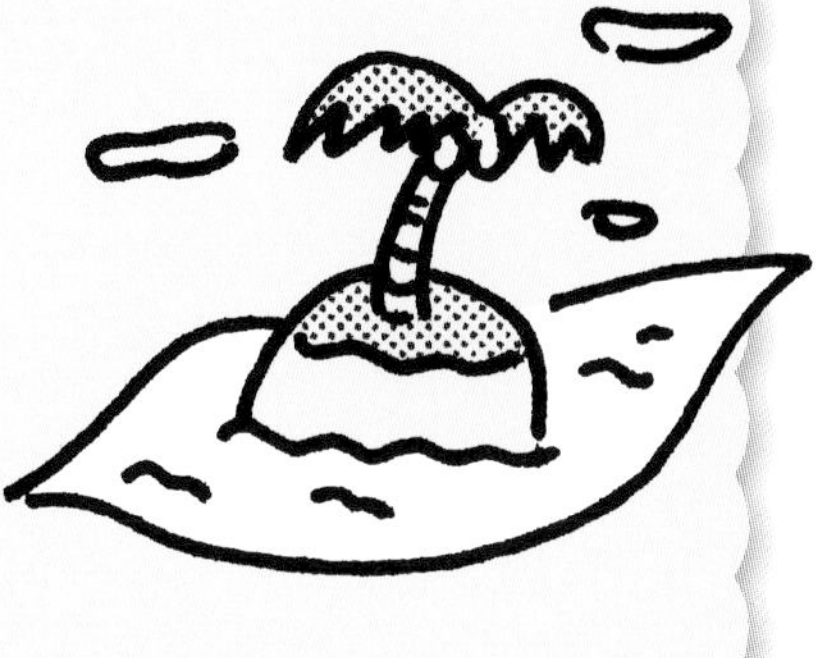

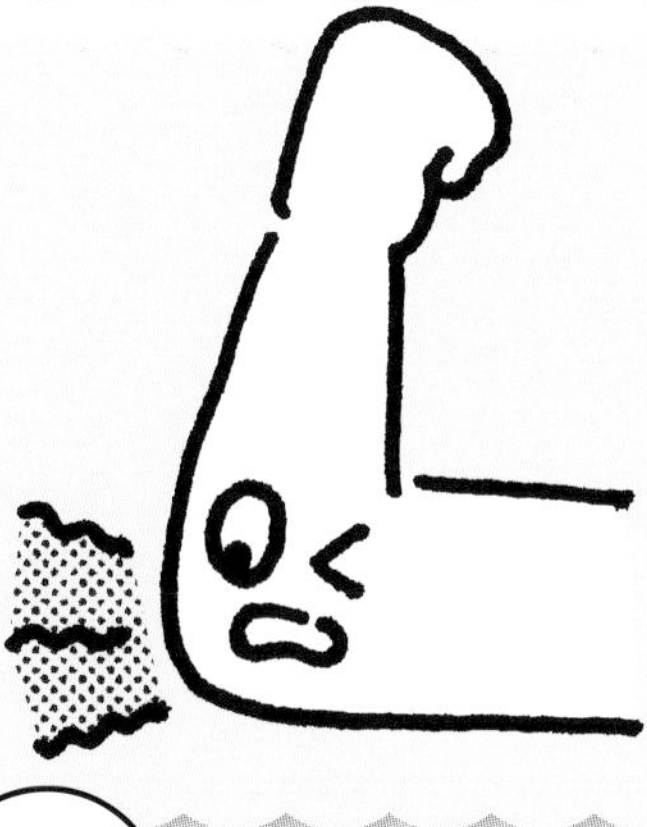

ひじをぶつけたとき ジーンとなる「ファニーボーン」

ひじを固《かた》いものにぶつけたとき、ジーンとしてしまったことはないかな？その場所の名前を「ファニーボーン」というんだ。ひじの先にある上腕骨《じょうわんこつ》の内側《うちがわ》のことで、尺骨神経《しゃっこつしんけい》という神経《しんけい》が刺激《しげき》を受けると、腕《うで》にしびれのような感覚《かんかく》が起こるんだ。

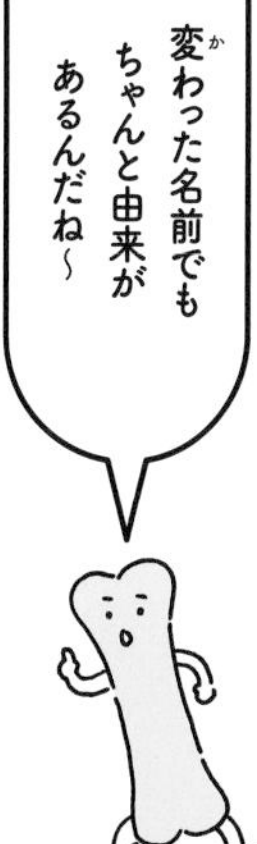
変《か》わった名前でも
ちゃんと由来が
あるんだね～

手にある「解剖学的《かいぼうがくてき》かぎタバコ入れ」

人体の名前でも、とびきり変《へん》な名前なのがこれ。どこかといえば、手を広げたときにできる、親指のつけ根と手首の間のくぼみのことだ。かぎタバコという、乾燥《かんそう》させた粉《こな》のタバコを鼻から吸《す》うとき、このくぼみにタバコを置《お》いたというのが名前の由来だ。

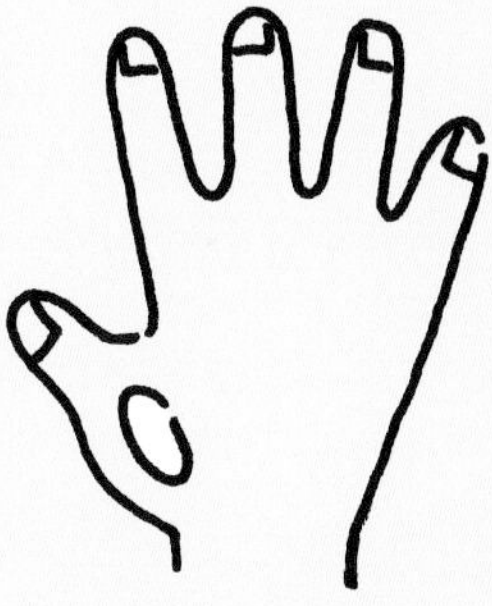

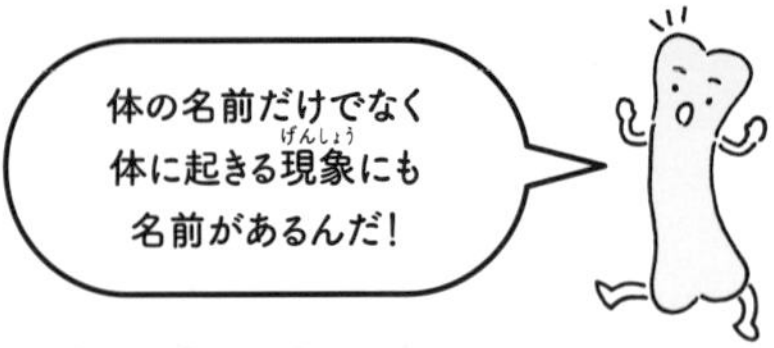
体の名前だけでなく
体に起きる現象《げんしょう》にも
名前があるんだ！

目が覚《さ》めたら 腕《うで》がしびれる「ハネムーンまひ」

朝、起きると腕《うで》がしびれて動かなくなった、なんて経験《けいけん》はないかな？　これは、腕《うで》の神経《しんけい》が圧迫《あっぱく》されて、しびれたり動かなくなったりする症状《しょうじょう》で、「ハネムーンまひ」という。新婚旅行《しんこんりょこう》でカップルが腕《うで》まくらをしたままねて、起きたら腕《うで》がしびれていたというのが名前の由来だよ。

ぶるっとふるえる「シバリング」

寒いとき、体がぶるっとふるえたり、歯がかちかち鳴るよね。この現象《げんしょう》を、シバリングというんだ。これは、筋肉《きんにく》が動いて体をふるわせることで、熱《ねつ》を発生させて体温を上げようとする無意識《むいしき》の動きだ。ちなみに、北海道で寒いことを「しばれる」というけど、それとは関係《かんけい》ないみたい。

時計が止まって見える「クロノスタシス」

ふと時計を見たとき、時計の秒針《びょうしん》が止まっているように感じたことはないかな？　この現象《げんしょう》は、クロノスタシスというんだ。視線《しせん》を急に動かした直後の情報《じょうほう》が長く見えるという錯覚《さっかく》だ。

見つめていると起こる「ゲシュタルト崩壊《ほうかい》」

下の文字を見つめてみよう。だんだん、「め」という文字が何という文字なのかわからなくなるよね。これを「ゲシュタルト崩壊《ほうかい》」というんだ。人間の感覚《かんかく》は変化《へんか》するものに反応《はんのう》しやすく、変化《へんか》しないものには反応《はんのう》がにぶくなってくる。変化《へんか》しない文字を見つづけることで、感覚《かんかく》がうすれてしまい、わからなくなってきてしまうのだ。

めめめめめめめめめめ
めめめめめめめめめめ
めめめめめめめめめめ
めめめめめめめめめめ
めめめめめめめめめめ

3章 なぞだらけのからだ

Chapter

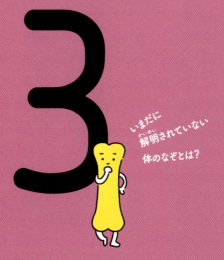

3

いまだに
解明《かいめい》されていない
体のなぞとは？

なぞ度
★★★★★

大人《おとな》になるとなぜか骨《ほね》はのびなくなる

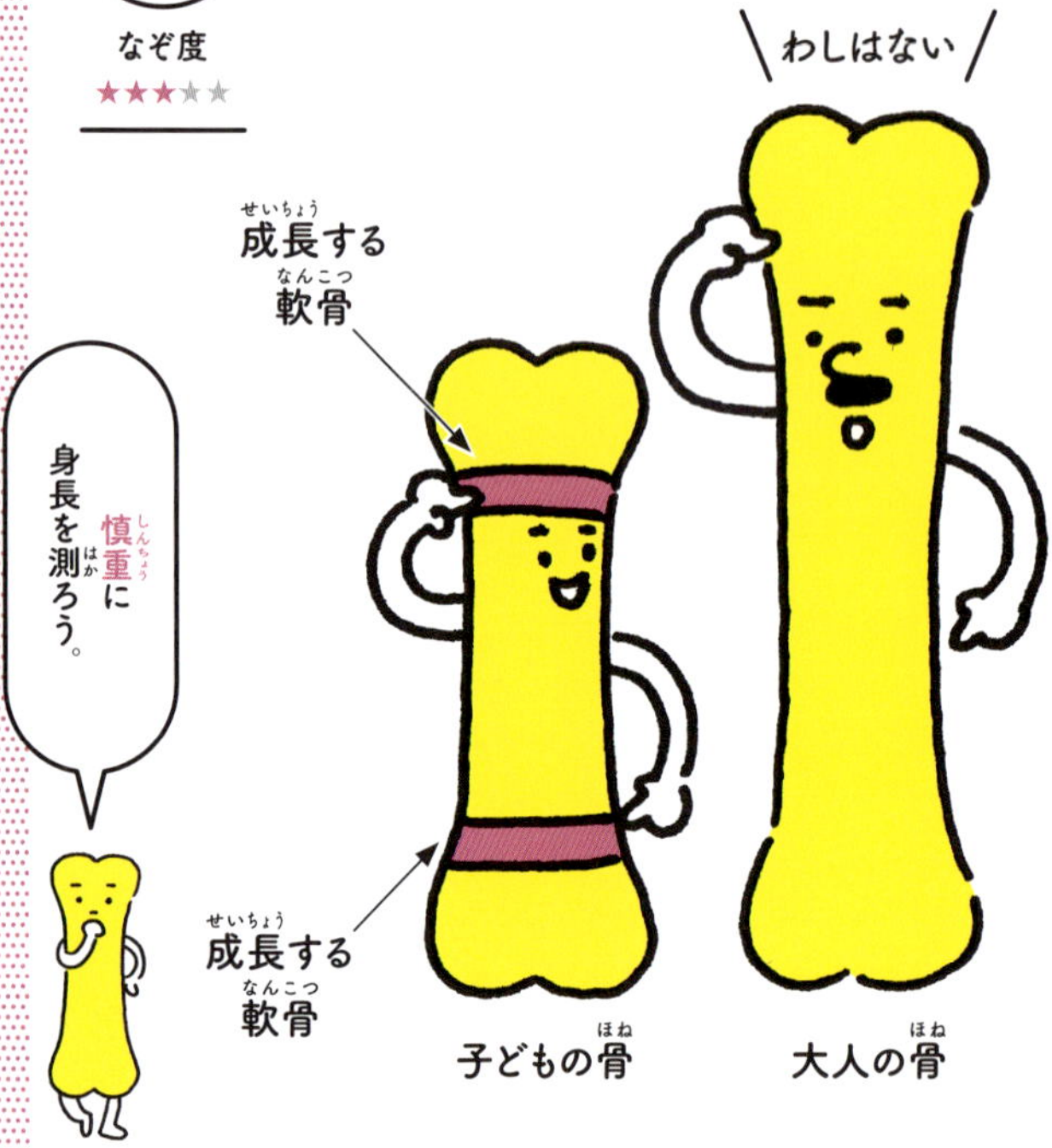

わしはない
成長《せいちょう》する軟骨《なんこつ》
成長《せいちょう》する軟骨《なんこつ》
子どもの骨《ほね》
大人の骨《ほね》
身長を慎重《しんちょう》に測《はか》ろう。

去年まで着ていたお気に入りの服が、今年はもう小さくて着られない？ なんてことがきみにもあったんじゃない。そう、きみの身長は今、ぐんぐんのびているのだ。

背《せ》がのびるということは、体の中の骨《ほね》がのびているということだ。でも、背《せ》がのびるのは子どもの時期だけ。大人になると骨《ほね》の成長《せいちょう》は止まり、身長も変《か》わらなくなってしまう。

骨《ほね》がのびるのは、骨《ほね》にある軟骨《なんこつ》というやわらかい部分の細胞《さいぼう》が、どんどんふえていくから。ふえた軟骨《なんこつ》はやがて固《かた》い骨《ほね》になり、骨《ほね》は大きくなっていく。

ところが、大人になると、細胞《さいぼう》はふえることをやめてしまう。そのため、身長ものびなくなる。でも、なぜ細胞《さいぼう》がふえなくなるのか、その理由はわかっていないんだ。

あご先があるのは人間だけというなぞ

なぞ度
★★★★☆

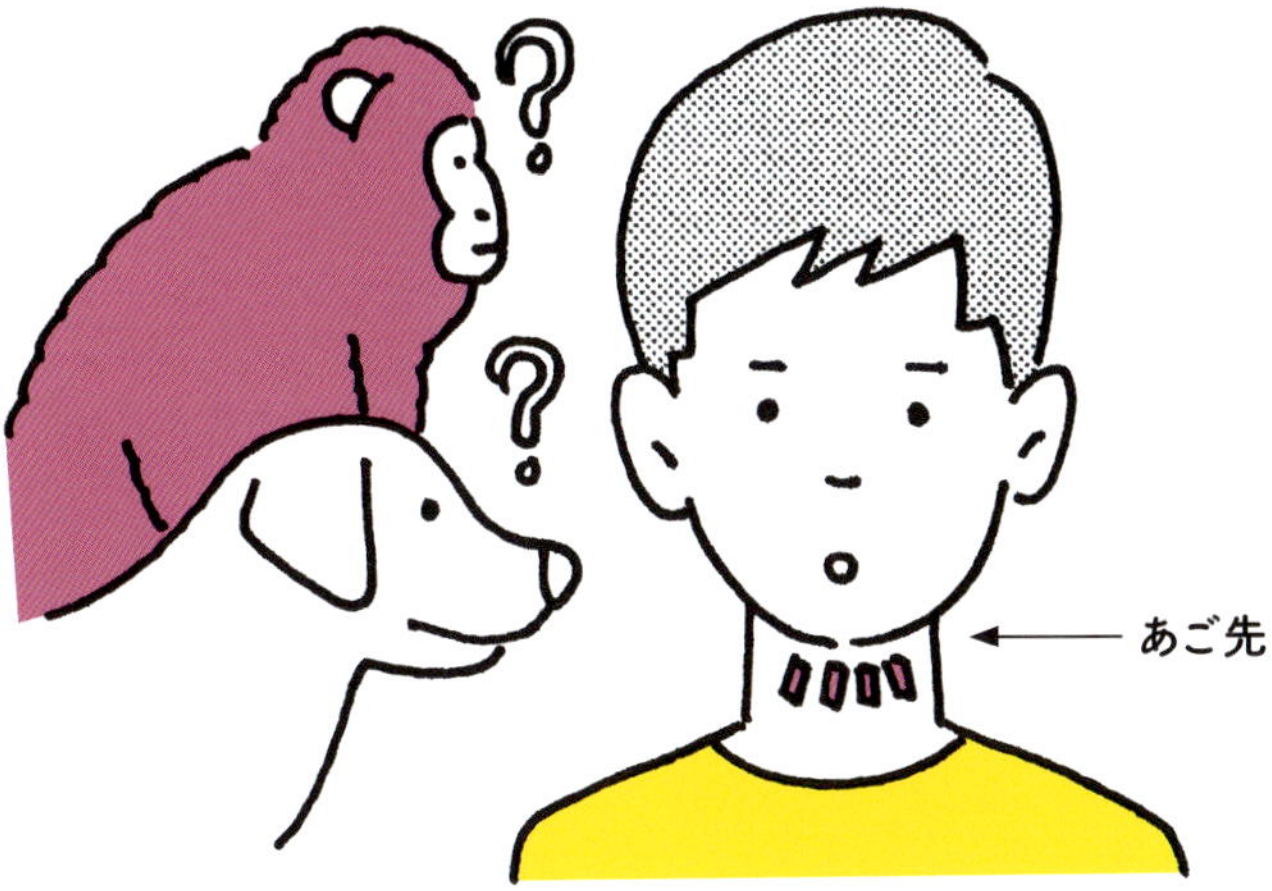
あご先

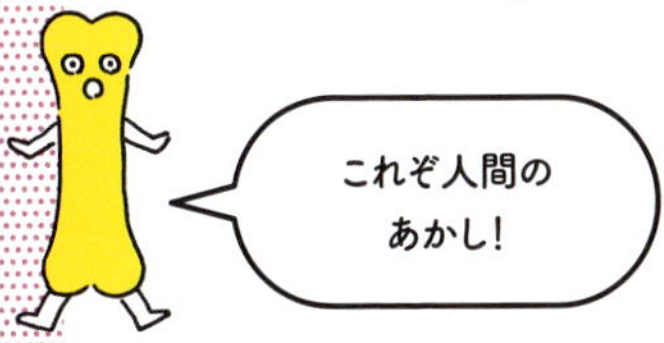
これぞ人間のあかし!

きみのあごには、先がつき出した部分があるはずだ。ここをあご先（別名《べつめい》おとがい）というんだけど、サルやイヌなど、ほかの生き物のあごを、ちょっと思いだしてほしい。どの生き物もつき出していないよね。そう、あご先は、人間にしかないのだ。

あご先は、生まれたばかりの赤ちゃんにもない。でも、成長するとともに、だんだんとあらわれるようになるんだ。しかし、調べても調べても、なぜ、人間にあご先があるのかはさっぱりわかっていない。それだけじゃない。なんと、あご先はたまたまできただけで、何の役にも立っていないことがわかったそうだ。とはいえ男性《だんせい》のあご先が割《わ》れていると魅力的《みりょくてき》に感じるという人もいるから、そういう人には役に立っているといえなくもない!?

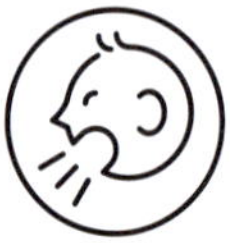

なぞ度
★★★★★

悲しい、うれしい気持ちで涙《なみだ》が流れる理由は不明《ふめい》

きみが涙《なみだ》を流すのは、どんなときかな？　悲しいときやうれしいとき、大笑《おおわら》いしたとき。また、目にゴミが入ったり、タマネギを切ったりしているとき。涙《なみだ》はいろいろな場面で出るけど、このうち、悲しんだりよろこんだりという、気持ちの変化《へんか》で涙《なみだ》が流れる理由は、はっきりしていないんだ。

ただし、涙《なみだ》は、自律神経《じりつしんけい》のはたらきで流れることがわかっている。これは、きみの意識《いしき》とは関係《かんけい》なく、体のはたらきをコントロールしている神経《しんけい》だ。

この自律神経《じりつしんけい》は、上まぶたの内側《うちがわ》にある、涙腺《るいせん》という涙《なみだ》をつくる場所ともつながっている。きみが悲しくなったり、うれしくなったときは、気持ちが興奮《こうふん》したり緊張《きんちょう》したりする。その気持ちを落ちつかせて、気持ちを整えようとするため、自律神経《じりつしんけい》がはたらき、涙《なみだ》を出させているという説《せつ》があるんだ。泣《な》いてすっきりするのはこのためだ。

目にゴミが入ったときに涙《なみだ》が出る理由は、わかっている。目にゴミが入ると、涙腺《るいせん》ではいつもよりもたくさんの涙《なみだ》をつくり、目の外におしだそうとするからだ。同じように、タマネギを切って涙《なみだ》が出るのは、タマネギの切り口から出る刺激物《しげきぶつ》が鼻や目の粘膜《ねんまく》にくっついてくるので、それを洗《あら》い流すためだよ。

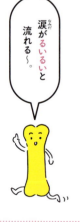

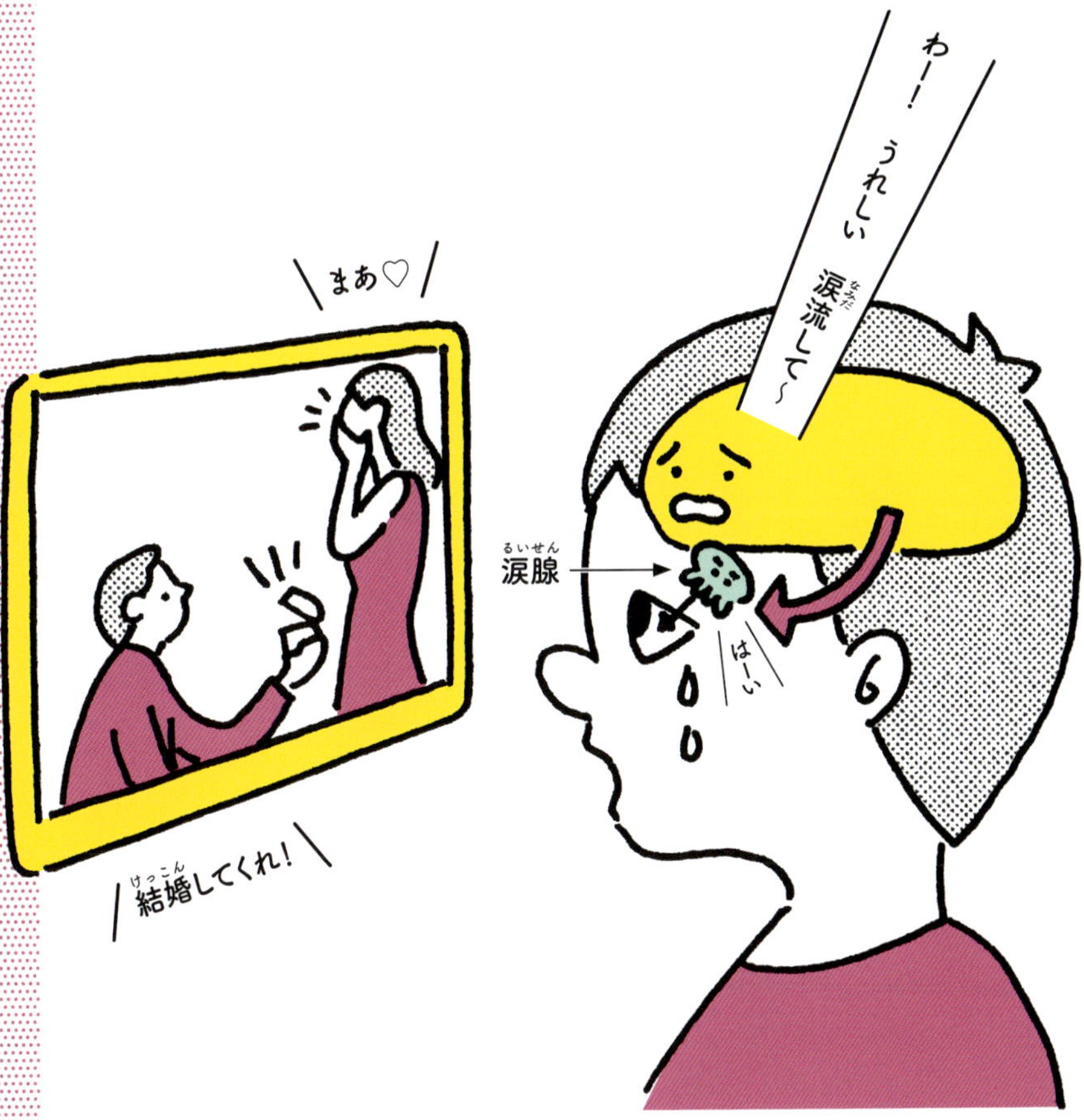

気持ちの種類《しゅるい》で涙《なみだ》の味がちがう

気持ちによって流れる涙《なみだ》は、その気持ちによって味《あじ》がちがう。怒《おこ》ったときやくやしいときの涙はしょっぱく、ややねばり気がある。それにくらべて、うれしいときの涙《なみだ》はしょっぱさがうすく、さらさらしている。これは、自律神経《じりつしんけい》のうちの、ちがう神経《しんけい》がそれぞれはたらくことで、成分《せいぶん》が変《か》わるからだよ。

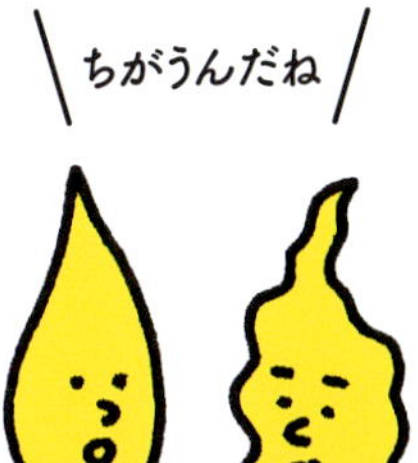

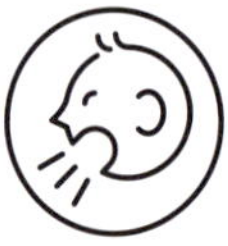

なぞ度 ★★★★

冷《つめ》たい物を食べるとなぜか頭が痛《いた》くなる!

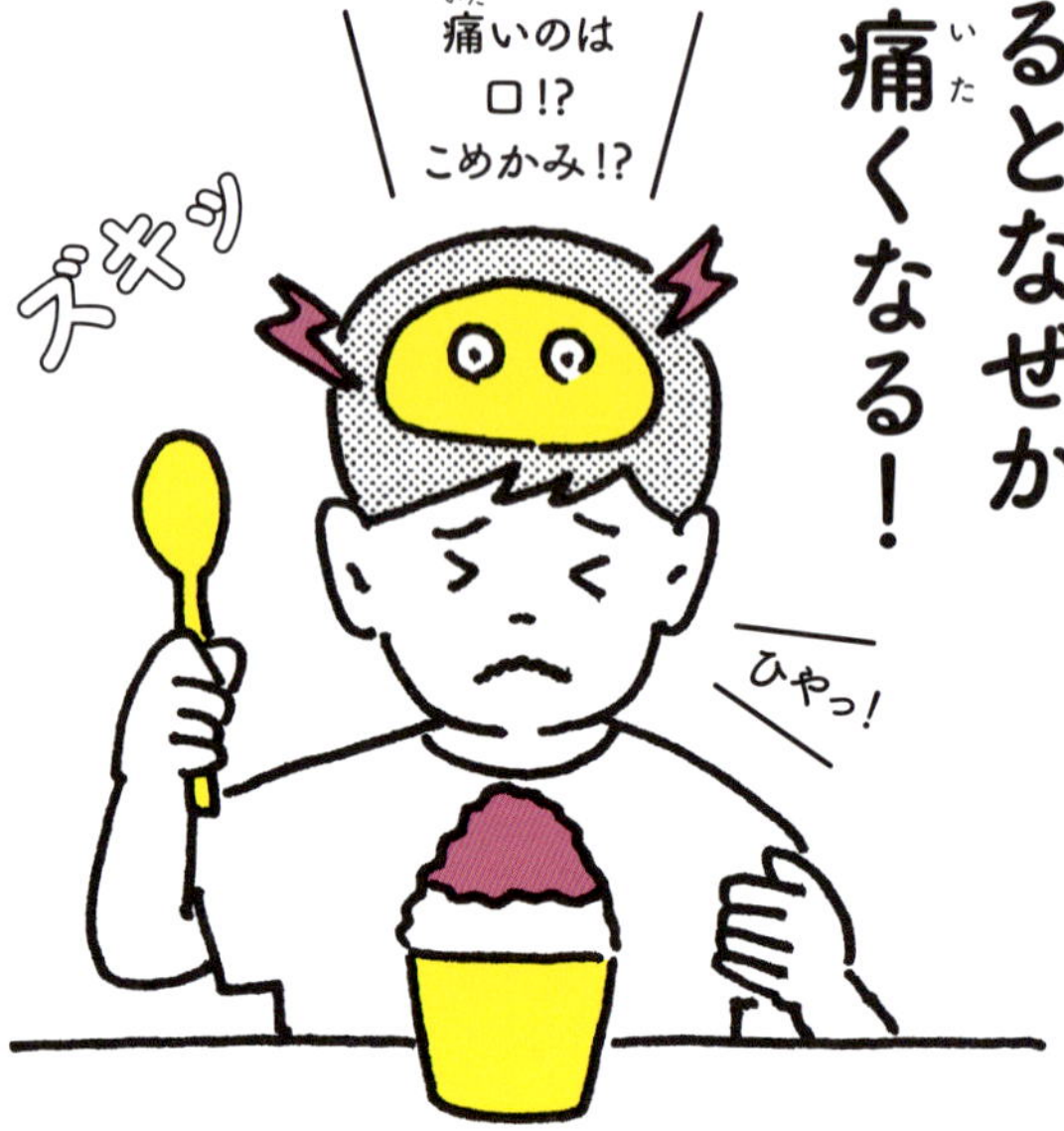
痛《いた》いのは
口!?
こめかみ!?
ズキッ
ひやっ!

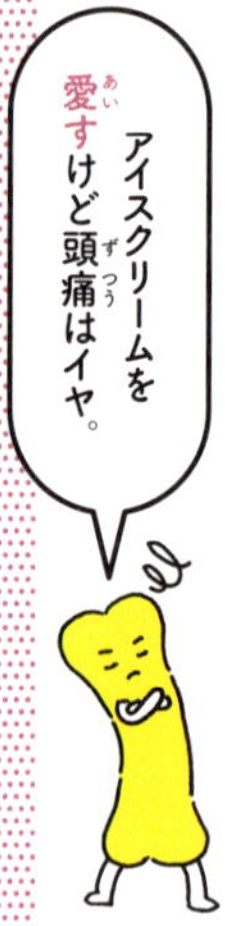
アイスクリームを愛《あい》すけど頭痛《ずつう》はイヤ。

真

夏の暑い日にアイスクリームやかき氷など、冷《つめ》たい物を食べるとき、つい、急いで口に運んでしまいがち。そこできみを待ちうけているのは頭にキーンと走る、あの痛《いた》みだ。

どうしてこのような頭痛《ずつう》が起こるのかはなぞだけど、そのしくみを説明《せつめい》する考えはいくつかある。

まず、口への冷《つめ》たさが神経《しんけい》を通じて脳《のう》に伝《つた》わるとき、強い刺激《しげき》が急にきたものだから、脳《のう》がまちがえて、こめかみに痛《いた》みとして伝《つた》えてしまうという説《せつ》。また、冷《ひ》えた口の中を温めるために、頭に流れる血液《けつえき》の量がふえる。すると脳《のう》の血管《けっかん》が急に広がって、痛《いた》くなるという説《せつ》もあるんだ。

ちなみに、この痛《いた》みには医学的《いがくてき》に、アイスクリーム頭痛《ずつう》という、冗談《じょうだん》のような名前がつけられているよ。

食べてすぐ走るとわき腹《ばら》が痛《いた》くなる理由とは？

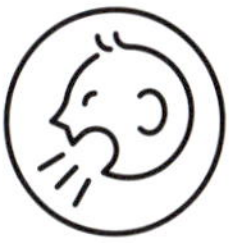

なぞ度
★★★☆☆

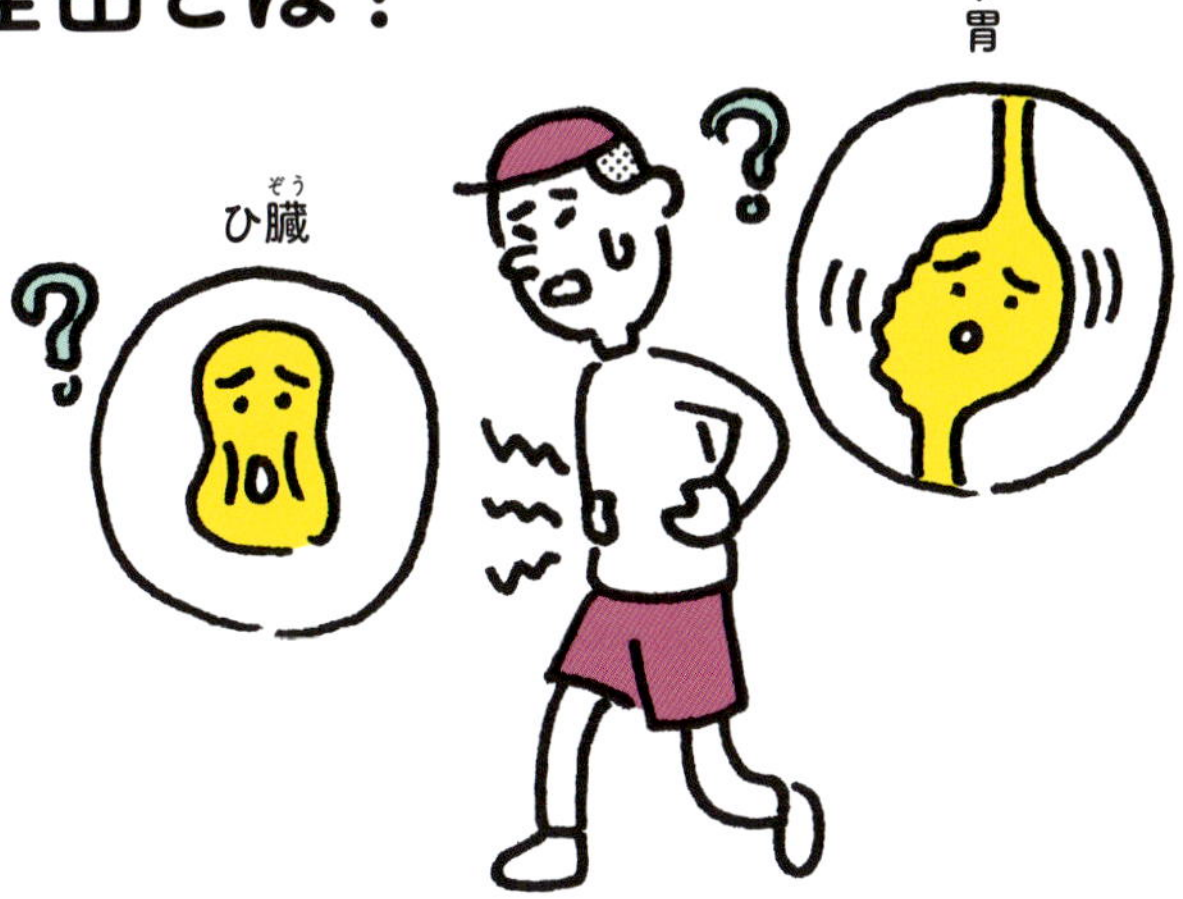

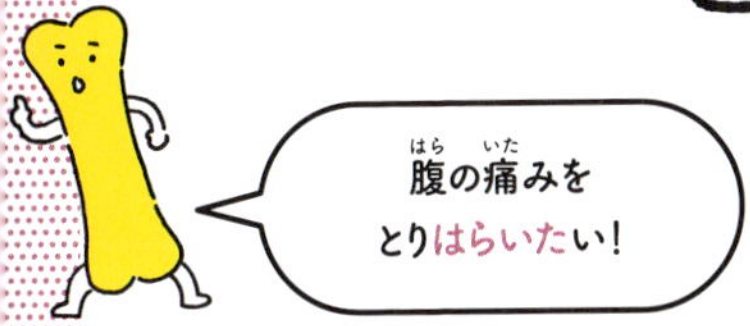

走っているとき、急にわき腹《ばら》が痛《いた》くなった経験《けいけん》はないかな？　じつは、食べてすぐに運動をすると、こういうことが起こりがちなのだ。

その原因《げんいん》は、まず、食べ物を消化するときに、胃《い》や腸《ちょう》を動かすのに必要《ひつよう》な血液《けつえき》が、筋肉を動かすことに使われてしまうから。すると、胃《い》や腸《ちょう》は血液《けつえき》がたりなくなり、ふるえだして、わき腹《ばら》が痛《いた》むのだ。また、このとき、ひ臓《ぞう》という内臓《ないぞう》が、たりなくなった血液《けつえき》を送りだすために、ちぢんでしまい、このため痛《いた》むとも考えられている。さらに、運動するときの体のゆれで、腸《ちょう》の中のガスが、大腸《だいちょう》の曲がり角に集まり、痛《いた》むともいわれている。

いろいろ考えられるけど、じつは、何が原因《げんいん》かは、まだわかっていない。

しゃっくりする理由はわかっていない

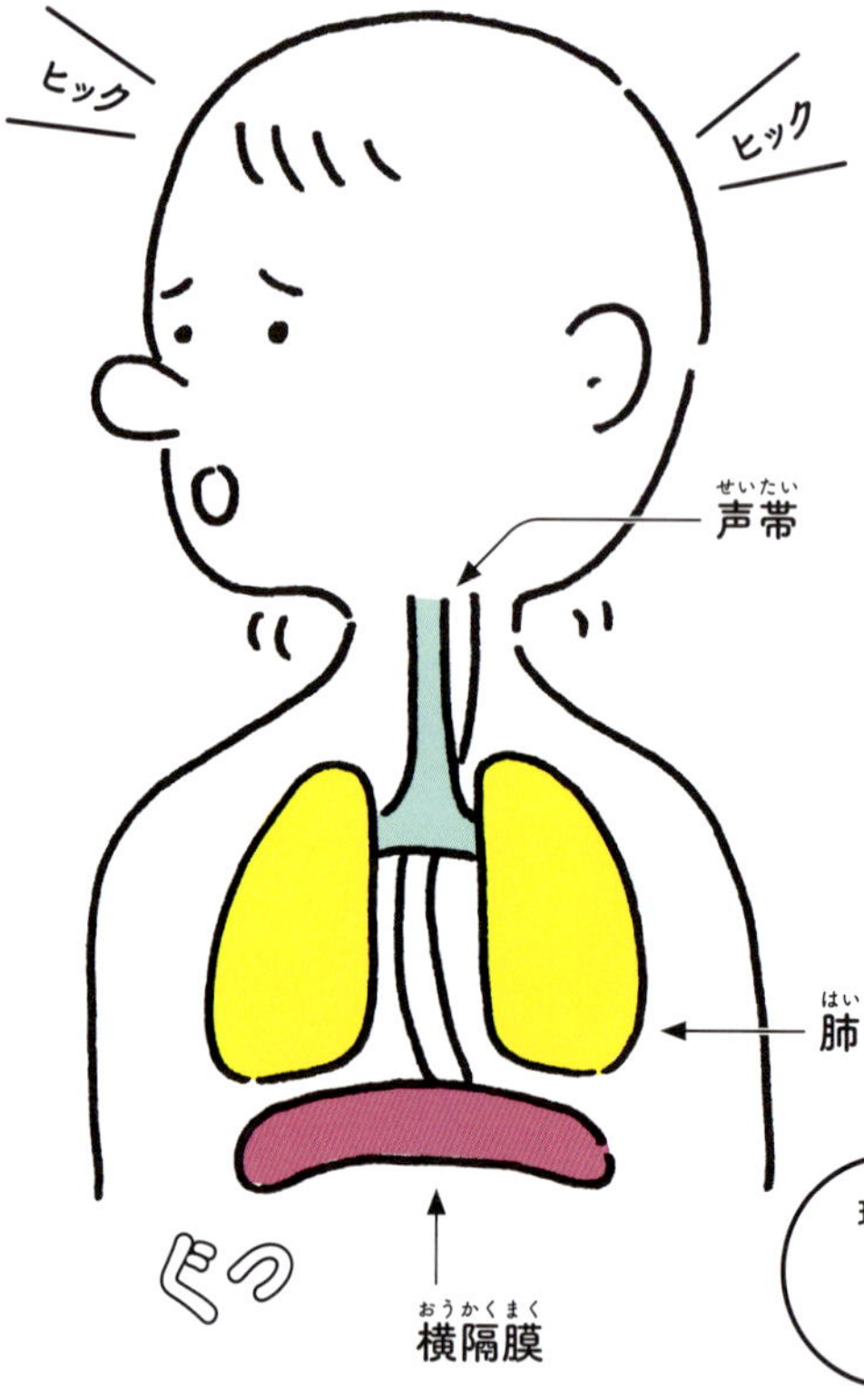

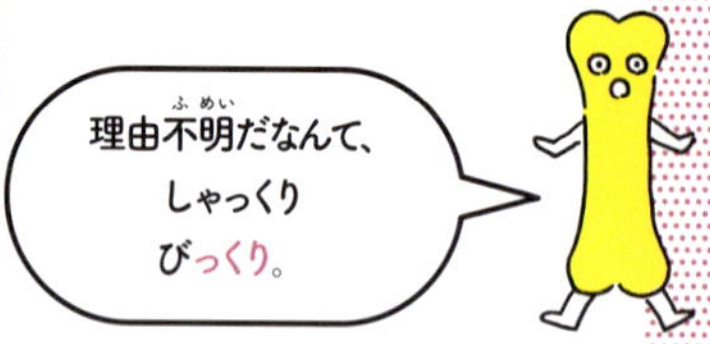

とつぜん、ヒックヒックとしゃっくりが出て、こまった経験《けいけん》をしたことがある人も多いだろう。ところが、よくある体の反応《はんのう》なのに、なぜ起こるのかその原因《げんいん》はわかっていない!

しゃっくりには、肺《はい》の下あたりにある、横隔膜《おうかくまく》という呼吸《こきゅう》を助ける筋肉《きんにく》がかかわっている。横隔膜《おうかくまく》は息を吸《す》うと下にさがり、はくと上にあがることで、肺《はい》を広げたりちぢめたりしているんだ。ところが、なにかのきっかけで、横隔《おうかく》膜《まく》がピクピクとふるえると、しゃっくりになる。急に吸《す》いこまれた息が、のどのおくの声帯《せいたい》というところをふるわせてヒックという声が出てしまうんだ。

このように、しゃっくりのしくみはわかっているのに、起こる理由がさっぱり不明《ふめい》なのだ。

また、しゃっくりを確実《かくじつ》に止める方

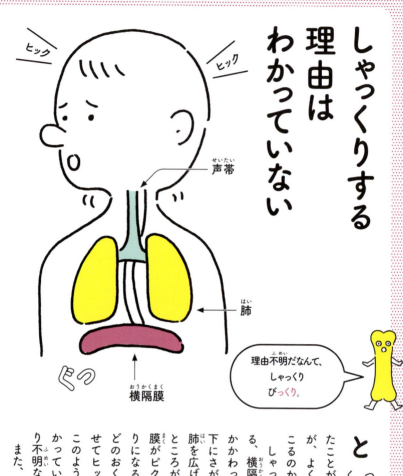

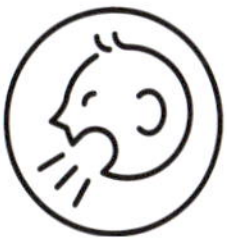

なぞ度

★★★★☆

しゃっくりの止め方

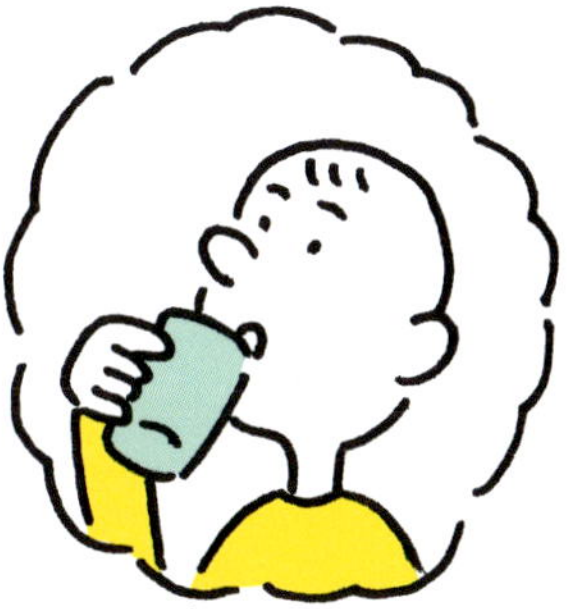

コップ1杯《ぱい》の水を一気に飲む

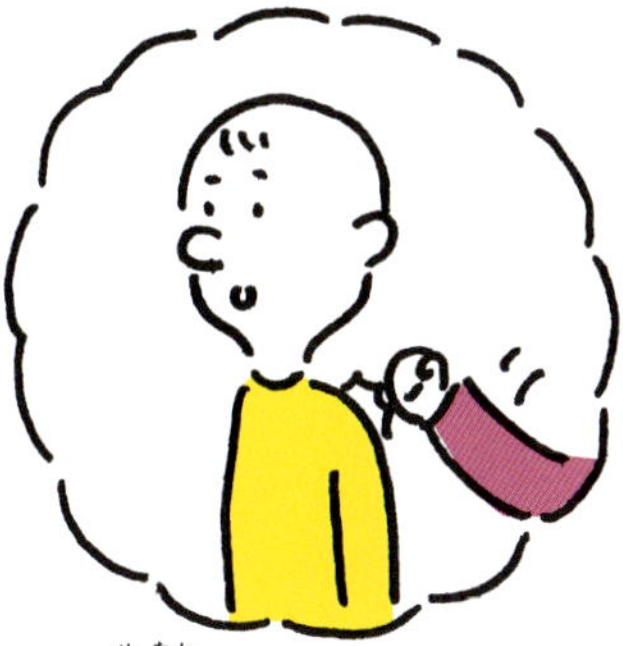

背中《せなか》をたたいてもらう

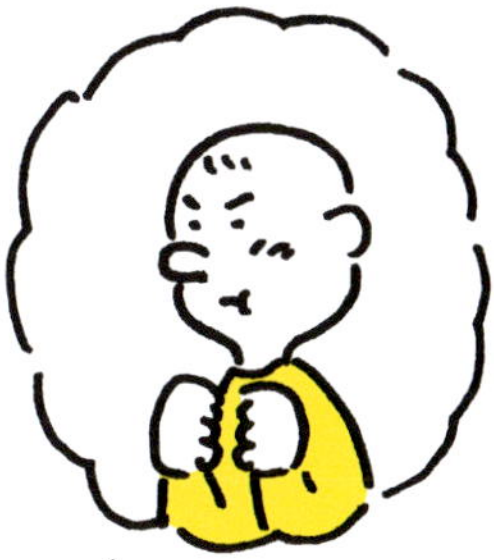

息を吸《す》ってからしばらく止める

法もわかっていない。コップ1杯《ぱい》の水を一気に飲む、息を吸《す》ってからしばらく止める、背中《せなか》をたたいてもらう、など、さまざまな方法が言われている。いずれも横隔膜《おうかくまく》に刺激《しげき》をあたえるという効果《こうか》があるけど、ざんねんながら確《かく》実《じつ》に止まるとはかぎらない。

とはいえ、しゃっくりは、時間がたてばしぜんに止まるよ。

しゃっくりは100回続《つづ》くと死ぬ？

しゃっくりを「100回すると死ぬ」という話がある。本当だったらこわいけど、そのていどでは死なないからご安心を。ちなみに、アメリカのチャールズ・オズボーンは、1922年から68年間、しゃっくりが止まらなかった。もちろん、しゃっくりの世界最長《さいちょう》記録《きろく》だ。

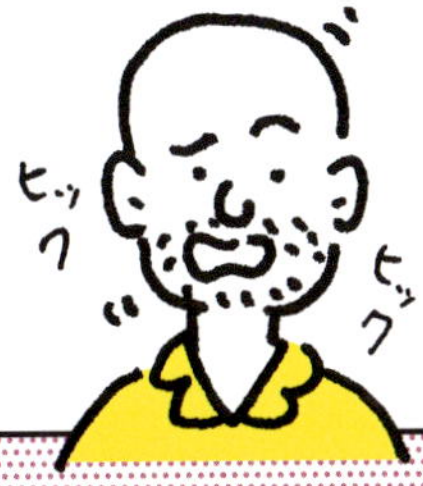

寝《ね》ちがえて痛《いた》くなってもそのしょうこがない

なぞ度
★★★★★

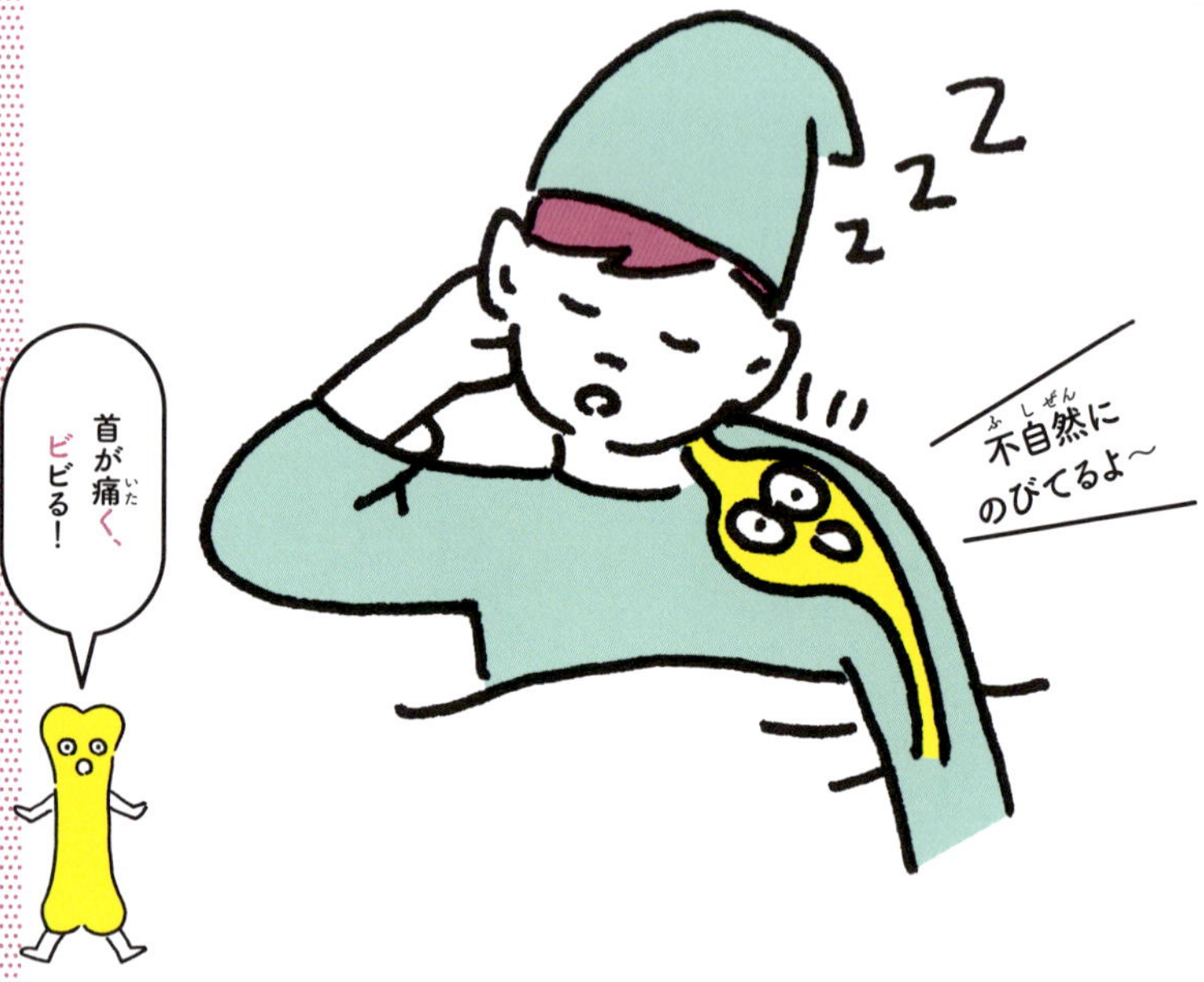

「寝《ね》ちがえる」とは、ねむっていて目を覚《さ》ましたとき、首が痛《いた》くなっていて、動かせないようなことをいう。すごく痛《いた》いにもかかわらず、病院で調べてもらっても、痛《いた》みの理由になるようなしょうこが見つからないんだ。

でも、寝《ね》ちがえは、不自然《ふしぜん》なしせいでねているときに起こりやすいことはわかっている。それで、首や背中《せなか》の筋《きん》肉《にく》の一部が無理《むり》にのびていたり、曲げられていることで、筋肉《きんにく》が炎症《えんしょう》を起こしていたり、血液《けつえき》の流れが悪くなっていたりして、痛《いた》みが出るのではないか、と考えられているよ。

もし、寝《ね》ちがえてしまったら、むりに首《くび》を痛《いた》いほうに動かさないほうがいい。そして、痛《いた》みを感じにくいしせいをとって、痛《いた》いところを冷《ひ》やしながら、休むといいだろう。

ひと休みコラム

ここと あそこの長さは だいたい いっしょ!

両腕《りょううで》を広げた長さと身長

両腕《りょううで》を真横に広げてのばし、指先から指先までの長さを測《はか》ってみよう。その長さが、身長とほぼ同じという人が多いよ。

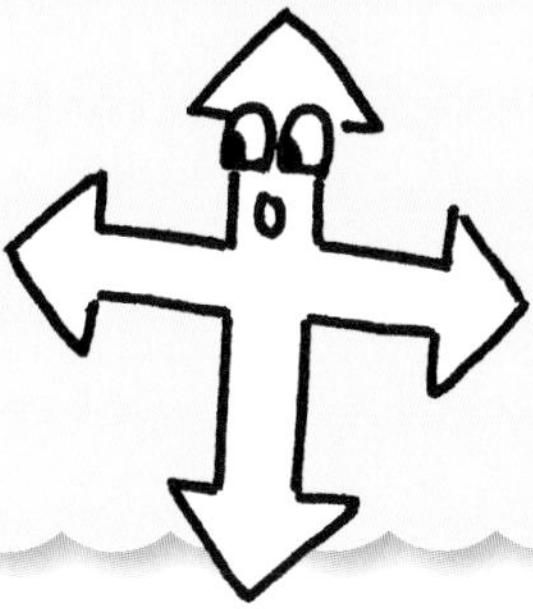

ふたつの瞳《ひとみ》と口の横はば

ふたつの瞳《ひとみ》それぞれの中心から中心までの長さは、口の横はばの長さといっしょ。

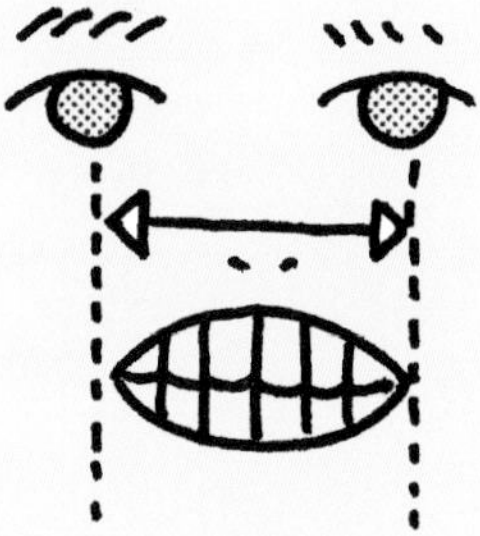

手首からひじの長さと足

前腕《ぜんわん》（手首からひじまで）の長さは、足のサイズとほぼ同じになる。

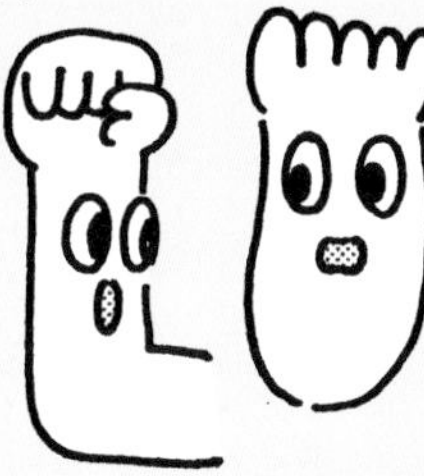

両耳のはばと両《りょう》乳首《ちくび》のはば

乳首《ちくび》は耳の真下に線を引いた線上にある。つまり、耳から耳までのはばと、乳首《ちくび》から乳首《ちくび》までのはばは同じくらいなんだ。

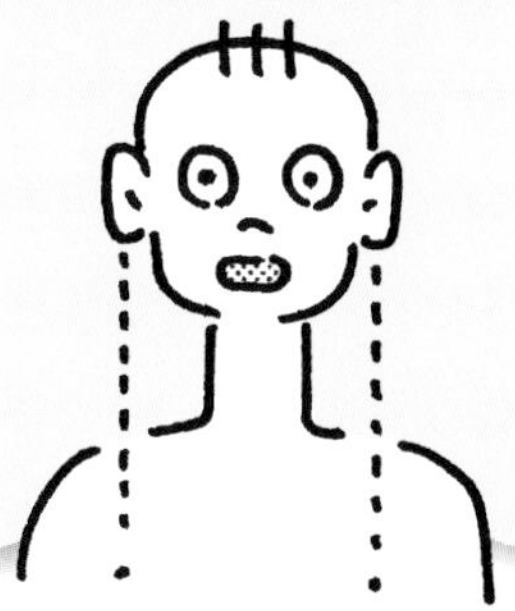

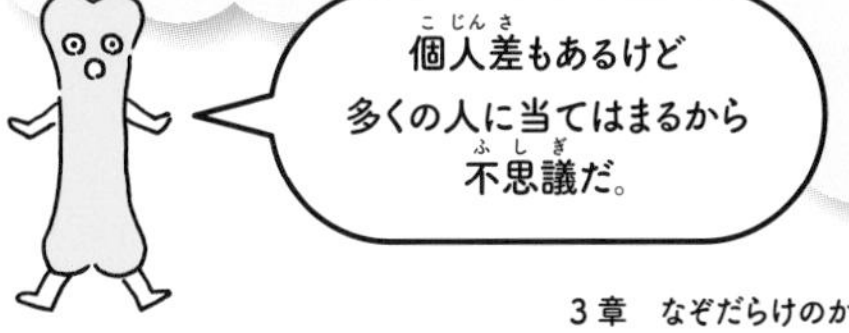
個人差《こじんさ》もあるけど
多くの人に当てはまるから
不思議《ふしぎ》だ。

人間の手足の指はたまたま5本になった？

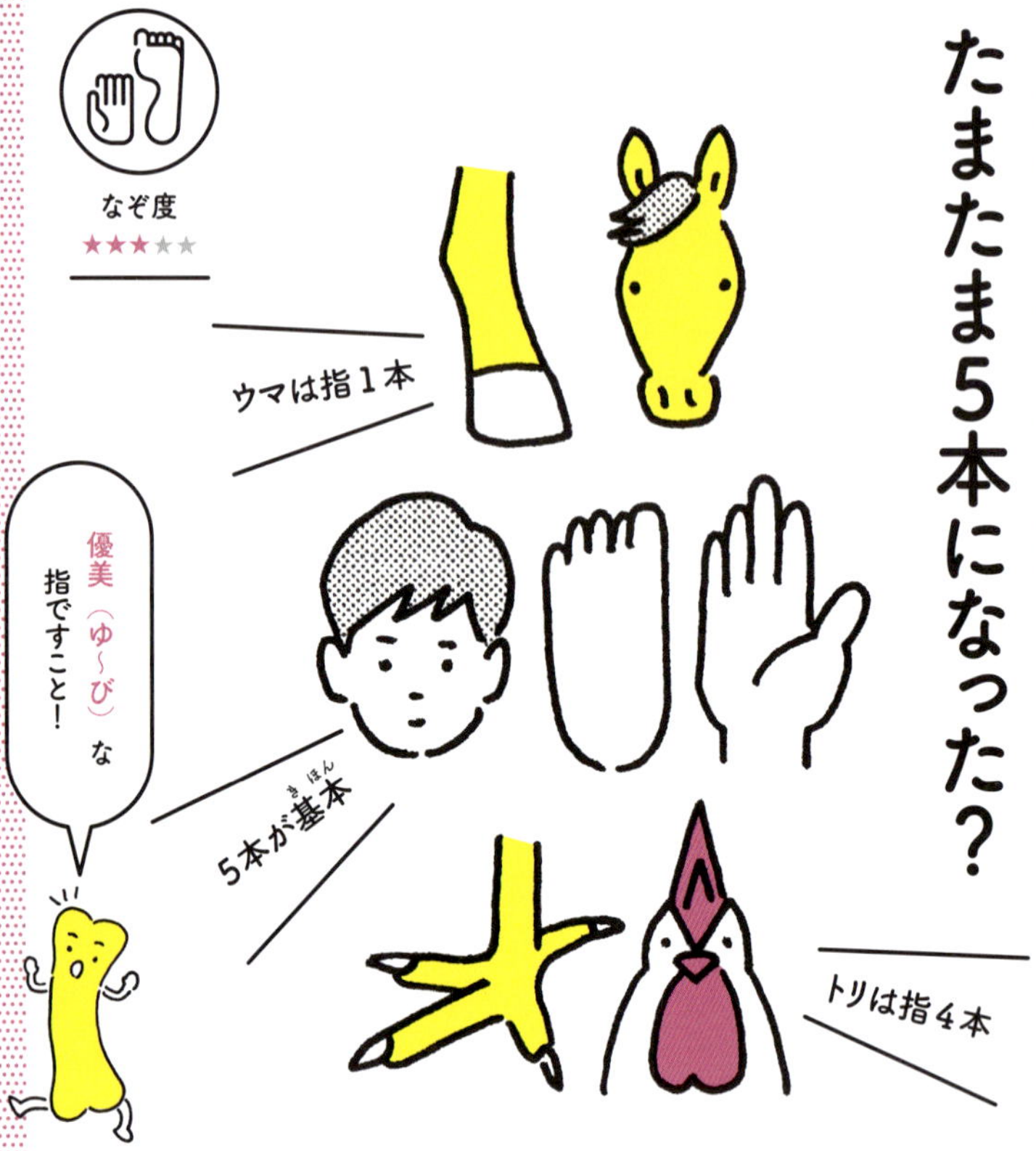
なぞ度
★★★★★
ウマは指１本
5本が基本《きほん》
トリは指４本
優美（ゆ～び）な指ですこと！

人間の手足には、それぞれ指が5本ずつある。でも、なぜ6本や3本ではないのだろう。じつはその理由ははっきりしていないのだ。

はるか昔、動物が海から陸《りく》に上がったころは、8本指や6本指などの動物もいた。しかし、5本指をもつものがたまたま生きのこり、陸上《りくじょう》の動物の先《せん》祖《ぞ》になったという説《せつ》がある。もし8本指の動物が生きのこっていたら、人間も8本指だったかもしれない。

そして動物は、先祖《せんぞ》の5本指を基本《きほん》に、たとえばウマは中指1本に、ウシは2本指、トリの多くが4本指と、すむ環境《かんきょう》に合わせて必要《ひつよう》のない指を減《へ》らしていった。人間の場合は、5本の指は物をつかむのにつごうがよかったので、減《へ》らすことなく、1本1本の指を発達させてきたとも考えられているよ。

指紋《しもん》が人それぞれちがうのはなぜか

なぞ度
★★★☆☆

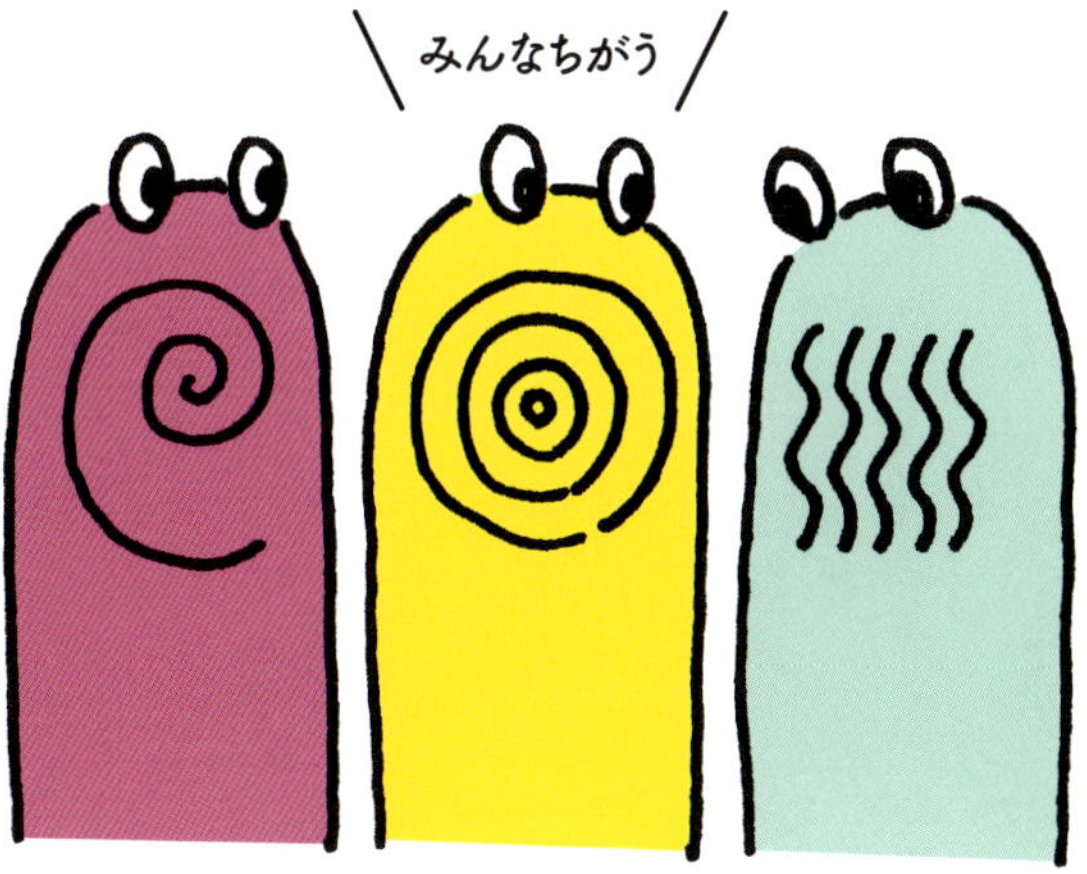
みんなちがう

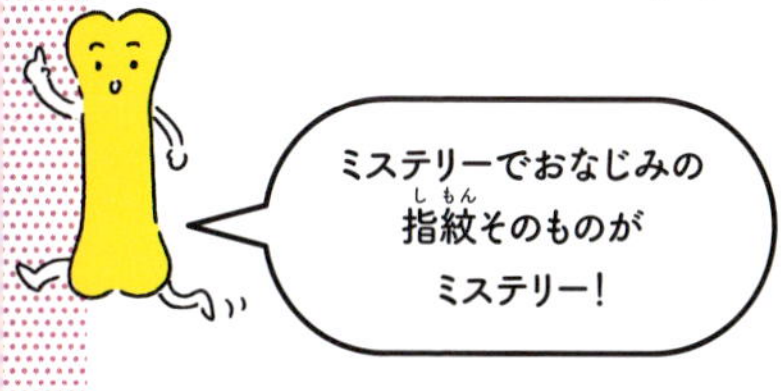
ミステリーでおなじみの
指紋《しもん》そのものが
ミステリー！

犯《はん》罪捜査《ざいそうさ》では、犯人《はんにん》が現場《げんば》にのこしていった指紋《しもん》が逮捕《たいほ》の決め手になることがある。指紋《しもん》とは、指先にある模様《もよう》のこと。ひとりとして同じ指《し》紋《もん》をもつ人はいないから、犯人《はんにん》を特定《とくてい》できるのだ。しかもおなじ人の指でも、それぞれの指の指紋《しもん》がちがうのだ。

指紋《しもん》は、赤ちゃんがお母さんのおなかの中にいる間にできる。その後は一生、模様《もよう》が変《か》わることはない。しかも、指先を傷《きず》つけても、傷《きず》が治《なお》ると、同じ指紋《しもん》が再生《さいせい》されるのだ。

それにしても、どうして人それぞれちがう形をしているのだろう。それは今のところ、まったくわかっていない。

ちなみに、指紋《しもん》がある理由は、もちろん犯人特定《はんにんとくてい》のためではない。物をつかむときの、すべり止めだといわれているけど、本当の理由は不明《ふめい》だ。

なぞ度
★★★☆☆

くすぐられると笑《わら》ってしまう理由は不《ふ》明《めい》

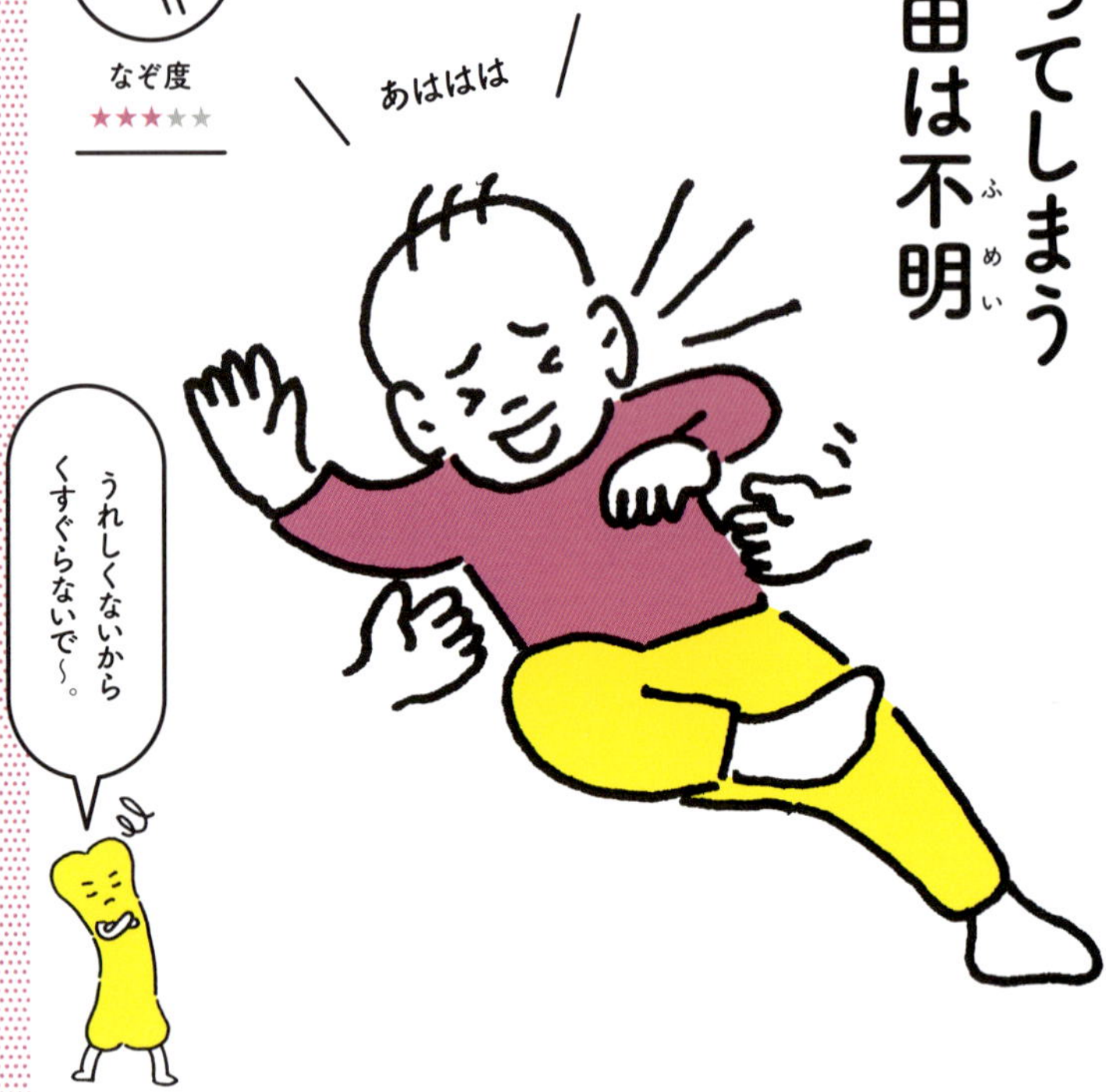
あははは
うれしくないから
くすぐらないで～。

わきの下や首すじあたりを、コチョコチョされると、なぜか笑《わら》ってしまうよね。でも、その理由は、解《かい》明《めい》できていないんだ。それでも、こんな理由が考えられている。

まず、くすぐったくなる場所には、太い血管《けっかん》や内臓《ないぞう》など体にとって大切な器官《きかん》がある。そのため、たくさんの神《しん》経《けい》が集まり、痛《いた》みなどの危険《きけん》をすぐに感じられるよう、敏感《びんかん》になっている。そこにくすぐる刺激《しげき》をあたえると、痛《いた》みやさわられている感覚《かんかく》と混《ま》ざって伝《つた》わり、くすぐったいと感じるようになるのだ。また、くすぐられると笑《わら》ってしまう理由もはっきりとしていないが、やはり身を守るためだという。それ以《い》上《じょう》くすぐられたくないので、負けを認《みと》めたことを笑顔《えがお》で相手に伝《つた》えているのでは、というのだ。

正体《しょうたい》不明《ふめい》の人体のつぼ

なぞ度 ★★☆☆☆

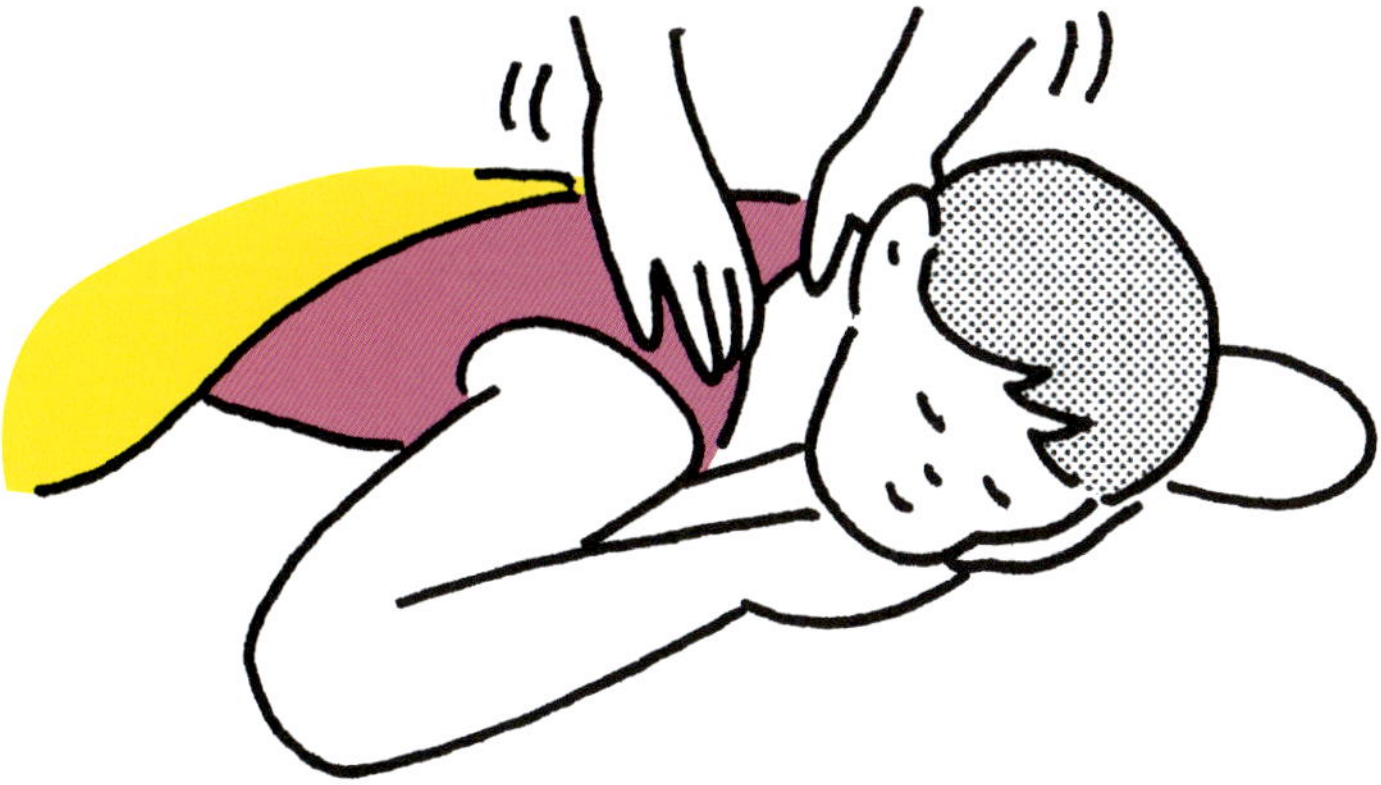

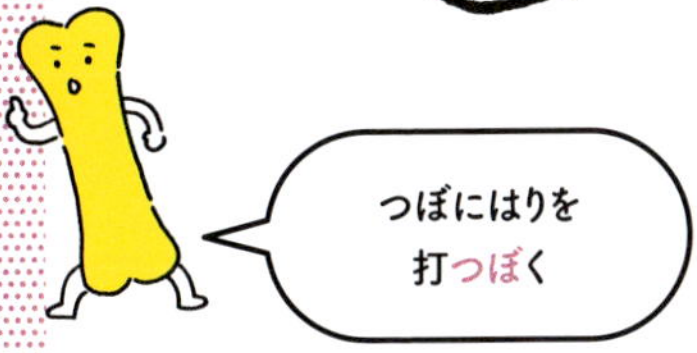

肩《かた》こりや腰《こし》の痛《いた》みがあるとき、つぼをおしてもらったらよくなった、なんて話を聞いたことはないかな？ つぼというのは、専門的《せんもんてき》には経《けい》穴《けつ》とよばれ、刺激《しげき》をあたえると血液《けつえき》の流れがよくなり、体の不調《ふちょう》が整えられる場所のこと。

WHO《ダブリューエイチオー》（世界保健機関《せかいほけんきかん》）が医学的《いがくてき》に効果《こうか》があると認《みと》めているつぼは体に361か所あり、ほかにも経穴《けいけつ》でなく奇穴《きけつ》というつぼが、古い医学書には書かれているそうだ。

しかし、つぼとはいったい何なのか、なぜ刺激《しげき》をあたえると血流がよくなるのか、くわしいことはわかっていない。とはいえ、治療《ちりょう》として、つぼに細いはりを打ってもらうなどして、体調がよくなる人も多くいる。なぞながら、特別な場所であるといえるだろう。

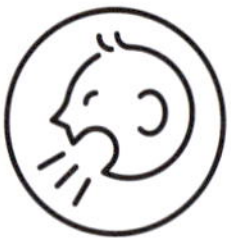

なぞ度

★★★★☆

書店に行くとトイレに行きたくなるなぞ

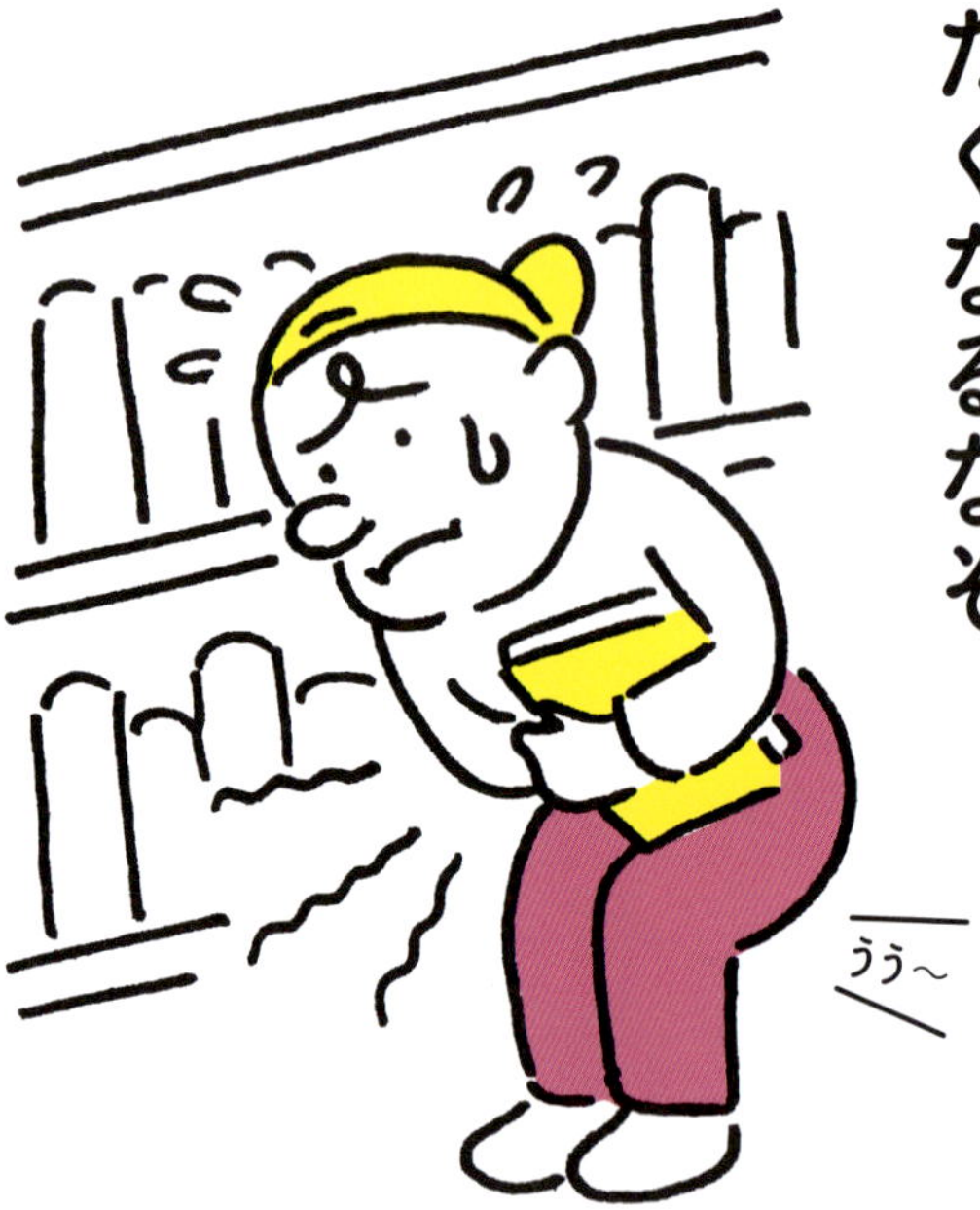
うう～

ほんと、
うんこしたくなる。

書店に行って、本をながめているうちに、うんこをしたくなって、トイレにかけこんだ経験《けいけん》をしたことはない？　そうしたことが一度もない人もいるだろうけど、なぜトイレに行きたくなるのだろう。説《せつ》だけ見ても、いっぱいあってはっきりしないけど、いくつか紹介《しょうかい》しよう。

紙や印刷《いんさつ》のインクのにおいが、うんこをしたくなる気持ちを刺激《しげき》する説《せつ》。

書店で好《す》きな本をさがすとリラックスしてしまうことが原因説《げんいんせつ》。

本を手にとって読むと、胃腸《いちょう》をはたらかせる神経《しんけい》が活発になり、ついうんこをしたくなってしまう説《せつ》、などなど。

ちなみにこのなぞの現象《げんしょう》は、書店でトイレに行きたくなる体験談《たいけんだん》を最初《さいしょ》に発表した女性《じょせい》の名前にちなみ、青木まりこ現象《げんしょう》とよばれているよ。

どうして筋肉痛《きんにくつう》になるのやら……

なぞ度
★★★★★

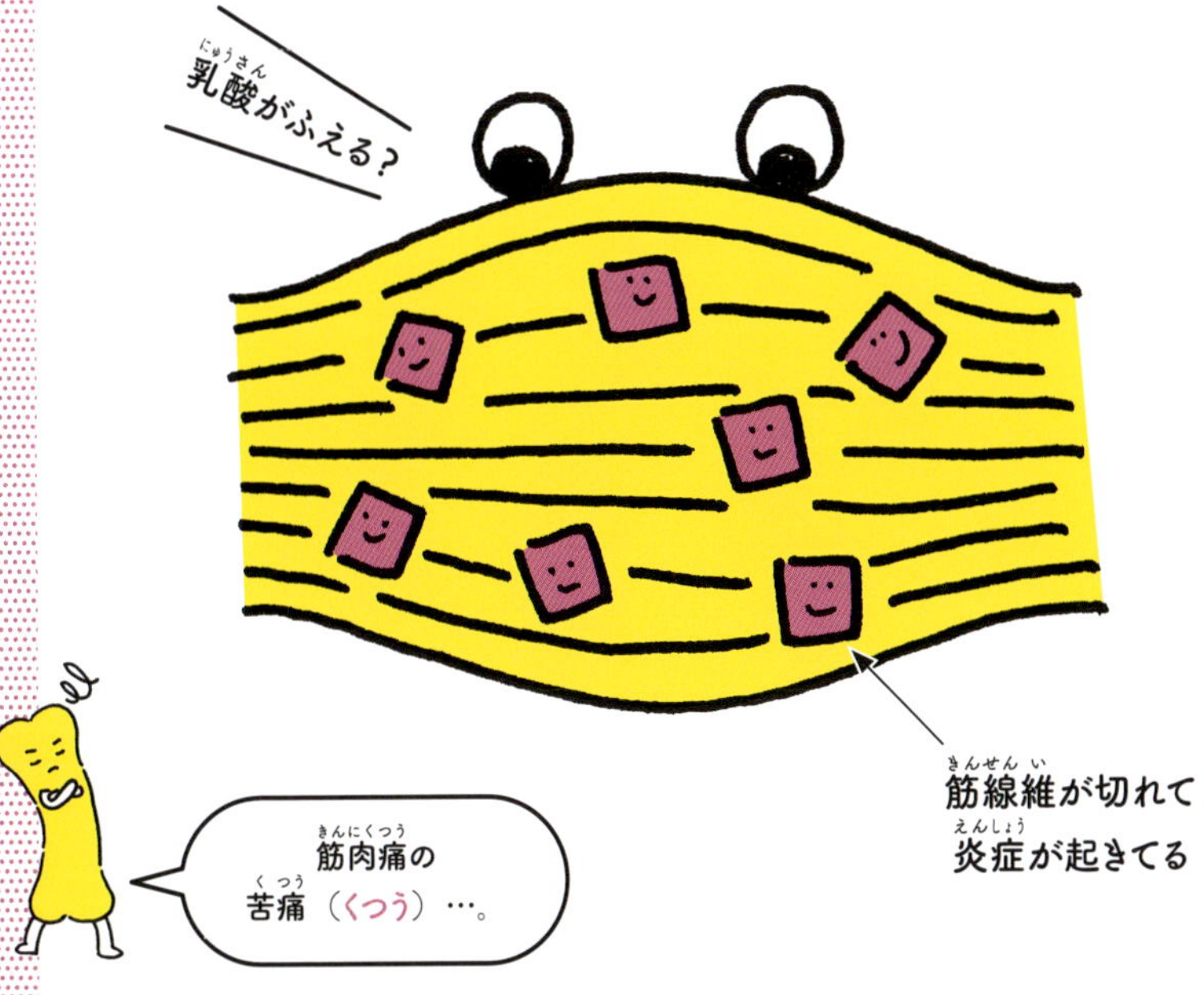

いつもよりたくさん走ったり、重い物を持って歩いたりした次の日、足や腕《うで》が痛《いた》くなったことがあるだろう。ふだん使っていない筋肉《きんにく》を激《はげ》しく使うことで起きる、筋肉痛《きんにくつう》だ。

筋肉《きんにく》にむりをさせることで筋肉《きんにく》がはたらきすぎると、乳酸《にゅうさん》という物質《ぶっしつ》が血液中《けつえきちゅう》にふえる。その血液《けつえき》が筋肉《きんにく》に流れることで痛《いた》むという考えがある。また、激《はげ》しい運動によって、筋肉《きんにく》をつくる筋線維《きんせんい》が切れ、これが治《なお》るとき、そのまわりに炎症《えんしょう》が起こって痛《いた》む、ともいわれている。でも、そういう考えがあるだけで、なぜ筋肉痛《きんにくつう》になるのか、そのしくみはまだわかっていないのだ。

それにしても、やっぱり痛《いた》いのはいやだよね。筋肉痛《きんにくつう》を予防《よぼう》するなら、運動前後に熱《あつ》めのお風呂《ふろ》に入って、体を温めるのがオススメだよ。

右《みぎ》利《き》きが多い理由、左《ひだり》利《き》きの人がいる理由はわからない

利《き》き手という言葉を知っているかな？　これは、日常《にちじょう》で使いやすいほうの手、力を出しやすいほうの手のこと。きみも、えん筆やはしを使うときや、ボールを投げるときなど、使う手は決まっているだろう。それは、右手であることがほとんど。

というのも、全人類《ぜんじんるい》の90パーセントが右利《みぎき》きといわれているのだ。左利《ひだりき》きはわずか10パーセントにすぎないのだ。だが、どうして右利《みぎき》きがこれほど多いのか、理由はよくわかっていない。

しかし、そのなぞを解《と》く手がかりは、脳《のう》にあるようなのだ。脳《のう》は左脳《さのう》と右脳《うのう》に分かれている。そして、体の右半分は左脳《さのう》が、左半分は右脳《うのう》がコントロールしている。左脳《さのう》は、話をしたり言葉を理解《りかい》するなど、論理的《ろんりてき》な考えをおこなう。右脳《うのう》は、全体的《ぜんたいてき》なことをはあくして、直感的《ちょっかんてき》なはたらきをする。人間は、生活のなかで言葉を使うので、左脳《さのう》がよくはたらく。そのため、左脳《さのう》が動かす右手がよく動くようになり、右利《みぎき》きが多くなったのかもしれない。

また、左利《ひだりき》きの人は、会話に左脳《さのう》だけではなく右脳《うのう》も使っていることがわかっている。でも、どうして左利《ひだりき》きになるのかははっきりしていないのだ。

利《き》き足、利《き》き目もある

右利《みぎき》き、左利《ひだりき》きは、足や目にもある。足は、ボールをけるとき、けりやすいほうの足が利《き》き足だ。目の場合は、まず両目で、少し離《はな》れた物に指をさしながら見てみよう。次に、指をさしたまま、目をかたほうずつ閉《と》じて物を見る。両目で見たときと同じように見えたほうが利《き》き目だよ。

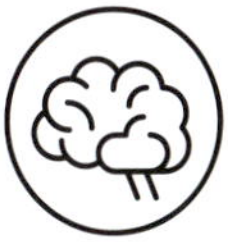

なぞ度

★★★☆☆

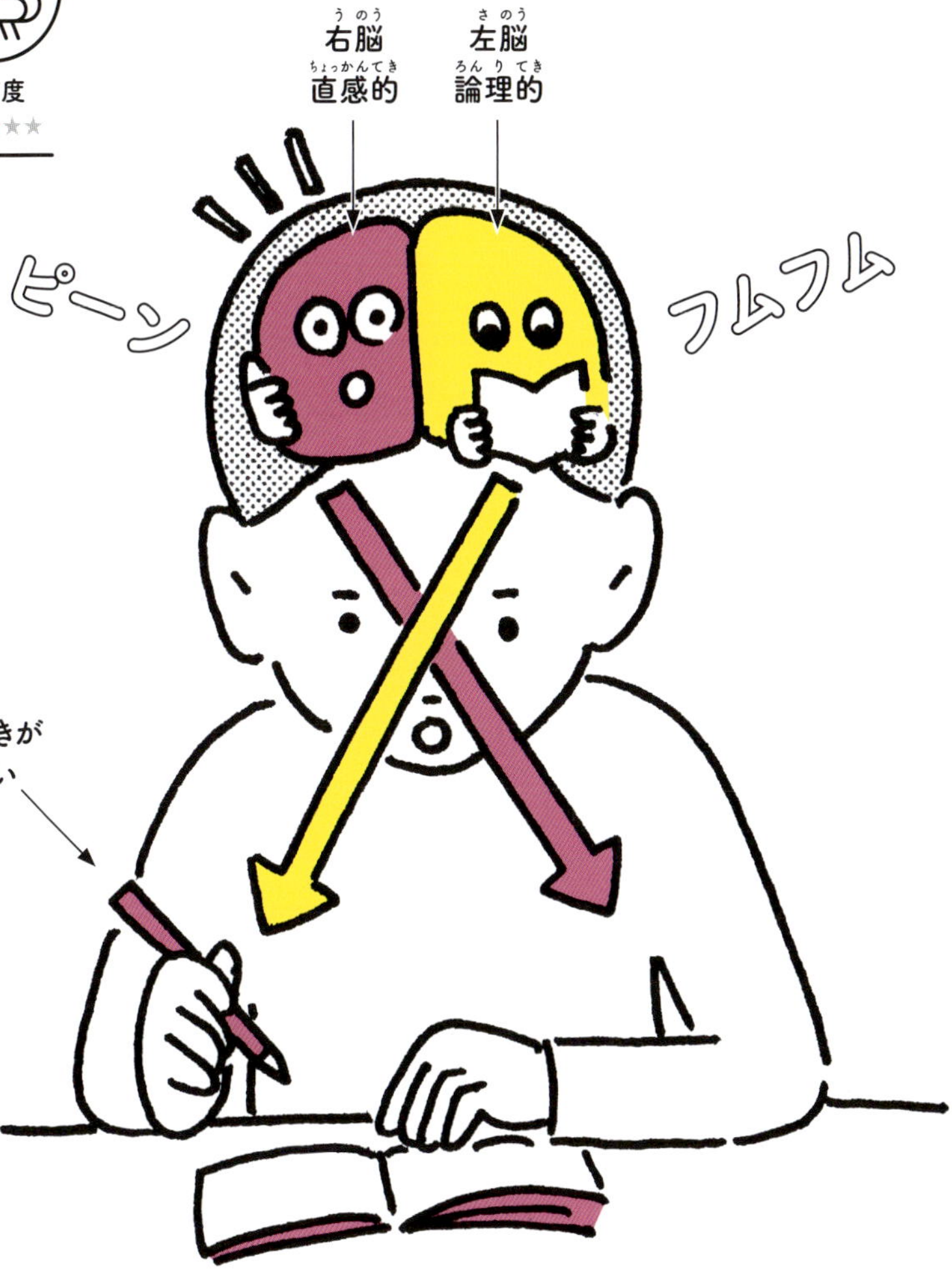

右脳《うのう》
直感的《ちょっかんてき》
左脳《さのう》
論理的《ろんりてき》
ピーン
フムフム
右利《みぎき》きが
多い

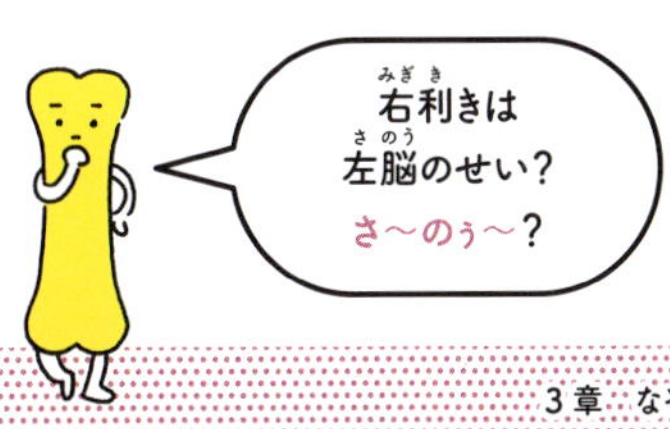

右利《みぎき》きは
左脳《さのう》のせい？
さ〜のぅ〜？

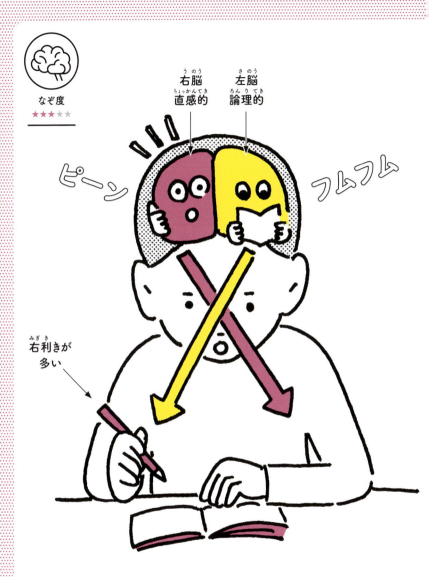

あくびが出る理由はなぞのまま

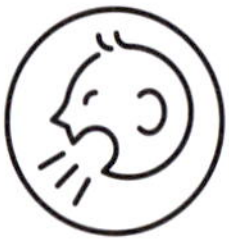

なぞ度
★★★★★

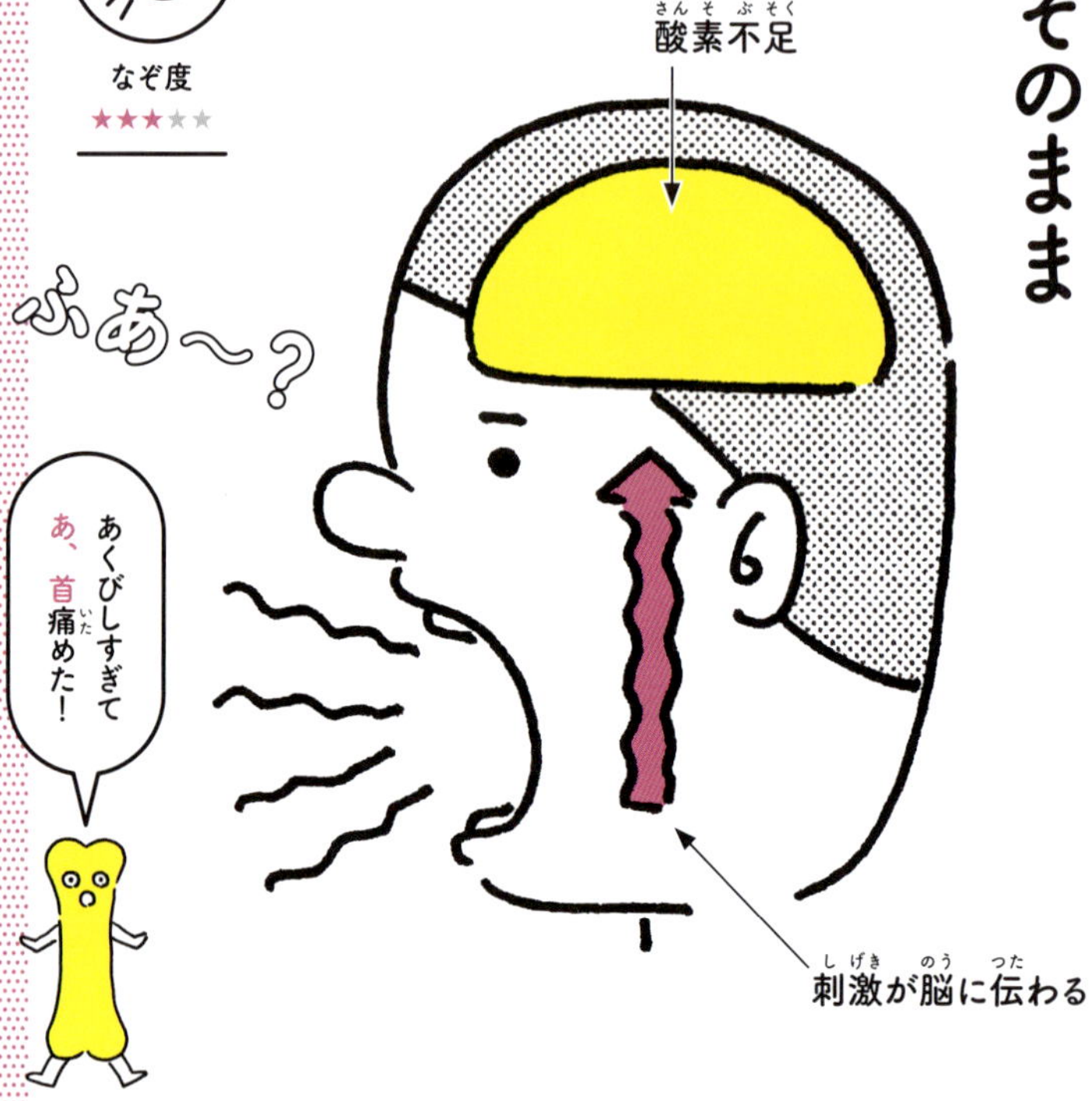
酸素不足《さんそぶそく》
ふあ〜？
あくびしすぎて あ、首痛《いた》めた！
刺激《しげき》が脳《のう》に伝《つた》わる

ねむいとき、つかれているときなど、思わず口から出てくる、あくび。だいたい、ぼんやりした状態《じょうたい》のときにしちゃうよね。つまり、脳《のう》の活動がにぶくなっているときに、あくびは出やすいんだ。でも、どうしてあくびが出るのかは、なぞなんだ。

ただ、脳《のう》が活発にはたらくときには、酸素《さんそ》をたくさん必要《ひつよう》とするから、それと関係《かんけい》があると考えられている。ねむかったり、つかれていると、呼吸《こきゅう》をする回数もしぜんと減《へ》っている。そこで、脳《のう》が、酸素不足《さんそぶそく》だからもっといっぱい息を吸《す》うように、体に命令《めいれい》を出すことで、あくびが出るのかもしれない。

また、あくびをするときは口を大きく開ける。この動きが、脳《のう》を刺激《しげき》して、活発にはたらかせようとしているとも考えられているよ。

歯ぎしりをする理由もよくわかっていない

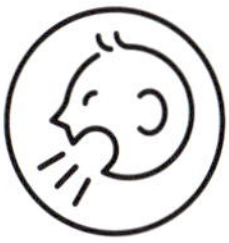

なぞ度
★★★★★

ストレス
ギリギリ

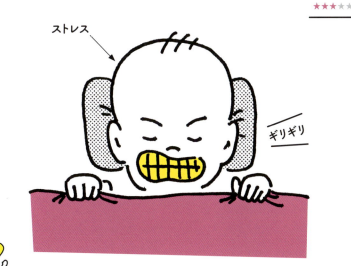

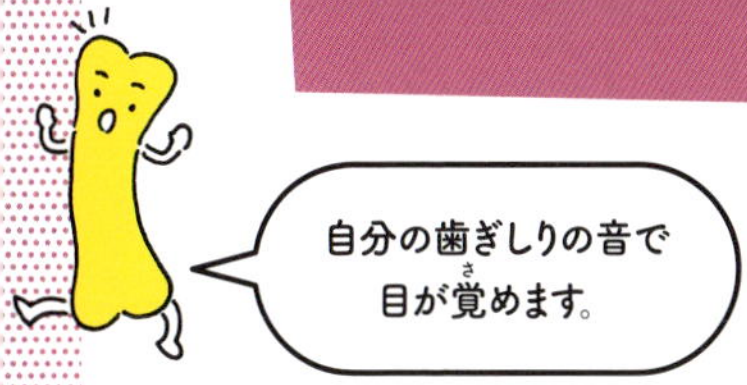
自分の歯ぎしりの音で
目が覚《さ》めます。

歯ぎしりは、ねむっているとき、ギリギリと歯をこすり合わせたりすることで起こる。自分でやめようと思っても、ねむっているのでどうしようもない。しかも、なぜ歯ぎしりするのか、その理由はわからないのだ。

でも、歯ぎしりしがちな場合というのは、いくつか決まっているようだ。

まず、強いストレスがあるとき。不《ふ》安《あん》やイヤな気持ちを、歯ぎしりして、解消《かいしょう》しようとしているらしい。

また、歯のかみ合わせが悪いとき。一部の歯が強くふれ合っていたりするために起こるという。たしかに、子どもの場合、乳歯《にゅうし》から永久歯《えいきゅうし》の生えかわりのとちゅうでは、歯の大きさや高さがまばらなため、歯ぎしりしやすい。この場合、永久歯《えいきゅうし》が生えそろえば、歯ぎしりしなくなることがほとんどだ。

＼ひと休みコラム／

やってみよう！　ふしぎな人体実験《じんたいじっけん》

足を上げることができなくなる

　立ってかた足を上げることはかんたんにできるよね。

　では、肩《かた》から足まで、体のかた側《がわ》を壁《かべ》にくっつけて立ってみよう。そして、壁《かべ》についていないほうの足を上げてみてほしい。きっとできないはずだ。

　じつは、かた足を上げるようにすると、体は上がる足と反対側《はんたいがわ》にかたむいてバランスをとっている。でも、壁《かべ》にくっついていると、体をかたむけられず、足を上げることができなくなるんだ。

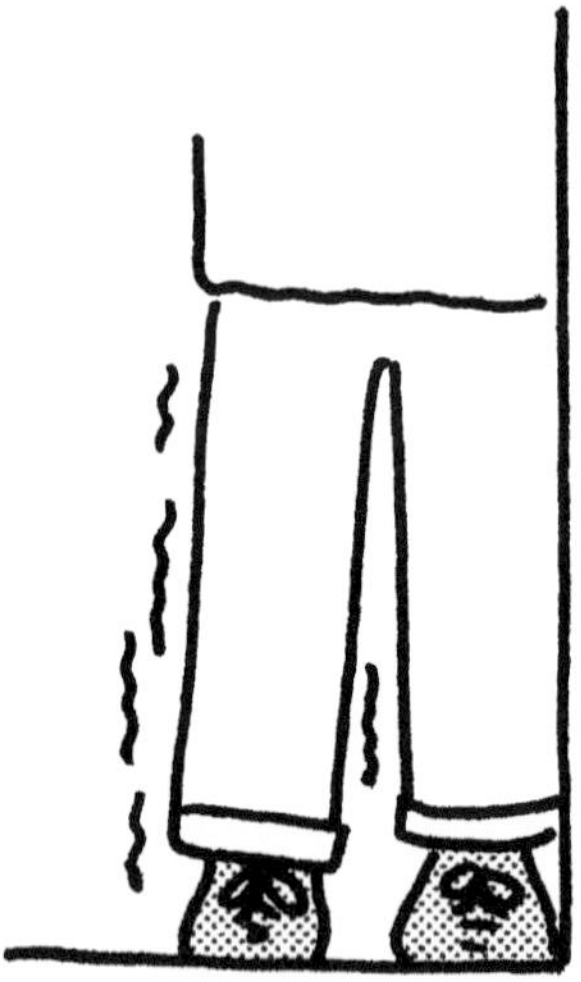

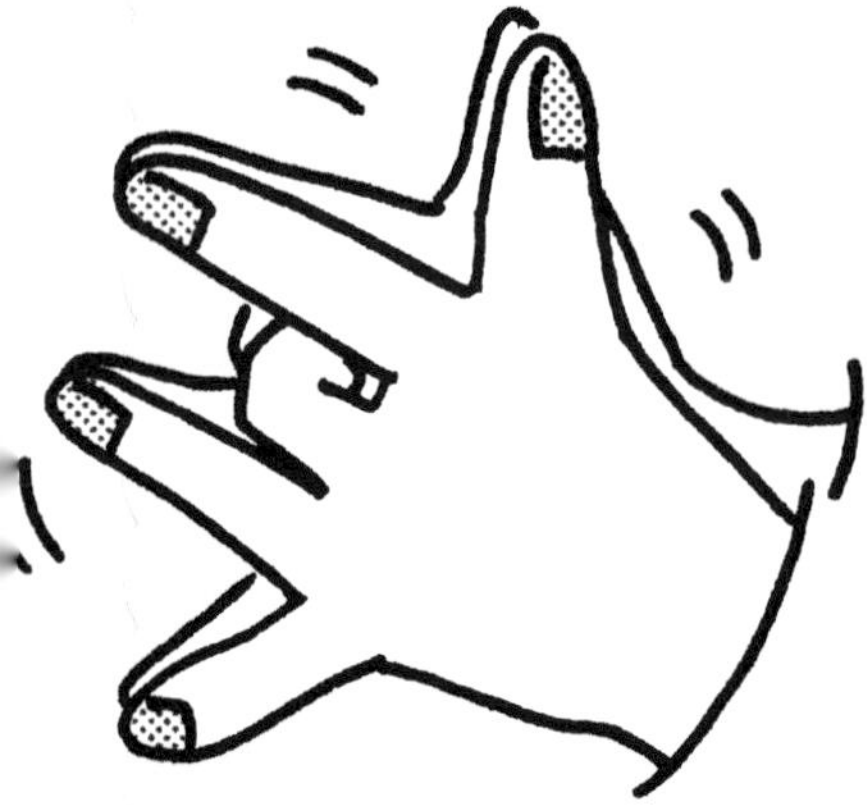

薬指を動かせなくなる

　図のように、左右の手の5本の指先をたがいにくっつけたまま、中指だけ第《だい》2関節《かんせつ》までおり曲げよう。そして、中指以外《いがい》の指をそれぞれ離《はな》してみよう。親指、人さし指、小指は離《はな》すことができるけど、薬指は離《はな》すことができないぞ。

　指には、筋《すじ》と骨《ほね》をつなぐ腱《けん》というものがある。中指と薬指を動かすための腱《けん》は強くつながっているため、中指が動かせないと、薬指まで動かせなくなるんだ。

ペンが離《はな》せなくなる

まずは、キャップの先が平らなペンを2本用意しよう。そして、1本ずつ手でにぎって、ペンどうしを力いっぱいおし当てるんだ。15～20秒間たってから、ペンどうしを離《はな》そうとしても、少しの間、離《はな》すことができなくなるよ。

なぜ、こんなことが起こるのかというと、ペンどうしを強くおし当てるのに集中することで、神経《しんけい》が興奮《こうふん》してしまうからだ。

ふだん、体を動かせるのは、脳《のう》から出された「動かせ」という命令《めいれい》が、神経《しんけい》を通じて筋肉《きんにく》に伝《つた》わるから。しかし、神経《しんけい》が興奮《こうふん》すると、脳《のう》からの命令《めいれい》を筋肉《きんにく》に伝《つた》えられなくなってしまうのだ。

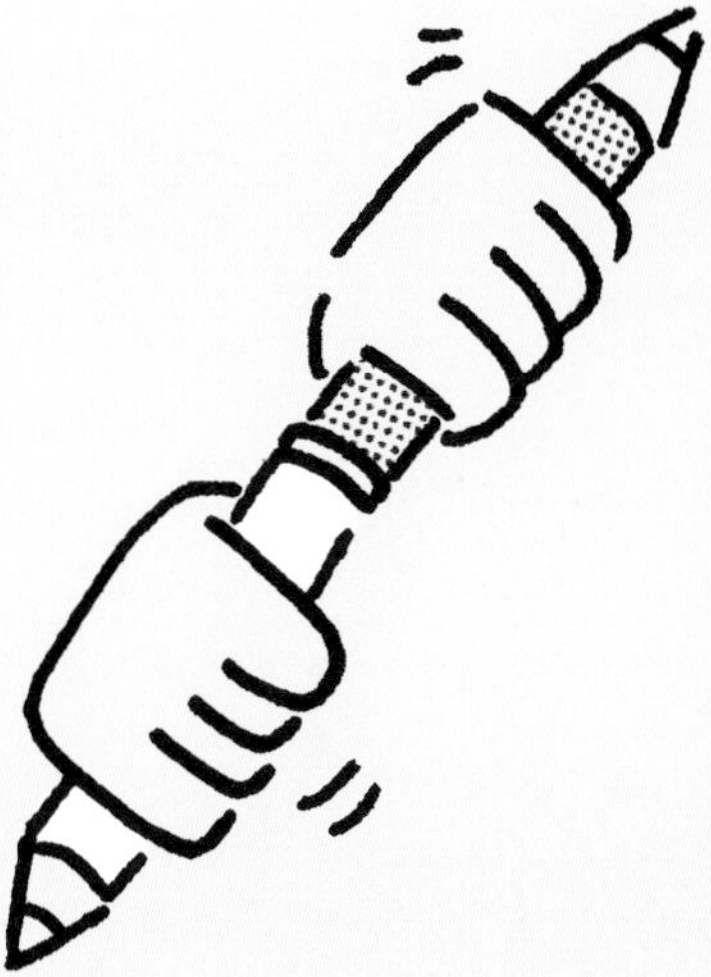

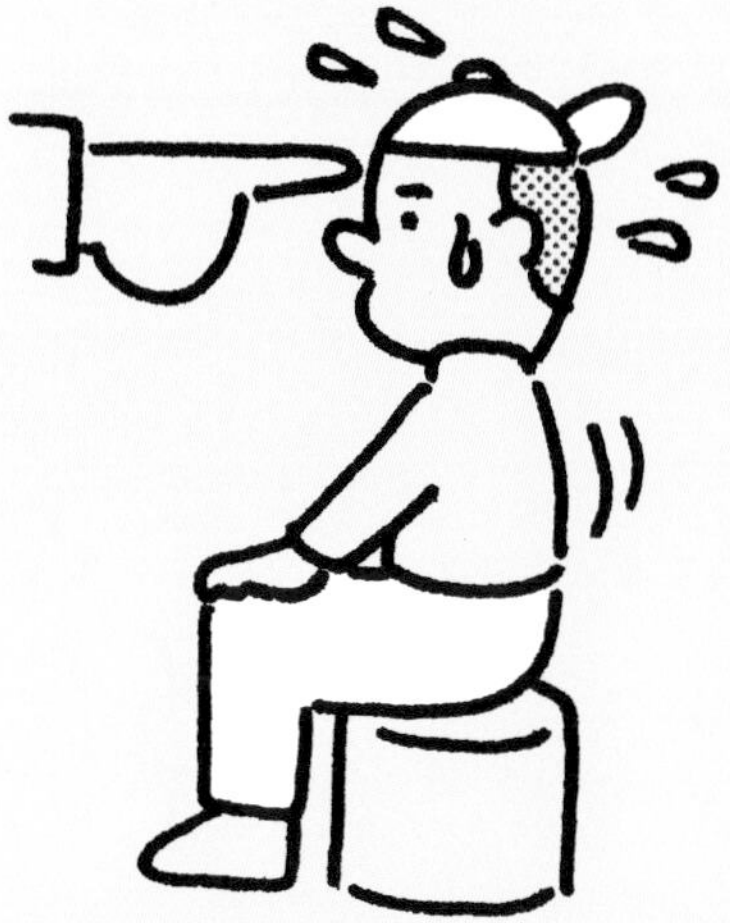

いすから立ちあがれなくなる

いすにすわっている人が立ちあがれなくなる実験《じっけん》をしよう。

やり方はかんたんだ。相手に、いすに深く腰《こし》かけてもらう。そして、きみは相手のひたいを指でおさえるだけ。このとき、たいして力を入れなくていいよ。たったこれだけで、相手はいすから立ちあがれなくなってしまうのだ。

人が立つ動作をするとき、前かがみになって足に体重をかける。でも、指がひたいをおさえているため、前かがみになれず、立ちあがれなくなるのだ。

針金《はりがね》ハンガーをかぶると首が動く

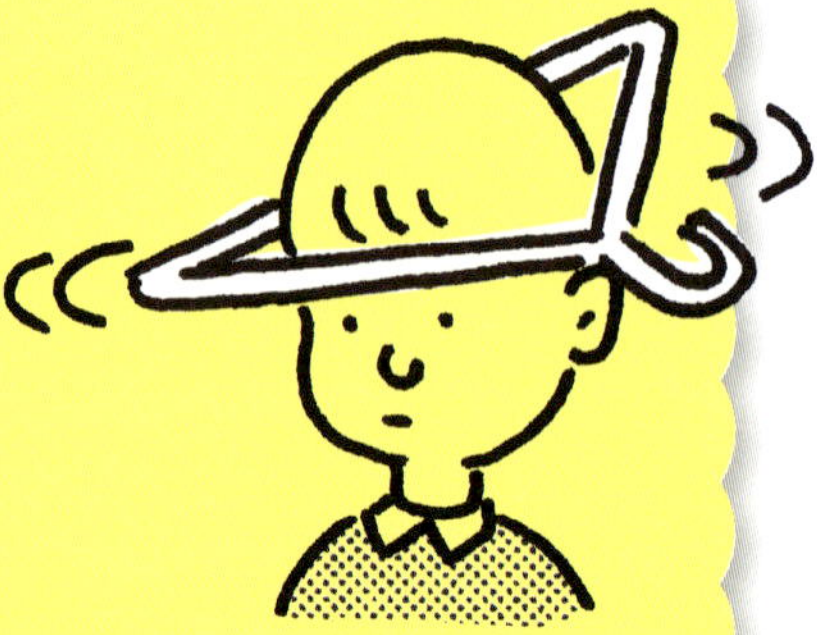

図のように、針金《はりがね》ハンガーを少し広げ、こめかみ（耳の少し上あたり）がはさまるようにかぶってみよう。すると、きみの意思とは関係《かんけい》なく、首が勝手に動いてしまうのだ。

これは、こめかみが痛《いた》みを無意識《むいしき》にさけようとするために起こるんだ。

だれかがシャンプーしてくれている!?

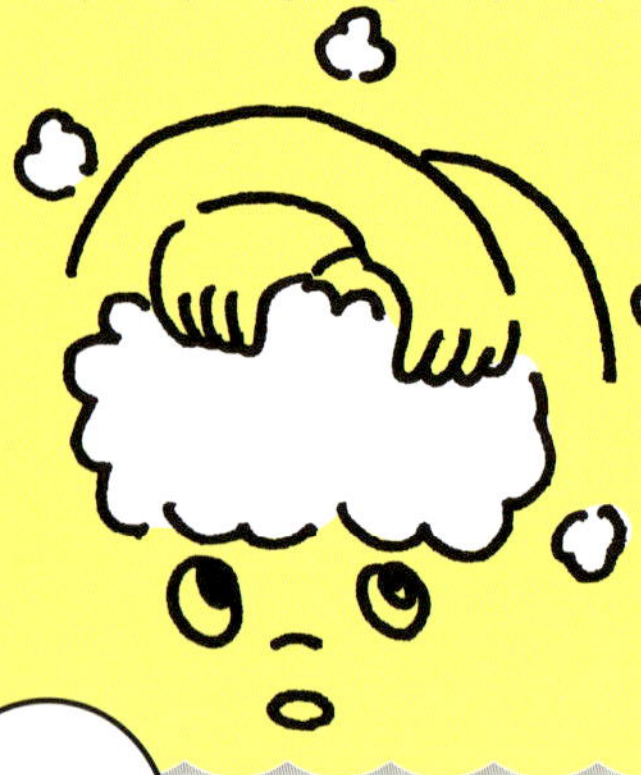

頭をシャンプーするとき、腕《うで》を交差《こうさ》させ、左手で右の後頭部を、右手で左の後頭部を洗《あら》ってみよう。自分でシャンプーしているはずなのに、だれかにされているような感じがするよ。

いつものシャンプーの感覚《かんかく》とちがうために、脳《のう》がかんちがいしてしまうんだ。

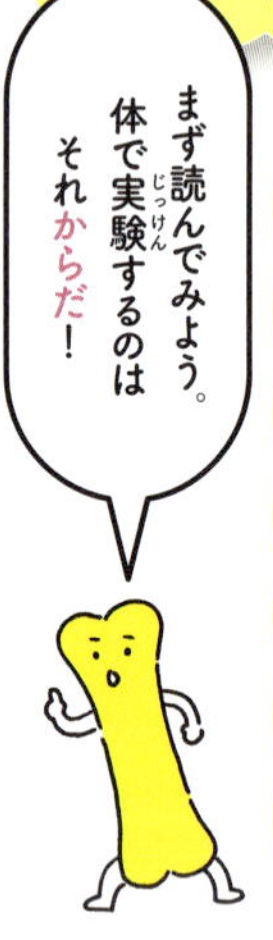

まず読んでみよう。
体で実験《じっけん》するのは
それからだ！

腕《うで》の長さが変《か》わる！

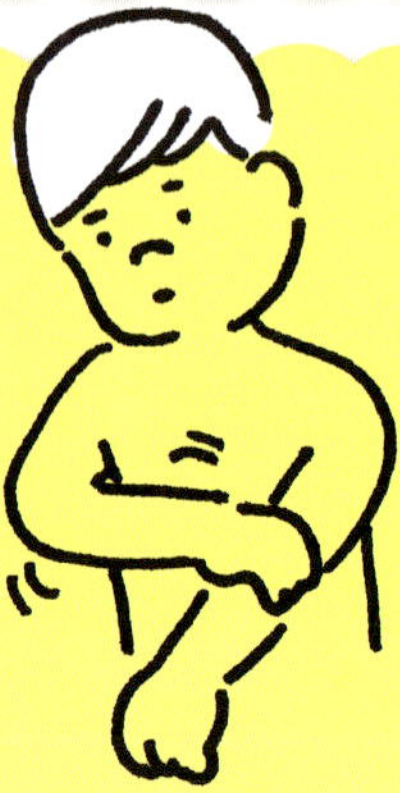

左腕《ひだりうで》をのばし、右手で何回もすばやくこすろう。そして両腕《りょううで》をのばすと、右腕《みぎうで》が短くなるよ。

なぜなら、筋肉《きんにく》は動かすと、ちょっとの間、ちぢむからなんだ。時間がたてば、すぐに元にもどるよ。

参考文献

●『あの医学都市伝説ってホントなの？　知れば知るほどおもしろい最新の医学知識ブック』（森田豊・文／青山出版社・刊）
●『ウソ、ホント!?「からだの不思議」の雑学』（雑学ものしり倶楽部・文／講談社・刊）
●『面白くて眠れなくなる人体』（坂井建雄・文／PHP研究所・刊）
●『ギネス世界記録2019』（クレイグ・グレディ・編／KADOKAWA・刊）
●『「からだの不思議」雑学事典』（知的雑学倶楽部・文／三笠書房・刊）
●『しらべる・くらべる・おぼえる　チカラが身につく！　うんこ図鑑』（荒俣宏・監修／日本図書センター・刊）
●『人体　失敗の進化史』（遠藤秀紀・文／光文社・刊）
●『人体について知っておくべき100のこと』（竹内薫・訳・監修／小学館・刊）
●『人体の不思議面白びっくり博学知識』（博学こだわり倶楽部・文／河出書房新社・刊）
●『楽しくわかる！　体のしくみ　からだ事件簿』（坂井建雄・監修　澤田憲・文　徳永明子・イラスト／ダイヤモンド社・刊）
●『なぜ？　どうして？　かがくのお話1年生』（大山光晴・監修／学研プラス・刊）
●『なぜ？　どうして？　科学のお話2年生』（大山光晴・監修／学研プラス・刊）
●『なぜ？　どうして？　科学のお話3年生』（大山光晴・監修／学研プラス・刊）
●『なぜ？　どうして？　科学のお話4年生』（大山光晴・監修／学研プラス・刊）
●『なぜ？　どうして？　科学のお話5年生』（大山光晴・監修／学研プラス・刊）
●『なぜ？　どうして？　科学のお話6年生』（大山光晴・監修／学研プラス・刊）
●『ねぎを首に巻くと風邪が治るか？　知らないと損をする最新医学常識』（森田豊・文／KADOKAWA・刊）
●『ヒトのカラダがよくわかる　図解人体のヒミツ』（坂井建雄・監修／日本文芸社・刊）
●『トリビアの泉～へぇの本～』（フジテレビ　トリビア普及委員会・編／講談社・刊）
●『やさしくわかる　子どものための医学　人体のふしぎな話365』（坂井建雄・監修／ナツメ社・刊）
●『人体キャラクター図鑑』（坂井建雄・監修　いとうみつる・イラスト／日本図書センター・刊）
●『どんどんめくってはっけん！　からだのふしぎ』（阿部和厚・監修　ロウイー・ストーウェル・文　ケイト・リーク・絵／学研・刊）
●『月刊ジュニアエラ』2018年10月号（朝日新聞出版・刊）

監修／**奈良信雄**　ならのぶお

1975年東京医科歯科大学医学部卒業。医学博士。東京医科歯科大学教授を経て、2015年からは同大学名誉教授、順天堂大学客員教授、日本医学教育評価機構常勤理事。専門は血液内科学、医学教育学で、数多くの医学専門書のほか、一般の人にも分かりやすく書かれた、健康に関する啓蒙書の執筆や、テレビ出演もしている。著者・監修書にポプラ社『美しい人体図鑑』、講談社ブルーバックス『これでわかる病院の検査』、『遺伝子診断で何ができるか』、エクスナレッジ『最高に美しい人体図鑑』、宝島社『人体大図鑑』など。

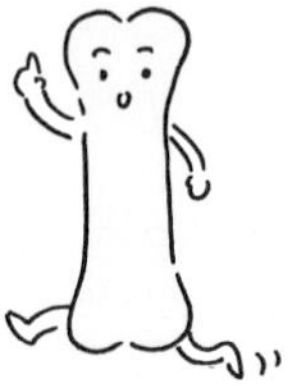

ざんねん？　はんぱない！

からだのなかの
びっくり事典

発行　2018年12月　第1刷

文　こざきゆう
絵　加納徳博
発行者　長谷川 均
編集　大塚訓章
発行所　株式会社ポプラ社
〒102-8519
東京都千代田区麹町4-2-6
電話（編集）03-5877-8108
（営業）03-5877-8109
ホームページ www.poplar.co.jp
印刷・製本　中央精版印刷株式会社
デザイン　尾崎行欧デザイン事務所

ISBN978-4-591-16041-1　N.D.C.491　159p　19cm　Printed in Japan

P4900229